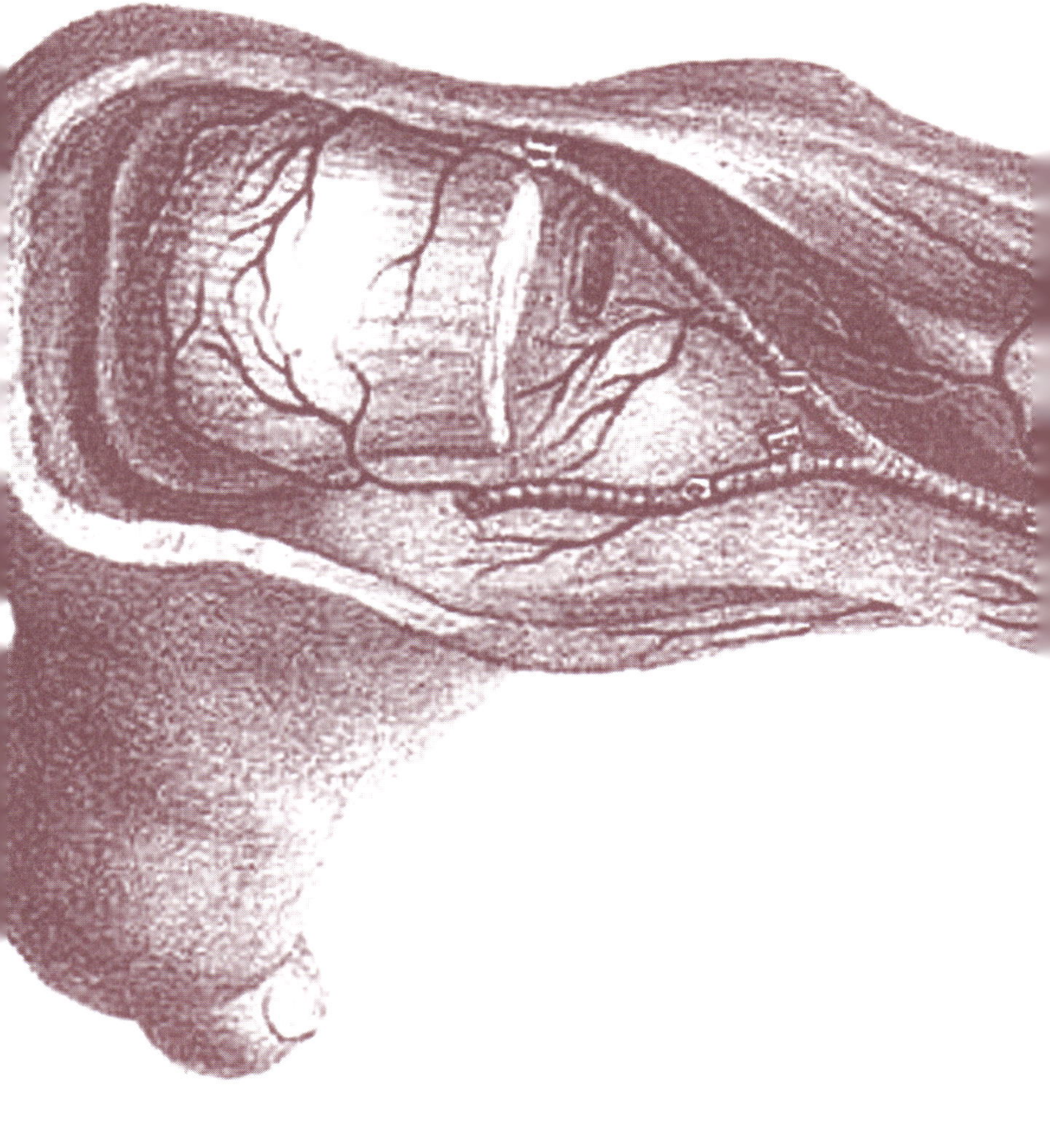

多としての身体

多としての身体

——医療実践における存在論

アネマリー・モル
浜田明範・田口陽子訳

水声社

本書は
《人類学の転回》叢書の一冊として
刊行された

目次

日本語版への序文

並置

一九八二年から八三年にかけて、私はパリにいた。私が住んでいたのは、国際大学都市（*Cité Universitaire*）の学生寮だった。一九一四年から一八年にかけての戦争の直後、世界平和に貢献するために建設された寮には、未来を担うエリートである若者たちが魅力的な環境のなかで生活をともにし、高等教育に没頭するならば、戦争を防げるだろうという希望が込められていた。そうすれば、私利私欲に走るのではなく、合理的に思考して相互に話し合える人々が育つだろうと考えられたのだ。多くの国が、著名な建築家に設計を依頼した。建築様式は様々な方法で参加国を表象した。建物は、一九三〇年代にはほとんど完成していた。ちょうど、次の破壊的な戦争が世界を分断する数年前である。

また一つ、希望が砕かれた。でも、私が今話したいのは、あの戦争のことではなく、ハジメのことだ。ハジメも、同じ年にオランダ館（*Pavillon Néerlandais*）に住んでいた。彼の部屋は、私と同じ廊下の少し先にあった。ハジメは日本から来ていて、私がはじめて話した日本人だった。彼はフランス文学を研究していた。彼がヨーロッパについて知っていることは、私が東アジアについて知っていることよりもはるかに多いことはすぐにわかった。私が受けてきた約二〇年間の学校教育が極めて偏狭《プロヴィンシャル》なものだったと気づいて、ショックを受けたものだ（そう、当時はまだ人類学の授業を受けていなかった。パリで幸運にもマルク・オジェのゼミを見つけて人類学を学びはじめたのだ)。中等教育では、もはや実質的には話されていない二〇〇〇年前のローマ人の言語であるラテン語を学んだ。医学部では、「人間の身体」についての知識は、あたかも一義的に知ることのできる普遍的な現象であるかのように提示された。たとえば、身体に経絡《けいらく》があることや、ヨガで活性化されるかもしれないということは、決して考慮されなかった。哲学の授業では西洋思想の歴史が示されたが、他の伝統、日本に限らず、中国、ガーナ、メキシコなどの伝統については言及されなかった。授業で習った社会理論家たちは「社会」について互いに必死で異論を唱えていたが、その争点となっている「社会」は、せいぜいフランス、イギリス、ドイツ、あるいは――私はオランダ語のテクストも読んだので――オランダの社会生活にしか適さないものだった。ヨーロッパの北西部のいくつかの地方《プロヴィンス》の話に過ぎない。

だから、ハジメのいれた緑茶を飲んで、はじめてのあずき菓子(red bean cakes)を食べながら、彼から学べたことは嬉しかった。とくに印象深い教訓は、彼のお祖父さんの話に含まれていた。日本の読者の皆さんは意外に思わないかもしれないが、私にとっては確かに驚きだった。祖父は毎朝仏教の寺院で祈り、毎夕神道の神社を参拝する、とハジメは話してくれた。すなわち、彼は二つのとても異なった霊的伝統を行き来していたのだ。さらに、信仰の体系として捉えると二つの伝統は様々に衝突するはずだが、ハジメの祖父はその間で引き裂かれてはまったくいなかった。矛盾は、彼を少しも悩ませていなかった。むしろ、仏教の祈りと神道の参拝の両方に従事できることは、彼の人生をとても豊かにした。

そのときまで、私が真剣に向き合ってきたのは、ユダヤ教、キリスト教、イスラム教といった「聖書の宗教」だけだった。三つの宗教はすべて、一神教で排他的である。それぞれに違いはたくさんあるものの、神は唯一であり、他の神々(必然的に「偽りの神々」と呼ばれる)に祈ることは罪深く忌まわしいという確信は共有されている。後に私は、キリスト教の布教に際して、宣教師たちがしばしばその土地で崇拝されている神格を柔軟に吸収し、聖者に変えていったことについて知ることになる。しかし、当時の私にとって、異なる霊的伝統に結びつく実践を並置させることができるという考えは、啓示的だった。

それは、一神教的な宗教観のみならず、西洋哲学を覆す考え方だった。西洋哲学では、矛盾はとても真剣に捉えられていた。矛盾はそのまま受け入れられることはなく、一義性を追求するべき根拠となった。当然、Aが正しいのであれば、その反対である非Aも正しいなどということはありえないでしょう？　この確信が命題論理の基礎となり、その上に論争的な哲学的伝統そのものが築かれていた。私はちょうどミシェル・セールを読みはじめたころで、その年に彼の講義に参加していた。この異端の哲学者は、A対非Aという二元論を切り崩そうとしていた。だから、ハジメが私に祖父の話をしてくれたとき、私は熱心に聞き入った。すごくよかった！　この信念かあの信念のいずれかに忠実であるべきだという考え方からの優雅な撤退。同じく、「私は仏教の信徒です」と言うか、でなければ「私は神道の信徒です」と言うように仕向ける生真面目で安定的なアイデンティティからの優雅な撤退。**であること**（*being*）は持続するとされるが、**すること**（*doing*）はより多様でありうる。朝と夕方は異なる時間である。なぜ、ある瞬間に行うことが、しばらく後に行うことと衝突したり矛盾したりするとされるのだろうか？

ここにおいて、実践は極めて重要な用語である。と、私は同じ年にもう一つの自己形成的なゼミに参加するうちに考えるようになった。ミシェル・カロンとブルーノ・ラトゥールは、技術というレンズを通して科学について探究していた。彼らは科学的な表象ではなく、科学に触発された実践を追求していた。つまり、彼らは科学的研究を可能にした道具や技術について、またそうした研究が編み上げていった介入について探究していた。カロンはホタテ漁と電気自動車のエンジニアリングについて執筆中だった。ラトゥールは地味だが影響力のあるパストゥール化／殺菌（*pasteurisation*）の技術について書いていた。いずれのケースでも、もっとも重要だったのは、実在についての信念の体系ではなく、実在を扱う実践であった。信念の体系は相互に矛盾するかもしれないが、実践は実在を作り上げるか、そうでなければ実体化に失敗するかである。哲学者にとって真実は一つでしかなかったが、技術者にとっては、ちょうどハジメの祖父と同じように、矛盾は問題ではなかった。

オランダに帰国して、ハジメとの連絡は途絶えた。しかし私は、実在についての異なる理解は実践においては必ずしも衝突しないという考えに、ずっと思いを巡らせていた。それらは共在するかもしれない。事実、共在**する**のだ。理論上は、西洋科学は単一－実在論（mono-realist）かもしれないが、実践上はそうではなかった。私の最初の事例は「女性」だった（私はこのことについてオランダ語で書いたが、最近英語に翻訳された（一）。私が論じたのは、遺伝学、解剖学、内分泌学、精神分析学、地理学などが、それぞれが揃って「女性」と呼ぶ形象について語るとき、同じ「もの」について語っているのではないということである。各領域はまったく異なる定義に基づいて研究していて、異なる介入を編み上げていた。それらの関係は複雑だった。ある場所での不一致は、別の場所での協働を除外しなかった。この散らかり具合には、そこから逃れるための可能性が秘められていた。もし諸科学が互いに「女性」について異論を唱えているのなら、なぜ「我々フェミニスト」はそのうちの一つに従わなければならないのか？　諸科学がいつでもどこでも一致するものではなく、緊張や矛盾に満ちているように見えるということは、他の可能性のためのスペースを開いた。

『多としての身体』はそこから生まれた。本書は、オランダの大学病院の民族誌を土台としている。本書が論じるのは……それは、ちょうどこれから読んでいただくことですよね。でも短くまとめると、病院の別々の部局は実在を別様に演出しているということ、すなわち、異なる実在を実行しているということだ。外来診察室では、医師は患者に、日常生活において一体何に困っているのかを聞く。手術室では、対照的に、麻酔専門医が薬で患者を静かにして、外科医がメスで体を切り開く。一つの場所では患者は話をする人間として扱われ、別の場所では介入する対象である身体として実行される。そこには、（薬を用いて）生理学的に、あるいは（メスを用いて）解剖学的に実行するという違いもある。したがって、西洋の伝統では（くり返し何度も）実在は一つしかないし、実在についての一つの、一義的な真実を語るよう努力しなければならないと言われてきたかもしれないが、それは西洋の実践において実在がいかに取り扱われているのかとは一致しない。実践においては、実在は異なる**ヴァージョン**として現れる。それは問題ない。外来診察室と手術室は別々の場所である。一方で起きたことが、もう一方で起きたことと、同じ用語にはめ込まれるのはなぜだろうか？

私が問題としたのは、それは今も変わらないが、この多重性が隠されがちだということだ。このことが認められたら、実在の**どの**ヴァージョンと、**いつ**そして**どこで**生きるのかについて、正面を切って問うことができるだろう。今のところ、この問いは公然と問われることも誠実に扱われることもなく、むしろひっそりと答えられている。そして結局、たまたま一番古かったり、利益を上げていたり、安価だったり、出版しやすかったり、ルーチン化されていたり、といった理由で何らかの実践に落ち着くことになる。それらの実践は患者が一番納得していたり、日々の生活を生きやすくしたりするものであるとは限らない。

これが、本書の主張である。疾病、身体、実在は**ヴァージョン**として現れる。しかし、注意してほしいのだが、本書は多元主義を説くものではない。実在の矛盾するヴァージョンが実践されているということは、病院が孤立した断片へと崩壊することを意味しない。ここで改めて、もう一つの西洋的な思い込みを紹介しておくべきだろう。それは、実在は切り分けられる存在から成っていて、それらは（石壁の石のように）足されうるが、（料理の材料のように）混ざり合わないという考え方だ。多元主義とそれに付随する個人主義を批評するなかで、ダナ・ハラウェイは、妊娠中の哺乳類が自らにとって他者でありながら自らに依存している生き物を子宮のなかに抱いていることを指摘した。マリリン・ストラザーンは、ある人は人類学者でありながらフェミニストでもありうるということをつけ足した。二つの形象は異なる関心を扱っているし、それゆえ異なることを語るかもしれないが、それでも同一人物のなかに畳み込まれている。この路線に沿って本書も、多元的ではないが多重的な実在を描いた。最初の数章は「アテローム性動脈硬化症」という疾病の多重性を描写し、残りの部分は病院の実践においてこの疾病のヴァージョンがいかに取りまとめられているのかを探究する。

本書自体も、多重的である。並行して走る二つのテクストからなっている。第一のテクストは病院についての物語を語り、第二のテクストは私の著述を形作った文献と関連づけている。しかし、二つのテクストは切り離されてはいない。両者は同じ議論を追求し、理論において同じ介入を行おうとしている。

執筆中には、多くの同僚たちも、同じような路線で仕事をしていた。彼／女たちもまた、単一化されていない医療の世界の複雑性を掘り起こした。妊娠した女性の容易に変化する主体性について、異なる出産様式が母や子や誕生を別様に演出することについて、肺病や血圧や認知症が様々な方法で行われることについて、そして、対照的な実在のヴァージョンを結びつけている患者ファイルのような技術について。別の場所や状況において、共在を探究している人たちもいた。たとえば、『航空機の物語（*Aircraft Stories*）』では、ジョン・ローが私ととてもよく似たテーマを軍用機の設計と試験というまったく違う文脈で探究していた。そして、本書が出版されて以来、「多重性（multiples）」はブームになった。（私の驚きでも喜びでもあるのだが）著しい量の多重性が探究されてきた。文献を見てほしい。

それらの仕事の著者たちの経歴は異なる。私たちが皆、日本の霊的実践についての物語に触発されたとは考えにくい。私たちの関心は、より直接的に、それぞれの研究領域における頑強な問題によって形作られた。とはいえ、私たちの仕事は、ハジメが祖父について話してくれたことと著しく共鳴している。彼もまた、異なる祈りは一日のなかの異なる時間に、そして自分がそのときにいる異なる寺社に、依拠していると語った。しかし、それでも彼は二人の人間ではなかった。このアナロジーは、「日本」と「オランダ」（あるいは欧米でもいいが、本書が現れた場所としてあなたが切り取りたいところ）を単純に差異化することを避けるのに役立つだろう。これらの存在の間にもまた、差異があれば共通点もある。旅をするかもしれない教訓もあれば、共有された想像力もある。そして、衝突がある。日本には「西洋医療」があるが、このことは日本を西洋にするのか？　あるいは、その医療は日本のもので（も）あるのか？　このような問いに答えるわけではないが、もしよければ、この問題に取り組んでいる本として、本書を読んでもいいかもしれない。本書が語るのは、オランダの患者、医師、技術、そして一つの病院についての物語だが、本書の関心は差異のなかの共在（co-existence-in-difference）にあるからだ。これは、国の間、言語の間、文化的伝統の間の差異のなかの共在への関心とも言えるだろう。私は、異なる文化的伝統を地球のそれぞれの持ち場に撤退させるような偏狭《プロヴィンシャリズム》さから抜け出すことを望んでいる。

しかし、本書を書いているときは、世界中のこんなにも多くの場所の読者が興味を持ってくれるとは想像していなかった。執筆中に私が想像した読者は、たとえばリオデジャネイロやヨハネスブルクや東京には住んでいなかった。せいぜい、それも運がよければ、ローカルに意味のある仕事だろうと考えていた。加えて、私はそれらの場所に旅したこともなかったし、そこに住む著者の作品をあまり読んでもいなかった。だから私は、このテクストに染み込んでいる偏狭《プロヴィンシャリズム》さについて申し訳なく思う。私は自分の母語ではない英語で執筆したが、この言語が容易に旅することのない場所の読者のことは考えていなかった。それでも何とか読んでもらえることを望んでいる。そして、私はこのことを、すなわち距離を隔てた対話に従事するよい方法を見つけるということを、今日のアカデミアにおける挑戦だと考えている。その対話には、とても多くの言語における概念や懸念が、ありうるすべての翻訳がそれらを変化させながらも、参入することになる。

『多としての身体』の日本語訳については、田口陽子さんと浜田明範さんに深く感謝する。なんとも大変な仕事をやり遂げてくれた。元の英語の意味を伝える最善の日本語を見つけるために、どれだけの言葉をひっくり返さなければならなかったことか。お二人の献身にはとても感銘を受けた。ありがとう。日本で本書が、新しい読者、新しい意味、そして新しい切迫性をもって迎えられることを、そして日本においてローカルに重要な、活気のある対話に参入することを願っている。本書に刺激を受けた読者が、それぞれのやり方で、多様でありながら絡み合った実在の驚くべき並置について探究してくれることが、何よりも素晴らしい成果となるだろう。あるいは逆に、読者のなかから、論理的な一貫性を追求することがときにはよいことである理由を、私たちに説明してくれる人が出てきてくれても面白いかもしれない。神社、寺院、神格、病院、身体、工場、細胞株、特許、新鮮さ、岩、核エネルギー、地下鉄の駅についての魅力的な調査を期待している。そして、できたら誰か、この対話の続きとして、日本の入り組んだ概念や日常的な実践を、（私がとても興味を持っている）緑茶やあずき菓子についての物語を通して、英語で紹介してくれないでしょうか？

アネマリー・モル

二〇一六年五月三日

はじめに

この本は、（西洋的、コスモポリタン的、逆症療法的な）医療が、身体と疾病をどのように扱うのかについて書かれている。本書の主題は、医療がその対象をどのように**知る**のかではない。その代わりに本書は、様々に変化する実践のなかで、医療がどのように対象に波長を合わせ、対象と相互作用し、対象を形作るのかを探究する。あるいは、専門用語を用いるならば、本書は、医療がどのように関心と治療の対象を**実行する**（enact）[1]のかについて書かれている。

そのため、医療のプロセスについての多くの本とは違い、本書は身体と疾病についての多様なパースペクティヴについては語らない。その代わりに、それらのパースペクティヴがどのように行われるのかを示していく。つまり本書は、一連の異なる実践についての話をすることになる。ある存在者を薄く切ったり、染色したり、綿密に調べたり、語ったり、計ったり、数えたり、取り除いたり、歩くことによって対抗したり、予防したりする実践である。どの存在者を？　それぞれの際に少しずつ異なる存在者を。知識ではなく実行に注目することは、重大な効果を持っている。すなわち、私たちが一つの客体と考えるものが、一つ以上のものとして現れうるということである。本書で取り扱うすべての事例はアテローム性動脈硬化症に関係している。しかし、たとえ同一の名前で呼ばれているとしても、動脈硬化の血管から取り除かれたプラークは、動脈硬化の患者が診察室のなかで語る問題と同一の存在者ではない。狭窄による血圧の低下は、放射線科医がX線画像によって可視化する血管内腔の狭小化と同じものではない。

つまり、この移行は認識論からの離脱である。認識論は指示的意味を問題にして、実在[2]の表象が正確であるかどうかを問う。しかし、対象が実践において実行される方法に寄り添う際に重要になることは、まったく異なる。実行はつねに複数形で現れるのだから、それらについて問うべき重要な問いは、どのように複数の実行が取りまとめられるのかである。実践においては、身体と疾病は一つ以上であるのだが、このことは身体と疾病がたくさんのものへと断片化することを意味しない。これを想像するのは難しい。しかし、この複雑な物事の状態こそが、本書が探究するものである。私は、それを本書のタイトルで捉えようとした。単数形の名詞に複数化させる形容詞がついている。つまり、これは複雑に取りまとめられた一つの群れとしての**多としての身体**（*the body multiple*）についての本である。

本書のテクストのトーンは、論争的というよりは内省的である。私には、一つの全体としての医療を批判する理由もなければ、擁護する理由もない。そうすることは、医療を一つの全体である**かのように**扱うことになってしまう。医療を裁くために外側に立つ代わりに、私はより親密な種類の規範性に参与したい。つまり、医療内部の差異を可視化し、そこへのアクセスを可能にしようと試みる。もし、医療の対象が様々な方法で実行されるのであれば、真実であるというだけでは、もはや十分ではない。様々に実行された多としての身体とその疾病が適切であるかどうか、何らかの形で問う必要がある。本書では、この問いについては問わない。本書で提示される様々な実行の適切さが、どのように裁定されるのか（あるいは裁定されうるのか）については掘り下げない。代わりに、この問いについて考えるための理論のレパートリーを作ることに関わりたい。そうすることで、医療の**存在論的政治**の理論化に貢献したい。存在論的政治とは、問題が組みたてられ、身体が形作られ、生がある形から他の形へと押しやられたり引き戻されたりする方法に関わる政治である。

理論化への関心は、本書を哲学書にする。しかし、ここで私が取り組む哲学は、かなり具体的な類のものである。

どこから来たのか、ローカルな出自が明示されている。したがって本書は、ある一つの多としての疾病と、それが一つの病院とその周辺でどのように扱われるのかに関するスナップショット的な物語からなる。その疾病とは、アテローム性動脈硬化症、より正確には下肢動脈のアテローム性動脈硬化症である。その病院とは、オランダの中規模都市にある大きな大学病院であり、匿名化するためにZ病院と呼ぶ。このようにはっきりと限定された場所から出発することで、実際にはつねに伴っているはずの局地性《ローカリティ》を隠すことで普遍主義的な姿をまとう形式から、哲学を離脱させようと私は試みる。しかし、普遍主義の代わりにローカリズムを称揚しようとしているのではない。そうではなく、物事、用語、目的がある場所から他の場所へと旅するときに何が変化するのか、可能な限り粘り強く追うことを目的とする。

　医療人類学や医療社会学は豊かな分野である。そのため、哲学的研究に実証的な調査を組み込もうとしたときに依拠できるものはたくさんあった。あまりにもたくさんあったので、私は、本書で知識に対する認識論的アプローチについてだけでなく、これまで社会科学がどのように身体と疾病を研究してきたのかについても議論することにした。長い間、社会科学者たちは、医師の扱う身体性《フィジカリティ》**以上**のものがある、と言い続けてきた。そして、彼らはこの「以上」について、すなわち、社会的あるいは解釈学的な実在について、研究してきた。彼らは**疾病**と**病い**を区別し、後者を研究対象とした。最近になって、疾病についての医学的パースペクティヴも研究に含まれるようになった。本書は、そこから次の一歩を踏み出そうとする研究の一つである。実践における実在の実行について研究することで、肉体的な生々しさを留めたまま、多としての身体とその疾病について民族誌的に探究することが可能になる。でも、どうやって？　この問いへの回答を説明するために、本書のすべてのページは使われる。

　本書は、哲学、人類学、科学技術論、フェミニズム理論、社会学、政治理論における、様々な文献に依拠している。学問分野の境界が曖昧化しているのが、理論的研究の現状である。とはいえやはり、私は読者であるあなたに、本書の位置づけをある程度示しておきたかった。私は本書を、実証的な「資料」のなかだけでなく、知的伝統のなかにも位置づけたかった。どのようにこれを行うのか、かなりの間迷った末、私はこの問いをトピックの一つにした。こうして本書には、サブテクストが並置されることになった。サブテクストにおいて私は、この行為の意味を自己再帰的に問いながら、文献（より正確には模範となる本や論文）と関連づけた。

テレビのチャンネルを頻繁に切り替える読者は、ページの上部と下部を移動する方法にもすぐ慣れて、本書を楽に読み進められるだろう。そうでない読者は、自分に合った読み方をゼロから作り上げなければならないかもしれない。読書を少しでも容易にするために、サブテクストは、たまたま印字されたページに固定されているわけではないことを伝えておきたい。本書のサブテクストの位置は、よくある脚註よりもさらに偶発的である。あなたがどこにいて、誰で、どんな人なのかによって、サブテクストを先に読みたかったり後に読みたかったりするだろう。ページの上部の話の筋に飽きたときや、気分転換したいときに、サブテクストを読んでもいいかもしれない。あなた次第である。

この本は英語で書かれている。このことは、本書を製作するために使われた言語の複数性を隠蔽する。私はドイツ語の文献を少しと、ごく僅かなオランダ語の文献を利用した（私は非常に多くのことを母語での読書から学んだのだが）。参照した文献の多くはフランス語で書かれたものを読んだ。それよりも多かったのが英語である。フィールドワークの一部として、私は英語で行われた医学会議に何回か出席し、英語で書かれた医学の教科書や研究論文を読んだ（そこにはオランダにいるインフォーマントが書いたものも含まれる）。しかし、病院内での日々の出来事において話されていたのは、ほとんどいつもオランダ語だった。そして、私自身もフィールドノートをオランダ語でつけていた。このテクストのもとになった（様々な部分の）たくさんの草稿についての議論は、英語とフランス語で行われたが、やはり大部分はオランダ語だった。

したがって、本書を作る際の重要な言語はオランダ語であったが、最終版では姿を消している。このことについて何が言えるだろう？　オランダ語を理解するのは、限られた地域に住むわずか二五〇〇万人ほどの人々である（主にオランダ、スリナム、ベルギーに住んでいる。南アフリカではアフリカーンス語話者の一部はなんとかオランダ語を理解することができる。インドネシアではかつての植民者の言語に堪能な人はますます珍しくなっている)。オランダは経済的帝国主義と文化的帝国主義を結びつけることに失敗したので、近年はあまり遠くまで旅をしない。このことは、オランダ語を話す知識人は**ローカル**と**グローバル**のいずれかを選択しなければならないことを意味している。この選択は、**少数**の聴衆を求めるか、**多数**の聴衆を求めるのかとは、ほとんど関係がない。英語を読める人が二五〇〇万人よりはるかに多いとしても、オランダ語で印刷された学術書の多くは英語の類似の本とほとんど同じ部数印刷される。ローカルはグローバルに含みこまれてはいない。それはどこか別の場所なのだ。

つまり、使われている言語が、本書を学術書にし、大学を通じて旅をするようにし、学者や学生によって読まれるようにするのだ。「国際的な」同僚たちに届けるために、外国語で書かなければならなかったため余計な努力を強いられただけでなく、生身の著者と文章に現れる著者の隔たりが広がってしまったことを、私は残念に思う。オランダ語で出版していたら、隣接分野の大学の同僚やオランダの多くの外科医によっても読まれただろうが、こうした潜在的な読者が本書を手に取る可能性はずっと低い。そうは言ってもやはり、私はオランダらしさに縛られるのではなく、ノルウェーからインド、人類学から哲学、ドイツからブラジル、医学から社会学、アメリカ合衆国からフランス、科学技術論からフェミニズム理論に至る、広範な読者に届けることを可能にする言語へのアクセスを獲得できたことを、とても喜んでいる。とはいえ、テクストはまったく旅をしないこともある。それもまた、読者次第、あなた次第である。

さて、序文に相応しく、個人的な歴史についても書くことにしよう。

本書のためのフィールドワークは、一九七〇年代初頭、キッチン・テーブルで夕食をとりながら、父が私に、頸動脈の評価のためにドップラー測定法を用いる仕事について話してくれたときにはじまった。私が正式にインタヴューを行うはるか以前から、父は素晴らしいインフォーマントだった。母は一九六〇年代に第二波フェミニズムに関わっており、おかげで私は一一歳の時からフェミニストになっていた。さらに、地理学者である彼女が、風景や景観や生命一般における空間性への感度を与えてくれたことにも感謝したい。

しかし、本書の研究が本当に軌道に乗ったのは一九七七年度のことだった。私は、医学部の二年生で、哲学科の一年生だった。木曜日は最高だった。午前中に身体についての哲学の授業を受け、午後は解剖学の授業で遺体を解剖した。バルトはホルマリンの匂いが漂う広く白い部屋に道をゆずり、オレンジ色のタオルと緑色のビニール製の袋に覆われた遺体がメルロ＝ポンティに続いた。朝にフーコーの著作を紐解くならば、昼には女性の身体の骨盤腔を神経や血管を切断しないように探索することになる。これは二〇年以上前のことだが、本書はある程度はこのようなはるか昔の木曜日の産物である。ありふれた木曜日の物質性。難解なフランス語のセンテンス、変わった匂い、ぎこちなく切断をする私の不器用な手つき。

私は、これまでの年月で得られた支援に対し、様々な人々に感謝したい。何よりもまず、八〇年代初頭に「複数形の存在論」の共在についてともに書き、後に社会理論と、オランダの一般診療とメンタルヘルスケアにおけるケアの対象の描き方について書いた、ペーター・ファン・リースハウトに感謝する。その間ずっと、彼は人生の複雑性を手なずけることにも手を貸してくれた。とはいえ、彼は、人生をもっと複雑にもした。そこには少なくとも、私たちの子供、エリザベトとヨハネスを生み出したことが含まれている。子供たちの存在にも感謝している。ヤン・ファン・エスは、私が医学部で医療についての理論家になることを可能にしてくれた。ローラ・ナウタとジェラール・ド・フリースは、私に議論の方法を教えようとしてくれた。ディック・ウィレムスは、医療への情熱と研究を分かち合ってくれた。ジーンネッタ・ポルスは、このプロジェクトに並々ならぬ情熱を持って取り組んでくれた。マーク・ベルフとルード・ヘンドリクスは、研究助手から共著者、共編者へと立場を変えながら多くの仕事をしてくれた。アグネス・ヴィンセンオット、ピーター・ペケルハリン、ヤン・ウィレム・ドイフェンダク、シグリット・シチョフ、チャリンギ・スーエルストラフ、ベルナイク・パスフィーア、ハンス・ハルベルス、マルジャ・ガステラース、シャール・コエニス、ロブ・ハゲンダイク、レイン・ド・ヴィルデ、コル・ファン・デル・ヴィール、エディ・ハウワールト、バウキャ・プリンス、パウル・ヴァウタース、エブリン・トンケンス、マリアンナ・ファン・デン・ボーメン、ベルテイカ・ヴァールダイク、ミカ・アーツ、ジェンス・ラシュマンド、ヘアチャ・マークは、知的にも、それ以外の面でも支援してくれた。私はまた、ベルナルド・エルスマン、アンティ・レッティングス、バート・ファン・ラナ、アントアネット・ド・ボンツ、ジェシカ・メスマン、イネカ・クリンガ、アリアネ・ド・ラニッツ、ブレンダ・ディアハーダ、イルマ・ファン・デル・プルーフ、アマデ・ムチャークティアホ・モレイラ、ベネディクテ・ルソー、アリス・ストールメイヤー、トナ・ピータースと様々な様式と様相で仕事をすることから多くのことを学んだ。バーバラ・ドゥーデン、ダナ・ハラウェイ、マリリン・ストラザーンが研究することで範を示してくれたことにも感謝したい。ブルーノ・ラトゥールとミシェル・カロンからは疑問を投げかけられ、勇気づけられた。サラ・フランクリン、イザベル・バスザンゲル、チャリス・トンプソン、マデレーナ・アクリシェ、ベロローナ・ラベハリソア、インフン・モーサ、クラウディア・カスタネダ、フィッキー・シングルトンとときどき会えたことは素晴らしく、国際的な**潮流**に属していると感じることができた。ニコラ・ドディエは、適切なときに適切な質問をしてくれた。ステファン・ヒルシャワーは、これまで以上に真剣になるよう奮い立たせてくれた。マリアナ・ド・ラートは、私の話を聞き、一つ前の版の原稿に注意深くコメントしてくれた。名前は存じ上げないが、デューク大学出版局の三人の査読者は、最終的にこの原稿を認めるまで、数多くの意義深く建設的な批判を提示してくれた。ノーチャ・マレスは、まだ原稿に通じていない読者として、二つ前の版の原稿に新鮮な視点からコメントをくれた。ジョン・ローは、本書のすべての細部に何度も何度も手を入れ、その多くを改善し、新しいリゾームを作り出し、共著者として関連するトピックについて書き、いくつかの版の英語を訂正し、結論にたどり着くよう私を後押ししてくれた。本当に多くの支援をもらった。皆ありがとう。

そして最後に、私のインフォーマントにお礼を述べたい。引退の直前に病院に受け入れてくれ、その後も草稿を読み続けてくれたアブ・ストルイフェンベルフにはじめに感謝したい。Z病院の多くの医師、看護師、検査技師、研究員、患者が観察と質問を許可してくれた。もちろん、彼らの協力がなければ私はいかなるフィールドワークもできなかった。彼らは、彼らについて彼らとともに考える資料を与えてくれただけでなく、ときに、私のテクストにコメントを寄せてくれた。インフォーマントの身元を秘匿するという民族誌の慣例に基づいて、名前には言及しない。しかし、彼らが与えてくれた時間と信頼に大変感謝していることはなおのこと強調しておきたい。

オランダ科学研究機構による寛大な研究支援にも感謝したい。同機構のコンスタンティン&クリスティアーン・ホイヘンス助成金のおかげで、五年間に渡って、調査を実施し、『医学における差異』について執筆することが可能になった。同機構の倫理と政策セクションからその後に受け取った助成金によって、新しいトピックとテーマについて書き続けることができ、本書の改定と修正に時間を費やすことができた。

もちろん最終的には私が一人で書き上げたのだが、すべての誤りについての批判を一手に引き受けたい、というわけではない。むしろ、読者であるあなたが、ご自身の著作のなかで私の誤りを指摘して改善していただければ、とてもありがたく思う。

第一章　疾病を行う

フィールドの間の移動

これは経験哲学の研究である。経験的なことからはじめよう。本書で私が語る物語のほとんどは、オランダ中央部の中規模都市にある大学病院、Z病院でのことである。私はそこに、四年間、週に一、二度通っていた。私はIDカードを持っていたので、自転車をフェンスの裏に止めることや、そこら中にある自動販売機のコーヒーをただで飲むことができた。図書館の利用カードを持ち、混雑した部屋に机を持っていた。私は白衣を着て、観察していた。

私は、部局を率いる教授のところに行っては、調査の目的を説明した。知識の源泉と知るために用いられるスタイルの間の緊張が、今日の逆症療法的な医療のなかでどのように扱われているのか、少なくともその一例を調査したい。そして、「下肢のアテローム性動脈硬化症」が私の目的にとって適切な事例となる理由と、その部局で何を学びたいと思っているのかを説明した。私は、内部者であると同時に外部者として、つまり、医学部で基礎的な訓練を受けていると同時に、哲学の集中的な訓練を受けた者として自己紹介した。それから、私は私の研究を支援してくれている内科の教授の名前を出した。このようにして近づいた教授たちは、好意的な反応を示してくれた。彼らは皆、大学病院は研究を奨励しなければならないと強調した。私個人の研究計画に興味を持つ人もいたし、懐疑的な人もいた。単純に無関心な人もいた。しかし、いくつかの質問の後は決まって、私の観察について話し、実際に準備するために、下の役職の人へと送られた。

そうして私は、午前中に外来診察室で診療する血管外科医と内科医の背後に座り、およそ三〇〇の診察を観察した（私が調査した外科医と内科医はすべて男性であり、私はこの事実を隠さない。だから私は、「医師」について書くときにはいつでも「彼」という総称を用いる。とはいえ、私が観察した病理医の一人は女性であった。そう、確かに、この状況は歴史的に消えゆく過程にあった。医師という専門職は、急速なジェンダーの変化を経験していた。しかし、これは別の話だ。これも、本書が立ち入らない複雑な話の一つである）。大学病院では、何かを学ぶ必要のある学生や若い医師がつねに辺りにいるので、医師も患者も観察されるのに慣れている。それでも、自分の存在がごく冷静に受け入れられたことには驚いた。私にとって、そうした観察は、私的な領域に踏み込むもののように思われたからだ。患者はあまりにも多くのことを話したし、とても頻繁に服を脱いだ。これらはある人にとっては難しく、他の人にとっては安心感をもたらしたが、担当医の後ろに私がいることはほとんど影響を与えなかったように思える。そのリスクがあるときは、私は訪問を取りやめた（患者がそれを求めたときに一度、医師が求めたときに何度か、私が何となく

どのように文献に関連づけるか？

本書を通じて私が描く民族誌的物語において、私は何かをまとめようとはしない。私は西洋医療についてではなく、オランダの一つの大学病院に特有の出来事について記述する。そして私は、一三キロメートル離れた隣の病院や、国境をまたいだドイツの病院、あるいは大西洋の向こう側にある病院での出来事が、私が見てきた出来事と複雑な関係を持っていると想定している。比較分析をすれば、似たパターン、似た身振り、似た機械があることがわかるだろう。しかし、当然、差異もある。異なった注射器、異なった規範、異なった冗談。しかし、正確には何が違うのか？　そして、それらはどのように干渉し回折しているのか？　私はこの点については研究していない。医療施設どうしの類似と差異の関係は、それ自体で一つのトピックである。このトピックを未解決に留めることによって、少なくとも、標準的なやり方で答えるリスクを避けることはできる。私は、一つの病院で起こったことがより大きな医療システム（西洋医療、コスモポリタン医療、近代医療、逆症的医療）の一部を形成するとは想定しない。もしそのようなシステムの存在を想定すればすぐに、「医療実践のヴァリエーション」の数に驚かされ、不安になるだろう。

知っている人を見つけて私自身の判断で去ったのが一度)。もう一つの侵犯は、医師たちのプライバシーに立ち入ることだった。私は、医師たちの働き方に関するあらゆる種類の細部を観察する立場にあった。なかには、患者とのやり取りがどの程度思いやりのある親切なものなのかを、私が判定しているかもしれないという事実に対して、見るからに居心地悪そうにしている医師もいた。しかし、(ときに抗いがたかったとはいえ)私はそのような判定をするつもりはなかった。私は、彼らの診断と治療のいわゆる専門性についても判断する気はなかった。観察は、私自身の基準を当てはめる場としてではなく、彼らの基準について知るための手段として必要だったのだ。

そのために、私は場所を変え、病院のなかを動き回った。血管検査室で検査技師が診断ツールを扱うのを観察し、放射線科医と病理医が下肢動脈を扱う工程を追った。合併症を伴う血管病患者の治療の選択肢について議論する、週に一度の会議に数カ月参加した。多くの手術に立ち会ったし、血液学者の実験室でも数日過ごした。疫学者、生理学者、内科医、外科医、家庭医にインタヴューを行い、会話をした。彼らのうちの数人は私の論文を読んだので、その感想についても議論した。図書館に行き、「私の医師たち」が書いた、あるいは「研究の」資源として活用していた教科書や論文を勉強した。そこでの参照文献や、私自身の好奇心がわいたときには他の出版物とも比較し

しかし、システムとして医療を理解するという、標準的なやり方はどこで見つかるだろうか? あるいは、「ヴァリエーション」を見つけるとやって来る驚きはどこにあるのだろうか? 私が調査した病院では、そうしたことは、ほとんど議論の対象にならない。そうではない。それは、文献のなかにある(see, e.g. Andersen and Mooney 1990)。だから、本書で論じなければならないことは、私の物語のなかで描かれる出来事だけでなく、他のテクストとも関連している。大量のテクスト。他の病院や他の医療実践についてのテクストや、身体や疾病についてのテクスト。まったく異なるトピックについてのテクストもある。システムと出来事、論争、類似と差異、共在、方法、政治。もし**この**テクストが他のテクストから出発していることを明示し、それらの文章とどのように異なっていて、**同時に**、それらの文章によってどのように可能になっているのかを示したいと思うならば、私は**文献**と**関連づけ**なければならない。どのように文献に関連づけるか? これが、私が極めて真剣に取り組んだ問題だ。だから、私は行間に答えを忍ばせなかったし、文献に依拠しているのに出典を明示しないジャンルでは書かなかった。そうではなく、私は文献と関連づけるとともに、どのようにそうすればよいのかという問いに取り組む挑戦をしてきた(していく)。これをきちんと行う

た。二年間、毎月行われる動脈硬化についての研究会に参加した。若い医師とともに診断プロトコルの導入についての論文を書き、いくつかの小さな病院の血管外科医にインタヴューした医学生と、コレステロール摂取についての議論を分析した医学生を指導した。そして最後に、私は一時的に贅沢にも調査助手を得ていた。ジーンネッタ・ポルスは、私と同じ哲学者であり、さらに心理学者としての訓練も受けていた。彼女は、患者に長時間のインタヴューをし、それを書き起こして私と話し合い、この資料についての出版物をともに著した。彼女はまた、私の仕事について議論してくれる良きスパーリング・パートナーでもあった。

　議論はまた、私が別の世界、つまり病院の外で求めたものでもあった。それらの場所ははるかに遠かったので滅多に自転車では行けなかったが、それでも、書いたり話したりするときの私にとってはより馴染みのある場所だった。それは、哲学や人類学や社会学や科学技術論の学科だった。私は研究会に参加し、退屈したりわくわくしたりしながら、五人だったり五〇人だったりする聴衆に対する発表を聞いた。雑誌論文を読み、書き、査読した。湖畔を散歩しながら話したり、夕食を囲んでおしゃべりをしたりした。自分のフィールド、方法、目的、理論的祖先について問い詰められた。しばしば、このような交流はいびつな英語で行われた。英語という運搬装置は、そのなかで育ってこ

ために、私は、文献と関連づけるという問いを、本書の主要な文章から切り離した。私は、文献については、切り離されたテクストのなかで取り扱う。メインのテクストと反響し、並走し、干渉し、それから遠ざかり、それに異なる次元を与える、サブテクストとでも呼べるものにおいて。

特異性

文献と関連づける際に、私は次のように書けるかもしれない。「数十年の間、多様な学問分野において、西洋医療の一体性という比喩が用いられてきた。医療社会学では、医療専門家の一体性が専門家の社会的権力を説明してきた。医療人類学では、（他者の迷信深い特徴を示すためにせよ、彼らの創意工夫や偉大な感受性を強調するためにせよ）世界中の医療伝統の多様性が、西洋医療の強い一体性と比較することによって特定されていた。医療史では、多くの学派や技能が共在していたかつての折衷主義が、現在の同質性と興味深く対比されてきた。医療哲学では、「全体としての人間」という一体性が規範とされた。人間の全体性は尊重されるべきである」。実際に、私もそのようなことを書いて（正しくは共同で執筆して）きた。別の場所で（このような概括のもう少し長いヴァージョンとして、Mol and Berg 1998: 1-12 を見よ）。

なかった者にとっては厄介なものだが、遠くまで届く。だから、私の物語は、私の住んでいる街の病院からはじまっているにもかかわらず、私とともに他の多くの場所へも行った。マーストリヒト、ビーレフェルト、ランカスター、パリ、モントリオール、サンフランシスコといった場所にいる学問上の友と敵のもとへと。足の血管とその痛みについての私の物語は、実在の複数化に関する理論的主張にどっぷりと浸かりながら、何とか旅をしてきた。

本書にたくさんの経験的な資料が含まれているとしても、これはフィールド・レポートではない。これは、経験哲学の一つの試みだ。哲学にシフトしよう。Z病院における血管と流体、痛みと検査技師、患者と医師、技法と技術についての私の物語の筋書きは、哲学のナラティヴの一部である。このジャンルの支配的な慣例に従って、はじめに筋書きを明かしておこう。異なる人々の視点が焦点をあてている中心として客体を理解することはやめられる。そうではなく、客体を実践において操作されるものとして理解することは可能である。客体を操作する実践を括弧に入れるのではなく前面に出すことには、広範な影響が伴う。実在が複数化する。

実践を前面に出せば、無限にあるように思える視点から眺められるのを待っている単一の受動的な客体は、中心から消える。代わりに、客体はそれが操作されている実践とともに生じ、消える。操作の対象

こんなふうに、四つの学問分野のすべてをほんの数行で呼び起こしながら、文献に関連づけることもできる。この一般化のレベルには、少し圧倒される。これでは適切なタイトルをつけることもできない。確かに、これを行うことはできる。それぞれの学問分野の後に、名前と年を括弧のなかに入れておけばいいのだ。七〇年代の医療社会学では……(see, e.g. フリードソン一九九二(1970))。このようなやり方は、フリードソンの『医療と専門家支配』を、一九七〇年代に大量に出版された「医療社会学」の本と論文の代表にする。しかし、除外されたものはどうなるのだろう? 同年代に、医療を横断する**階級区分**が存在していたと主張していたマルクス主義社会学者はどうなるのか(see, e.g. Chauvenet 1978)。さらに言えば、女性によいと考える医療の一部と、そうでないと告発すべきものの間に線を引くことに躍起になっていたフェミニストたちはどうだろう(see, e.g. Dreifus 1978)。そして、それら二つの組み合わせも忘れるべきではない(e.g. ドイアル一九九〇(1979))。

それらの文章は周辺的だったと主張して、脇によけて誤魔化すこともできる。いくつかの例外を除けば、一般的に、医療社会学は長い間、医療専門家を統一体として捉えてきたと主張することもできるだろう。あるいは、それらの例外を新しい時代の幕開

が実践ごとに異なる以上、実在は複数化する。身体、患者、疾病、医師、検査技師、技術。これらすべては一つ以上であり、単数ではない。このことは、それらがどのように関係しているのかという問いにつながる。客体が実践ごとに異なるとしても、実践どうしの関係はあるからだ。とはいえ、複数の客体は、バラバラに断片化することが避けられないどころか、何らかの形でまとまる傾向を持つ。実在の複数性に寄りそうことは、これが一体どのように達成されているのかについて研究する可能性を切り開く。

哲学は、知識について、**認識論的な**方法でアプローチしてきた。真なる知識を獲得する前提条件に関心を持ってきたのだ。しかしながら、ここで私が与している哲学的な様式においては、知識は参照の問題としてではなく、操作の問題として理解される。今や、「どのように真理を見つけるか?」ではなく、「実践においてどのように客体が扱われているか?」という問いに突き動かされているのである。この移行によって、知識についての哲学は、知識にまつわる実践への**民族誌的な**関心を獲得する。そして、そこから新しい問いが生まれる。実践において扱われる客体が場所によって異なるとすると、これらの客体の間の調整と取りまとめはどのように進むのか? 単一の名前で通っている異なる客体は、どのように衝突や対立の爆発を避けているのか? たとえ緊張関係があるとしても、単一の客体の様々なヴァージョンは

けを告げる最初のステップだと指摘することもできる。この場合、七〇年代までは医療社会学は医療専門家を統一体と考えていたが、その立場は徐々に変わりはじめていたと主張する必要があるだろう。しかし、この主張もまたいくつかの問題を残すことになる。フリードソンの本をより注意深く読むと、主要な関心は専門家の一体性にではなく、その**閉鎖的な**性格にあるのだとわかる。そうだとしたらどうだろうか? 彼自身の主張に沿って読むと、フリードソンは、もっぱら医療ミスや医療過誤に対する外部監査や規制の欠如を心配しているように思える。それでも医療専門家を統一体として捉えていた人として彼を引用したいと思うのであれば、次に、専門家の一体性と専門家の閉鎖性が密接に関係しており、確かに相互依存していることを示さなければならない。もしそう主張することが難しいのであれば、私の一般化を支持する他の本を探さなければならない。しかし、どの本を? 問題は、医療社会学の多くの本が、やり方次第で、同じ主張に使えることにある。医療専門家の一体性に言及している本は、膨大になる。しかし、それらのほとんどすべては、フリードソンの研究と同じように、他の関心を主題としている。

要するに、「文献=先行研究」の一般化は、つねに、それぞれに固有の異なる魂と異なる関心を持っ

ときに互いに依存し合っているのだろうか？　これらが本書で取り扱う問いである。私は、**行われた**客体の間の複雑な関係に入り込む方法を、慎重にスケッチしようと試みた。

本書は、いかなる客体も、身体も、疾病も、単数ではないことを示す。それを支える実践から引き離されない限り、実在は複数である。このことは、事実に見事に一致する記述として読まれるかもしれない。しかし、実在の複数性に寄り添うこともまた、一つの**行為**であるかもしれない。それは行われたり、行われないままにされたりする何かである。それは一つの介入である。それは、実践を記述するための手持ちの様々な様式に干渉する。認識論的な規範性（normativity）は、適切に知る方法についての規則を示す。民族誌的記述の規範性は種類が異なる。それは、実践について理解するために、何が考慮に入れられるべきなのかを示す。もし、実在が実践に先立つのではなく実践の一部なのだとすれば、実在はそれ自体で実践を評価するような標準にはなりえない。かと言って、「単なるプラグマティズム」は、もはや十分に正当化されえない。プラグマティックに着想されたとしても、それぞれの出来事は、ある「身体」（やある疾病やある患者）を生きられた実在に変え、そのことによって他の実在を立ち退かせるからだ。

これが私の哲学的物語の筋書きである。**単一の存在**（ontology）が事物の秩序における所与なのではなく、**複数の存在**（ontologies）が、

たバラバラの文章を結びつけることになる。一般に、先行研究が全般的に医療の統一性に同調していると主張することは、非統一性を強調する**この**研究の独自性を特徴づける効果を持つかもしれない。しかし、様々な危険が伴う。まず、誤った新規性が主張される。祖先は称賛される代わりに記憶から消される。次に、とくに本書の場合は、このような一般化は、「フィールド」と「文献」が取り扱われる方法の間に緊張を生み出す。もし私が、医療の複数性を指摘するのに多大な労力をかける一方で、社会学、人類学、歴史学、哲学を総括的に参照するならば、**それらは**、医療にはない一体性を有していると主張することになるだろう。しかし、そうではない。医療の対象の複数性について書けるように、他の学問分野についても同じことができる。私は、ここではそれを試みはしない。しかし、文献と関連づけることによって、ここで提示した様々な知識における、関心、物質性、スタイル、対象の組み立て方の多様性を、抑圧したり隠蔽したりするのではなく、正当に向き合おうと試みる。

時代、時代遅れにすること

タルコット・パーソンズの仕事は時代遅れである。それは、機能主義的な特徴を持つ。『社会体系論』は、一九五一年に出版された彼の有名な本のタイト

ありふれた日々の社会物質的な実践のなかで、存在させられ、維持され、衰えるまで放置される。医療実践もそうした実践の一部だ。したがって、複数形の存在論を調査し問うことは、一九世紀の歴史を書く人々に払い下げられるような流行遅れの哲学的道楽ではない。むしろ、複数形の存在論は、まさに現代的な問題なのだ。複数形の存在論が、私たちの身体、ヘルスケア・システムの組織、疾病のリズムと痛み、技術を形作り、また、それらによって形作られている。これらすべては、すべてが同時に絡み合っており、緊張関係にある。実在が複数であるならば、それはまた政治的でもある。この研究が誘発するのは、どのように多としての身体とその疾病を**うまく**行うのかという問いである。本書では、この問いに答える代わりに、それが提起されうる空間を緻密に描くことにしよう。

人々の視点

これは、ある特定の哲学の本、つまり、経験的な類の哲学の本である。本書は、社会科学的な、とくに民族誌的な調査法に依拠している。しかし、たんにそれらを輸入するのではなく、混ぜ合わせている。なぜなら、ここで民族誌的方法を用いるのは、**疾病**を研究するためだからである。身体性を民族誌的に研究するという試みは、ごく最近の発明である。長い間、「疾病」は医療人類学と医療社会学において注目

ルだ（パーソンズ一九七四〔1951〕）。そこでは、すべての社会現象には、システムの安定性を脅かすか、安定化させる機能があるとする。第一〇章「社会構造と動態的過程——近代医療の事例」で、このように分析された社会現象が**病人役割**である。パーソンズによると、近代社会では、病気になることは特定の役割として儀礼化されている。病人は通常の方法で働く必要はなく、代わりに看病される。彼らが病気の犠牲者である、ということは受け入れられる。このことは社会にとってよいことである。なぜなら、病気の際に人々が働かずに休みをとることは、病者の早すぎる死のリスクを下げることになるからである。こうして、社会がその人を育て、教育するために行った投資に対し、ごくわずかな見返りしか得られない可能性が減る。しかし、潜在的な脅威もある。普段義務づけられている労働を免除されることが「病気になること」を魅力的なものにもし得るからだ。すべての人が自分は病気だからと言って働くことをやめたら、システムは崩壊するだろう。このようにして、「病人役割」は、仕事から離れることと、その消極性を許されることに加えて、さらに二つの要素を持つ。病人は寝ていなければならず、原則的に回復のために必要なことは何であれしなければならない。そして、病人は、彼／女の病人役割を診断によって公式に認定することになる医師の指示

されていないカテゴリーだった。物質的な身体の状態として、疾病は生物医療の対象であった。医師は疾病についての真理を語り、あるいは少なくとも、それができない場合には互いに誤りを指摘し合うことのできる唯一の存在であった。社会科学者は、注意深く、この身体についての議論に関わらないようにしていた。その代わりに、社会科学者には、既存の医療知識に**加えて**、語るべきことがあった。彼らは、疾病とともに生きることの実在は、身体性のリストでは汲み尽くせないことを指摘した。それ以上のものがある。身体的な実在とは別に、疾病を持つことは当の患者にとっての**意味**を持つ。その意味が研究対象となるのだ。トレファースさん（匿名。フィールドの物語で使用するすべての名前は匿名である）についての物語を聞いて欲しい。

　トレファースさんは外科病棟の椅子に腰掛けている。彼はとても快く質問に答えている。インタビュアーであるジーンネッタは彼の隣に座っている。彼女は、録音してもいいか気さくに尋ねる。いいですよ。二人はトレファースさんの足の傷について話している。数日前に下肢動脈を手術したのはその傷のためだった。「痛みは問題ではなかったのです」。トレファースさんは言う。「そうじゃなくて、傷が消えなかったことです。それが気味悪かった。この大きな穴が。梁が足の上に落ちたとき、はじめは医師のとこ

を求め、それに従わなければならない。

　これは機能主義だ。病人役割は四つの要素からなる役割として記述される。四つの要素はすべて、社会システムに対して持つ機能の観点から説明される。役割の二つの要素はよい機能を持つが、社会システムを切り崩すリスクもある。この危険に対して、他の二つの要素は対抗しなければならない。全体として見ると、切り崩す要素と守る要素のバランスが存在し、システムは自身を維持する。安定は保たれる。機能主義は、一九五〇年代に影響力を持っていたが、後に続いた社会学者によって徹底的に攻撃されてきた。マルクス主義者は、機能主義者は敵対や闘争や変化を忘れていると指摘した。量的研究は、変数を互いに独立させたうえで、機能的な枠組みではなく、因果関係として相互に関係づけた。ミクロ社会学者は、人々が参与している様々な活動は必ずしも積み重なって安定的な全体を形成するのではなく、様々な方向を向いていると指摘した、などなど。

　パーソンズの時代以降、医療社会学ではさらにたくさんのことが変化した。次の世代の医療社会学者は、依然として医師を、「病気」か「健康」かに患者を分類する権力を持つ人々と見なしてきた。フリードソン、ゾラ、サス。皆そう主張している。しかし、彼らの著作では「病気」というラベルは、もはや、一時的に労働をやめることへのお墨付きとし

ろに行きませんでした。痛みのことは気にしていませんでした。しかし、傷が消えず、大きくなる一方だったので、私は怖くなりました。それから、私はかかりつけ医のところに行きました。彼女が私を病院に送ったんです。それで今、私は二つの病気持ちというわけですよ。医者が言うには、動脈硬化と糖尿病です。糖尿病にも罹っていたんです」。

トレファースさんは傷が癒えないときに恐れるようになった。彼の手術を担当した血管外科医にとって、この恐怖は適切なものとは言い難かった。トレファースさんが最終的に医師にかかる決断をしたのは適切だった。しかし、彼は確かに恐れたのであり、それは「大きな穴」が残る傷への嫌悪として「人々が感じるものの一つ」だった。時間があれば、トレファースさんは身の内にわきおこる感情について話すことも許されただろう。しかし、そうした感情は、必ずしも外科のファイルに書き留められるべきものではない。「よい医師」として、外科医は、患者を安心させる試みとしていくつかの事実を説明するかもしれない。しかし、「恐怖」はトレファースさんの血管病の一部ではないし、糖尿病の一部でもない。

　これを補うために、社会科学者は、患者にインタヴューする際に感情について聞くことを仕事にしてきた。そして彼らは、心理社会的な

て医師が患者に与えうるもの、つまり、潜在的に好ましいものとしては提示されなくなった。その代わりに、否定的な判断として、ある種の非難として扱われるようになっていった。一九六〇年代に、「病気」というラベルは、「罪」というラベルの世俗化した形式と見なされるようになった。医師がこれを人々に貼ると、彼らは否定的にラベリングされる。つまり、たんに機能主義が時代遅れになったのではない。「病気」というラベルもまた、ある種の釈明や正当化から糾弾へと変化した。他にもある。用いられる事例も変わった。パーソンズの著作では、死ぬか完全に回復するかのどちらかである感染症が例として想定されていた。それに続いたラベリング論者は、四〇年代には「罪」と呼ばれ、六〇年代には「病気」とされた、ホモセクシュアリティや未婚の母のような逸脱に関心を持っていた。後に、労働やストレスや社会的孤立によってもたらされる病気、慢性病、エイズ、生殖医療、いわゆる遺伝病といった例が続いた。あるトピックは他のトピックに道をゆずる。つねに部分的にではあるが。

　探究すべき歴史にはいくつものレイヤーがある。それらすべてがパーソンズを覆い、彼を時代遅れにしている。それでは、そもそもなぜ人は彼の著作に言及したがるのだろうか？　答えは、パーソンズが医療社会学を発明したからだ。**病いとヘルスケア**と

問題を無視していると、執拗に激しく医師たちを批判した。傷を清潔に保つことにものすごく気をつかうのに、傷を負っているということが何を意味するのか、患者に尋ねることはめったにない。血糖値や具合の悪い動脈や傷やその他の身体性（と社会科学者があらゆるやり方で主張してきたもの）に加えて、医師は患者が経験していることにも注目すべきだ。こうして、社会科学者は次のような言い回しに辿りついた。すなわち、生物医療の対象である**疾病**に加えて、他のもの、患者の**病い**も重要である、と。ここでの病いは、患者による疾病についての解釈、疾病に伴う感情、人生における大きな出来事としての疾病を表している。

　社会科学では、「疾病」と「病い」は、互いに関係しているが別々の二つの現象として区別されていた。社会科学者は、「病い」を研究課題とした。大量の本と研究雑誌がそれに捧げられた。インタヴューが蓄積され、意味が付与される方法が分析され、治療のなかで病いに寄り添う方法がデザインされた。その間ずっと、社会科学者は疾病「そのもの」の研究を、同僚としての医師たちに任せてきた。しかし、その後、身体的実在との強力な同盟によって、医師に権力が付与されていることが問題化されはじめる。こうして徐々に、社会科学者たちは、医師が、実在そのもののみに基づいて、実在について述べるわけではないことを強調しはじめた。「疾病」は身体の内側にあるのかも

いう、この学問分野の二つの対象は、彼の著作においてはじめて結実した。病いとヘルスケアが初期にどのように明示されていたのかを知るために、『社会体系論』の一〇章をもう一度見てみよう。パーソンズは、彼の時代の医学界で一般的だった健康についての幅広い定義と連携する。健康とは、「肉体的にも、精神的にも、そして社会的にも、すべてが満たされた状態にあること」である（この定義は、一九四八年に、戦後の高い期待に満ちた空気のなかで開かれた、世界保健機関の第一回の会議で起草された。しかし、それはまた別の物語である）。パーソンズによると、病いとは、「全体としての個人の「正常な」機能が乱れた状態である。これには生物学的体系としての有機体と個人的・社会的調整の状態の乱れの両方が含まれる」（パーソンズ 一九七四：四二七（1951: 431））。社会学的思考の伝統のすべては、この一文に遡ることができる。だから、パーソンズの仕事は重要だ。私はそれに関連づけなければならない。そうすることは、この一文が設定した座標から逃れるのに役立つだろう。

　パーソンズはこれらの座標をどのように組み立て、どのようにその後の医療社会学が動き回る地平を築いたのだろうか？　病いの一部は、医師の専門能力の支配下にある生物学によって定義されている。「病人をケアすることは（たとえば母親がそれをか

しれないが、疾病について語られることはそうではない。意味で満たされたときにはじめて、身体は語る。トレファースさんのケースでは、癒えない傷は糖尿病と下肢動脈の動脈硬化を指し示す徴候だと言えるかもしれない。しかし、必ずしもそうではない。これは、付与された**意味**だ。このような意味の付与には歴史があり、文化的に固有のものだ。これにより、歴史的、社会科学的な研究が開かれる。

この意味論的アプローチでは、基本的に、社会科学者は医師たちを同僚としては扱わない。もはや、医師は、患者の声を十分に注意深く聞いていないと批判されうる同僚ではなく、社会科学者があえて危険を冒してまで踏み出すことのない領域である物質的な実在のなかに押し込まれる。医師は、同僚ではなく、社会科学者の客体となる。医師が疾病について語る内容は、患者の言葉を研究する際に考案された理論的ツールを用いて検討されるようになる。患者と同じように医師も**視点**を持っているとされる。彼らも身体と生命に起こったことに意味を付与している。患者が基本的に自身の身体と生命について語る一方で、医師が他人の身体と生命を解釈しているとしても。

観点主義（perspectivalism）は、医師と患者はともに自らの住む世界を解釈しているのだから、両者は同等であるとする。しかしこの主張は両者の分断を強化するものでもある。それぞれのグループに特有の歴史、関心、役割、地平と結びついた医師と患者の解釈は必然的になり担っているとしても）、他の役割に付随する活動ではない。それは、フルタイムの仕事として機能的に専門化されるようになってきている」（パーソンズ一九七四：四二九（1951: 434））。パーソンズは、医師の「機能的に専門化した」仕事について異議を唱えない。医師の**専門能力**、つまり疾病についての知識とそれを扱う能力は、認められている。それは彼らの領域だ。一方、社会学者は、職業、機能、専門性について語ることを、彼ら**自身の**専門能力だとみなす。医師の能力の内容について語ることを控えることで、パーソンズは**医師の社会的役割**を分析することができた。

パーソンズによると、医師の社会的役割は「普遍主義的であり、機能的に特化しており、感情的に中立で、集団的に方向づけられている」（パーソンズ一九七四：四二九―四三〇（1951: 434））。私は、ここでは、この「医師の役割」の説明については論評しない。代わりに私が強調したいのは、パーソンズがこの役割を社会学的な分析の対象に変えたことだ。それは社会学者が語るべき何かであり、**彼ら**の専門能力の一部である。後に、社会学者は医師の役割の特異性について、そもそも「役割」という言葉が適切なのかについて、パーソンズに反論した。しかし、反論しながらも、彼らは皆新しく作られた空間のなかにいた。この空間では、社会学者は医師異なっているからだ。観点主義においては、「疾病」と「病い」という言葉は、もはや物質的事実と個人的意味の差異を際立たせるためには用いられない。その代わりに、「疾病」と「病い」は医師と患者の視点を区別する。

社会科学者が私の発表に対してコメントする。「あなたは、動脈硬化についての多様な視点について話そうとしているんですよね？　誰を含めようとしているんですか？　外科医と放射線科医だけですか？　それとも内科医や心臓専門医や家庭医もですか？　疫学者についても考えるべきでしょう。疫学者はまったく異なる視点を持つ傾向がありますからね。それから看護師は？　あなたは看護師を省こうとしているように見えます。違いますか？　それから私に言わせれば、もう少し患者の視点に注目した方がいいように思います。やはり、いつもとてもわずかな関心しか払われませんから。それに、医療は患者のためにあるべきものですから」。

患者と同じように、専門家も独特の視点を持つと想定されている。しかし、これらは私が語ろうとしていることでは**ない**。私が主張したいのは、この路線の仕事にはいくつかの問題点があるということである。「視点」について研究することは、最終的には「疾病そのもの」(そして、後にはヘルスケアの実践に従事する他の人々)の自己理解に必ずしも煩わされずに語ることができた。この空間では、彼らは、治療に関する専門的な事柄について語ることを控えるという対価を払う限りにおいて、ヘルスケアの社会的特異性について語ることができた。

とはいえ、改めて、治療するとはどういうことだろうか？　医師の専門能力の支配下にある生物医療的な側面の隣には、社会的に定義される病いという部分がある。社会的には、病気であることは、病人役割を引き受けることと同義である。パーソンズは、この役割を四つの要素からなるものとして分析しているが、これについてはすでに述べた。私は、パーソンズの機能主義について説明する際に、病人役割を取りあげた。しかしながら、そこに戻るもっともな理由がある。パーソンズが「病人役割」について**社会学者として**語っていたのであれば、社会学者は病いの社会的に定義された部分について語る専門能力を持っているように見える。このことは、単に、ヘルスケアを対象にする社会学が、ヘルスケアの外側にあることを意味するのではない。社会学はまた、医師にとっても有用でありうる知識を獲得する能力を持っている。「もし「心理‐身体的」という言葉からハイフンを取り除くことが可能になり、すべての「医学」を一つの概念枠組みに包摂することが可に注目することのできる方法であるように思われるかもしれない。しかしそうではない。意味の領域に立ち入ることによって、身体の物質的な実在は依然として取り残されるからだ。それはまたしてもいまだ注目されていないカテゴリーとなる。しかも、問題は拡大されている。ここでは、身体は社会科学においてのみならず、社会科学者が喚起する世界全体において注目されなくなっている。つまり、物質的実在を説明する権力は、もはや医師に与えられているのではなく、誰にも与えられなくなっている。意味の世界においては、誰も疾病の実在に触れることができず、誰もがたんに解釈しているに「過ぎない」。異なる解釈はそこら中にあるのに、永遠に知られることのない「疾病」はどこにも見つからない。疾病は解釈の背後に**後退する**。意味だけの世界では、言葉はそれが発せられた場所と関連づけられる。それが何であれ、言及されたものは消えうせる。

　あるいはそうではないかもしれない。そしてこのことが、観点主義的な物語の第二の問題点である。意味と解釈についての議論においては、物質的な身体は**触れられない**ままである。すべての解釈は、その数に関わらず、何かに**ついての**解釈である。何についての？　どこかに投影された何かについての解釈である。文化があらゆる形を付与することができる自然についての解釈である。これは、まさに「視点」という隠喩のうえに成り立っている。観察者は増えるが、しかし、観

能になりさえすれば、これが一九世紀後半と二〇世紀前半の生命科学の概念枠組みでないことは確実であると考えられる」（パーソンズ 一九七四：四二七（1951: 431））。「ハイフン」が取り除かれたとき、生物科学に何かがつけ加えられる。それが、社会学的知見であり、心理学的知見である。たとえば、パーソンズの社会学的知見だ。結局のところ、病気になることに**動機に関する要素**が含まれうる以上、病人役割には魅力的な側面があり、だから医師は注意深くあるべきなのだ。

　現在でも、「病人役割」を時代遅れの理論的概念としてではなく社会的実在の一部として提示する医療社会学の入門書がある。それらは、パーソンズの仕事を現在に属するかのように関連づける。しかし、最新の本や論文には他の言葉が用いられている。たくさんの言葉だ。しかし、それらは出発点を共有している。病者について、生物医療で語られる**以上**のことが語られるべきだという考え方だ。身体的な事実に由来するのではなく、それ自体の特異性を持つ「個人的・社会的調整」の領域があるという考え方だ。この意味で、医療社会学の大部分は今でもパーソンズが配置した座標のうえを動いている。

　私は、パーソンズが最初だと言いたいわけではない。彼の時代の医学や社会科学の学術雑誌には、同じように身体に加えて**社会的なもの**に注目すること

察される客体は単一に留まる。たった一つ。触れられず、ただ見られるだけ。まるで、無言の顔の群れが周りに集まっている円のなかにあるかのように。観客たちは、目だけを用いて客体について知ろうとしているようだ。耳もあるだろう。しかし、誰も客体に触らない。この奇妙な方法によって、客体は後退したり消えうせたりするのではなく、むしろより強固になっている。触れることのできない強さ。

これらの問題点に取り組むことができるだろうか？ これが、私が自分に課した仕事だ。だから私は、医師や看護師や検査技師や関連する他の誰かの視点については議論**しない**。そうではなくて、私は観点主義から抜け出して、疾病「そのもの」に至る方法を見つけようと試みる。どのように？ 三つのステップを踏むことによって。医療を対象とする社会科学者の第一のステップは、疾病の身体性に加えるべき重要な対象として、**病い**の輪郭を描くことだった。第二のステップは、医師が「疾病」について話すことはすべて**話**である以上、意味の領域の一部であり、話をしている人の特定の視点と関係していると主張することであった。そして、ここに第三のステップがある。それは、実践性、物質性、**出来事**を前面に出すことからなる。このステップにおいては、「疾病」は実践において行われるものの一部分となる。

を提案する論文がたくさんある（パーソンズ自身も、医師であり生理学者であるローレンス・ジョゼフ・ヘンダーソンの「社会システムとしての医師と患者」に脚註で言及している（Henderson 1935））。著者性や起源についての物語に関心があるわけではない。しかし、パーソンズは明晰で鋭敏で雄弁だ。パーソンズの著作と関連づけることによって、一九五〇年代に社会科学者がどのようにヘルスケアと病気について語る権利を確立し、同時にこの権利のもとにどのように自分たちの限界を設定したのかについて、五〇年後の誰かが発見することが可能になる。当時の社会科学者は、**社会的なもの**を、彼らが語る能力のある領域へと変えた。こうして、社会科学者は自分たちの対象を描きだし、**同時に**、身体とその疾病について排他的に語る権利を生物医療に与えた。だから、私がパーソンズの時代遅れの仕事にここで関連づけるのは、まさに医療社会学の発明の瞬間に、その後、長期にわたって医療社会学が占めることになる場所を、こんなにも明晰に述べていたからだ。その場所こそ、本書が（近年現れた他の様々な本とともに）逃れようとする場所である。

協調すること、対比すること

一九八一年にアラン・ヤングは「合理的人間が病気になるとき──医療人類学者によって作られたい

実践における実在

実践について学ぶためにZ病院に移動しよう。血管病の患者が看護される病棟で、ジーンネッタが窓側に置かれたテーブルの脇にある椅子に座っている。彼女はヘリチェンさんと話している。長い会話だ。質問者であるジーンネッタは、忘れてはならないトピックをノートにメモしてはいるけれど、それだけにこだわっているわけではない。むしろ彼女は、患者が望むのなら何でも、とは言わないまでも、ほとんどどんなことでも話してもらっていた。当然、会話は無数の方向に流れうるし、患者のなかには自分の役割や自分が参加しているゲームが何なのかわからなくなる人たちもいた。そんなとき、彼らは「でも、こんなことを全部知りたいわけではないんでしょ?」とか「ええと、このインタヴューは何のためだって言ってたっけ?」というようなことを口にした。しかし、ヘリチェンさんは、そのような躊躇を見せることはなかった。彼は喜んで話してくれているようだった。彼には話すべきことがたくさんあったのだ。

ヘリチェンさんは六二歳だ。すでに仕事を早期退職し、娘たちも親元を離れているので、穏やかな時間を過ごせるだろうと考えていた。その資格は当然あるだろうと。妻ががんに罹ってから亡

くつかの想定についての研究」(Young 1981)を出版した。これは批判的な論文だ。あまりにも多くの人類学者が、人々が「合理的人間」であるかのように想定して、病気について語る人々に耳を傾けている。当時のヤングはそう書いた。まるで病人が、理論的な知識を提示しており、合理的な議論の筋道にそって考えようとしているかのように。これらの想定に対し、ヤングは、病人の話は通常は異なる種類のものだと主張した。話をするとき、病人は必ずしも内的状態について述べているわけではなく、むしろ、何らかの目的に到達しようと試みているのかもしれない。彼らは、操作的なモードではなく前操作的なモードにある傾向がある。このことは、彼らにとっては、彼ら自身の経験がそれを説明し得るいかなる理論よりも重要であることを意味している。彼らが使う言葉は一つの意味ではなく多くの拡散的な意味を持つかもしれないし、その思考は直線的ではないことを意味している。

この論文とどのように関連づけるのか? 私はヤングと協調してもよい。彼は正しい。人類学者は、病人が「説明モデル」を持つと期待するべきではない。患者は、(飼いならされた)医師が属しているのと同じ種の野生種であるかのように調査されるべきではない。病人の話はとても複雑なので、「合理的人間」という枠組みを用いて把握することは望め

くなるまでの七年間、彼はずっと妻の世話をしていた。妻が死んだのは娘たちが一三歳と一一歳のときだった。再婚はせず、一人で娘たちを育てた。そして、数年前から、両足に悩まされるようになった。それは今も続いている。でも、そのことで怯えたり憂鬱になっているわけではない。少なくとも、彼が私たちに話したのはそういうことではない。ヘリチェンさんが語ったのは、彼〔の身体〕を運ぶことを拒絶する足とともに生きることの実践的《プラクテ》な詳細《イカリティ》(1)であった。痛み。これがあらゆる種類の困難を引き起こしていた。家事、買い物、社会生活。そういうことについて、いろいろと説明してくれた。その困難についての長いリストのうちの一例がこれである。

「娘は、長女は、別の場所に引っ越したんです。今はうえの方の階に住んでいます。まだ若い女性だから、一階の部屋は選ばないですよね。それから私は娘を訪ねていません。あれだけの階段を全部登るなんて無理ですよ。娘は言うんです、「父さん、いつ来てくれるの?」って。娘はわかってくれています。私にプレッシャーをかけたりとか、そういうことではないんです。でも、あなただったら、やっぱり行きたいですよね? 私は行きたいです。問題は、四階分にもわたる階段です。四階分ですよ。それでも、何とかする方法はあるはずでしょ? だから、娘たちに言ってや

ない。しかしながら私は、批判的になり、ヤングから距離を取ることもできる。彼は、病人が「合理的人間」ではないと主張する一方で、それとは対照的に、医師が合理的であることを自明視している。彼は、医師のことを「操作的な」思想家だとしている。しかし、医師もまた他の人間と同じように非直線的で、複雑で、自己矛盾的でありうるだろう(私の主張を支持するために、医師の思考を調査した研究を引用してもよいだろう。たとえば、ロバート・ハーンの「内科の世界――内科医のポートレイト」(Hahn 1985)がある)。

　ヤングの一九八一年の論文と関連づける第三の方法がある。これは、半ば隠された見解を取り出し、それを誇張し、それを持ち帰るという方法である。ある箇所で、ヤングは、人々の話は単純に認知的なものではなく、また、認知は話に限定されるわけでもないということに触れている。**埋め込まれた知識**というものがある。この知識は人々の話から推定することはできない。それは非言語的な枠組みや、臨床的な手続きや、装置のなかに組み込まれている。正確には、ヤングは**埋め込まれた知識**の存在によって、欠如を指し示している。知識に巻き込まれた人々の、より正確になろうとする能力や意志の欠如である。たとえば、彼は、臨床家は、「この知識を自覚的に分析するというよりは、この知識に対して

ったんですよ。「私の首に紐をかけて階段のうえから引っ張るのはどうかな？　引っ張って引っ張って……うん、ダメだ」（笑）」。

確かに、この物語はヘリチェンさんについての何かを明らかにしている。彼の経験、意味形成、自らに対する皮肉。しかし、それだけではなく、痛みのある足とともに生きる方法について語るなかで、ヘリチェンさんは、傷ついた身体を持つ人に起きる**出来事**についての洞察も提示している。彼は、痛みなしには歩けないという障害に、自分の習慣を適応させることについて語る。しかし同時に、そうした適応の限界についても語っている。車輪つきの小さなカートを買うことは可能だろうし、そうすればまだ自分で買い物に行くこともできる。しかし、他のことは、たとえば自分の娘を訪ねられないように、できなくなってしまったこともある。もし彼女が五階に暮らしていて、そして、紐で吊るされたくないならば。

歩行時に痛む足とともに生きることは、その新しい状況を理解できるように意味を与えることを促すだけではなく、実践的な問題でもある。具合の悪い下肢動脈とともに生きることの実践にまつわる詳細について知りたいと望む社会科学者は、ヘリチェンさんを追うこともできるだろう。何を行うことができ、どんな困難に突き当たるのか。ジーンネッタと私は、そのような民族誌には取り組まなかった。それで

継続的に投資する傾向をもっている」と言っている。なぜなら、「臨床家の視点からは、埋め込まれた知識は（資金と専門家の時間を吸収する）専門的な投資の一形式であり、評判と仕事を続ける能力に不可欠だからだ」(Young 1981: 324)。医師は、時間と努力を、何かを明確にするために使うのではない。とくにその何かが、自分たちを脆弱にし得るときには。むしろ、彼らは時間を、先に進むために使う。

おそらくこれは正しい。しかし、医師は何かを明らかにすることよりも仕事に投資することを、必ずしも「好んで」はいないだろう。これは自由裁量の問題ではないかもしれない。言い換えるならば、埋め込まれた知識のなかで、それによって、それを通して仕事をすることは、単純に物事が普通に行われる方法なのだ。どこでも。あるいはほとんどどこでも。このことは、認知的操作は病院で起きることの中核をなしていないことを示唆する。つまり、医学的知識を解きほぐすためには、医師の精神や認知的操作についてというよりは、臨床的な手続きと装置についての研究が必要となる。そして、もしこの主張にのっとるならば、（医師にせよ患者にせよ）インタヴューをする際に、彼らの考えについてよりも、彼らが行ったことや彼らに起きた出来事について尋ねる方がよりよいだろう。

「埋め込まれた知識」というテーマを取り上げ、そ

も、私たちには、彼の日常生活を追っていれば見ることになったであろう事柄を知ることができる。私たちは、ヘリチェンさんが**自分自身の民族誌家**であるかのように、耳を傾けることができる。感情や意味や視点についての民族誌家という意味ではない。傷ついた身体とともに生きることが、実践においてどのように**行われる**のかを語る者である。

　人々が語る物語は、意味のグリッドを提示するだけにはとどまらない。そうした物語は、足、ショッピングカート、階段に関するたくさんのことをも伝える。人々がインタヴューのなかで話すことは、彼らの視点のみを明らかにするのではなく、彼らが生きた出来事についても告げる。少しの間、この可能性とともに進むことに同意して、実在主義的な様式で患者のインタヴューを聞いていただきたい。ここでの問いは、「人々が報告している出来事は何か？」である。ここに三人の異なる患者のインタヴューからなる、三つの断片がある。

　親切なご近所さんがいるんです、若い女性です。それで、彼女が私を一緒に連れて行ってくれるんです。それから買い物も一緒にします。毎週土曜日に、彼女の車で。

でも、足場、それに階段ですね、一〇から一二メートルくらい

れを持ち帰ることは、同意することや批判することよりも繊細なやり方で文献と関連づけることになる。このやり方は、ヤングの文章と本書の間の**部分的つながり**を作る。このつながりは、「埋め込まれた知識」にヤングが付与していた否定的な含意を取り除くことによって作られる。だから、ここに私の仕事と人類学の伝統の見本との間の関連性がある。私は、ヤングが「埋め込まれた知識」と呼ぶものについて、他の用語を用いながら検討する。

　しかし、そもそも、私はこの一本の論文と関連づけるべきだろうか？　これは素晴らしい論文だ。しかし、ヤングは同じように優れた極めて多くの論文を書いてきた。他の人類学者もそうしてきた。ここに、文献との関連性を明確にすることに伴う問題がある。これまで述べてきたような、一つの単純な関連性の概略を述べるためにもこんなにも多くの紙面を使う。そして、とてもたくさんの文献があるので、たくさんの紙面が必要になる。この研究を通して問われた問いや、取りあげられたトピックや、使われた言葉のなかに、それらの文献はまさに**埋め込まれている**。文献とそれに対応するものの間にある部分的つながりのすべてを明確にすることは可能だろうか？　私はそうは思わない。あまりにもたくさんの共鳴する用語と回折するトピック。あまりにもたくさんの、相互に微細な意味の差異を伴いながら共有

登らないといけないですから。私にはもう無理でした。それから、歩くことも。自転車で通っていましたけど、最後にはそれもきつくなりました。とくに風が強いときは力が要りますからね。だから、私の上司がね、賢明な方法をとろうって言ったんですよ。それで、社内でできる仕事をもらいました。私が早期退職するまでね。そういうわけで、私は早期退職したんですよ。（ため息）そうです。

それから、家にいるんです。一人で。一日中。それから、私は床をすり足で歩きます。洗面台まで行くのは問題ありません。それはできます。

インタヴューのなかで、患者たちは世帯や仕事や家族生活をどのように組み立てなおしているのか、詳細に描写してくれた。どのように車に乗り込むのか、いつタクシーを呼ぶのかについて話してくれた。段差や階段、自転車、紐に繋がれた犬について話してくれた。日常生活において傷ついた身体を扱うための試行や苦痛について話してくれた。

しかし、日常生活は、家や道や店のなかにだけあるのではない。ほとんどの患者は、病院で起きたことについても、言いたいことが山ほ

された言葉。私たちは関係性を明らかにするためにどれだけの労力と時間を投資するべきなのか？　ぐずぐずせずに、「継続して研究する能力」を示すことが単純によいこともあるのではないか？　このように問われるかもしれない。しかし、埋め込まれた知識を明確にすることが医師にとって自由裁量の問題になりがたいのであれば、これが理論家にはどの程度当てはまるのかを考えてみてもいいかもしれない。

学問分野

本書は、身体とその疾病の複数性について書かれたものである。このトピックは、特定の**学問分野**に位置づけられるだろうか？　たぶん。では、そうだとすれば、それは、医療社会学だろうか？　医療人類学だろうか？　それとも医療哲学だろうか？　私は、自分が、より正確には本書が、どこに位置づけられるのか、悪戦苦闘しながら考えた。とはいえ、考えることはもっとも簡単な部分である。位置づける作業を、どのように**行えば**いいのか？　古典的な方法は、学問分野を構成する文献と関連づけることである。したがって、フリードソンやパーソンズと関連づけることによって、本書は医療社会学になる。ヤングに関連づけることは、医療人類学とのつながりを築く方法になる。医療哲学として通用するもの

どあった。話は病院に行くところからはじまる。忙しい息子に車で送るために休んでもらえるだろうか？　行かなければならないF〇二一号室をどうやって見つければいいのか？　あの難しい名前の検査の日に、水分をとることは許されるだろうか？　すべてが重要だ。すべてが語られるかもしれない。でも、省略されるかもしれない。

ホマンスさんは四日前に手術を受けた。彼女の左足が切開された。下肢動脈の一つの内部が剥ぎ取られた。アテローム性動脈硬化症のプラークが取り除かれたのだ。ジーンネッタが、手術についてもう少し話してほしいと頼んだ。「(あくびをしながら) ああ、うん、手術そのものね。それについてはよく覚えてないのよ。全身麻酔だったし。意識を回復したら、足に縫い目と一個の傷あとがあったの、二個だったかしら。手術がうまくいったなら、血流が良くなっているわ。それですべて終わり。一〇日後に家に帰れる。それから、タターン、完全に生まれ変わるってわけ。それが標準的な流れよ」。

ポイントは、患者は必ずしも自分の生を形作る出来事についての最良の民族誌家ではないということだ。彼らは、ダメな民族誌家である可能性もある。たとえば、ホマンスさんは、自分の手術について問

にするには、いずれ誰か哲学者（カンギレムというのはいい案かも知れない）を加えなければならないだろう。

しかし、他にも関連づけたいとても多くの分野、場所、文献がある。とくに決定的なのは、生物学と社会科学の境界の組み立てに関する研究で、それらは点在している。第二次世界大戦以降、この境界を引くことが、それもはっきりと引くことが重要になってきた。人間の間に生物学的な差異があるという話は信用されなくなった。ナチスによる殺人的な優生学的実践とはっきり区別しようとするなかで、人類が生物学的に平等であることが強調された。くり返し何度も取り戻されなければならなかったとしても、人間の差異について話すことは社会科学の特権になった (Rose 1982)。様々な形式の多様な社会科学が、自らの対象を生物学の対象と並行して描き出してきた。そうする根拠の一つは、それが人種主義を撃退するのに役立つというものだった。

一九八一年に、マーティン・バーカーは『新しいレイシズム』(Barker 1981) を出版した。この本は、当時のイギリスの新保守主義の言説を分析したものである。この運動の言説の支配的な語りは、もはやいわゆる他の人種の劣等性に関するものではなかった。生物学的劣等性の代わりに、文化的差異が「私たち」と「彼ら」を区別する印とされるようになっ

われたときに傷あとについてのみ語った。彼女は詳細に立ち入らず、「生まれ変わる」という彼女の希望に強く色どられた言葉で、「標準的な流れ」について話した。しかし、そうは言っても。ホマンスさんは全身麻酔にかけられていた。全身麻酔は、かなり確実に、人をダメな民族誌家にする。

もっと努力をして、より多くを見た患者もいた。

ヨーナスさんも数日前に手術を受けた。彼は部分麻酔だったので意識があった。そして、彼は魅了されていた。「前回の手術はかなりの部分を見ることができました。面白かったですよ。はじめ、顔の真ん前に布をかけられるでしょ。私は（麻酔科医に）言ったんです。それをとってくれ。何も見えない。すると彼は、ダメだと言いました。できません、患者さんの多くは受け入れられずに、気分が悪くなります。手術中にそういうことがあったら、私たちが困るんです。だから私は言った。だったら、もし偶然に私が布をはずしてしまった場合は、怒らないで欲しいと。だって、この目で見てみたかったんですよ。そうやって私は見ることを許されました。手術の四分の三は見ましたね。ええ、とても面白いと思いました。なんだかんだ言っても自分の身体ですしね（笑）」。

た。「彼ら」の身体は臭くないが、「彼ら」の食べ物は臭い。「彼ら」を抹殺する必要はなく、それがどこであれ、「彼ら」が故郷に帰ってくれさえすればいい。バーカーの本は、医療の領域とはかけはなれている。しかしそうであっても関連づけるのに相応しいテクストである。バーカーは、かつて有効であった生物学と社会学の区分が、初期に持っていた力を失っている可能性があることを明確にしたからだ。もはやその区分は、彼の事例では、レイシズムに対抗するという期待されていた政治的な責任を果たすことができない。レイシズムは、自然と同じように文化にも根を張るのかもしれない。

『アフター・ネイチャー――二〇世紀後期におけるイギリスの親族』において、マリリン・ストラザーンは、別のやり方で、自然／文化の区分から距離を取っている（1992a）。ストラザーンは、これまでの人類学が、世界中の**親族システム**を、自然の事実のうえに築かれた社会的構築物であるかのように研究してきたことを示した。親族研究は、子供は父と母の子であり、両親から同等に遺伝を受けているという、自然の事実とされる想定から出発している。しかし、ストラザーンは、これらの「生命についての事実」はつねに文化的であることを明らかにする。それらの事実はイギリスの、より正確には二〇世紀のイギリスの親族システムにおける表現である。生ヨーナスさんは、自分の身体を対象とする介入を観察したがっていた。彼が見たものについて聞いたとき、彼は周囲にたくさんの人がいて、すべての人が緑色の服を着て、口と鼻をキャップで覆っていたと話した。彼らは互いに器具を渡し合っていた。ある時点で、外科医が切断術について何かを言った。ヨーナスさんによると、彼は即座に、これはそこにいる学生たちに、具合の悪い動脈の治療を受けない人のリスクについて教えるためのものだと気がついた。彼自身の足が切断されるという恐怖に駆られたのはわずか数秒のことだった。

ヨーナスさんは多くのものを見た。しかし、ジーンネッタが彼の足に何が起きたのかを尋ねたとき、彼はただ皮膚が切られた場所を指さしただけだった。それが起きたのはここだよ。彼は自分が見たイメージを覚えていると、とても鮮明だとつけ加えたが、それでもそのイメージについてそれ以上のことは何も話せなかった。もちろん、彼にはできない。手術の特異性を精密に語るための専門用語は彼のボキャブラリーには含まれていない。

ラムシーさんは、はじめての手術を受けた。ジーンネッタが、将来、もう一度手術が必要になると思うか、と尋ねた。何と言っても、すでに四回も五回も手術を受けた患者が周囲にたくさんいるのだ。この質問は恐怖に駆られた反応を引き起こした。「まあ、

殖についてのいわゆる自然の事実が表現されている、まさにその用語に、すでに社会関係のイメージが組み込まれている。たとえば、「遺産（heritage）」という言葉は、遺伝子を受け継ぐということを意味するようになるずっと前から、富を受け継ぐことを意味していた。彼女自身が持つイギリスらしさから距離を取るために、ストラザーンは様々なメラネシアの民族集団の理論的な助けを迎え入れる。メラネシアの枠組みには自然も文化も存在せず、その代わり、息子が父親を生み、女性は女性の形態をとった男性であり（逆もまたそうであり）、入れ物はまた別の入れ物に入れられているということが概念化されている。

しかし、ストラザーンがイギリスの伝統的な枠組みから逃れられるよう助けたのは、メラネシアの理論だけではない。近年、人間の生殖が技術的に再形成されたことも、同じようにストラザーンの助けとなった。今では、新生児はある母親の遺伝的な子供であると同時に他の母親の解剖学的な子供でもありうる。かつての枠組みは崩壊しはじめている。親であることについての単一的な自然の原則がまずあり、そこに多元的な文化的構築物が意味を与えるという対立は、もはや維持できない。次に何が来るのか？西洋／イギリスの文化は、変化する自然によって、物質的なやり方で、それ自体の自然と文化の区分の

お願いです、もういや。やりたくない。二度と手術はしたくない。彼らは私を傾いた台の上に寝かせたの。足の側面を手術しなければならなかったから。台は完全になめに傾いていたの。そんなふうに、ずっと台の上でぶら下げられていたの。もちろん、終わったときには身体が凝っていたわ。目覚めたら筋肉が痛いの。本当に痛むわ」。

ラムシーさんは、ホマンスさんのようにあくびをしなかったし、楽観的でもなかった。また、ヨーナスさんのように旺盛な好奇心を見せることもなかった。その代わりに、彼女の口調は不安気だった。彼女は手術を経験するのが嫌で、それに含まれる身体的な不快が嫌だった。しかし、嫌悪を感じていたからといって、彼女が、私たちにとって興味深い観察をしていなかったわけではない。手術台は傾いていた。これは、彼女の足の側面を伸ばすという外科医の仕事と関係している。だから、後で彼女は凝っていた。

人々の物語を、出来事について話されたものとして聞くことは可能である。そうやって聞くことで、病いは物質的で活動的なものとして立ち現れる。傾いた台のうえに寝ることから構成されるのも、目の前に置かれた布について麻酔科と議論することから構成されるのも、病いだ。生まれ代わるための手段になりうる足の傷から作り上げられる

基盤を掘り崩されている。

さらに、ここに第三の平行する動きを関連づけてみたい。人種や親族についてではなくセックスについて、つまりセックスとジェンダーについてだ。これは、ダナ・ハラウェイの論文「マルクス主義事典のための「ジェンダー」——あることばをめぐる性のポリティクス」からの引用だ。「一九五八年に、カルフォルニア大学ロサンゼルス校（UCLA）のインター・セクシュアルとトランス・セクシュアルについての研究医療センターに、ジェンダー・アイデンティティ研究プロジェクトが発足した。精神分析学者のロバート・ストーラーの著作には、このUCLAのプロジェクトで得られた様々な知見が論じられ、まとめられている。ストーラーは、一九六三年にストックホルムで開かれた国際精神分析学会で、「ジェンダー・アイデンティティ」という用語を提出した。彼は、このジェンダー・アイデンティティという概念を、生物学／文化という枠組みの内部で定式化した。すなわち、セックスを生物学（ホルモン、遺伝子、神経系、形態学）に関連づけ、ジェンダーを文化（心理学、社会学）に関連づけた」（ハラウェイ二〇〇〇：二五四（1991: 133））。

これが、一九五〇年代にはっきりと明示された、もう一つの区分だ。この区分は、人間の「セックス」と無一」について、身体の生物学的な「セックス」と「ジェンダ

のは、病いだ。この病いは、患者であるあなたに対して行われた何かであり、患者としてあなたが行った何かだ。

誰が行うのか?

これまでに引用した患者の物語は、物質的な実在を排除していない。それはどこにでもあるので、彼らはそれについて語る。身体、血管、血の物質性。買い物、ショッピング・カート、階段の物質性。麻酔薬、緑色の服、メス、台の物質性。この実在が重要なのは、痛んだり、うるさかったり、臭うからだ。あるいは、電子音を立てたり、床に落ちたりするからだ。そして、触れられているからだ。患者は身体を解釈するかもしれないが、同時にそれを生きてもいる。これは、医師も同じである。医師は患者の物語に決定的に関わっている。彼らは全身麻酔薬を投与する。彼らは緑色の服を着て、器具を使い、下肢を切開し、針と糸を用いて縫合する。彼らは教え、また、教えられる。彼らは台を傾け、足の内側で作業する。彼らは患者の身体に多くのことを行う。

観点主義は、両者を同等にしながら、医師と患者の間に大きな分断を設ける。医師と患者は異なる角度で眺めるからだ。医師と患者の分断を行き来することは、広く世間の注目を集める。医師たちが、自分が病気で患者になったとき、いかに視点が変化したのかを記述した魅力的な本が何冊もある。社会科学者は、患者が医療の枠組みと語彙を

関係に語ることを可能にした。インター・セクシュアルやトランス・セクシュアルやその治療者だけが、このように語っていたのではない。フェミニストも同じように語りはじめた。この区分は、女性的な身体を論拠に、女性を従属的な立場に置こうとした生物学的決定論と戦うのに役立った。しかし、ハラウェイはセックス/ジェンダーの区分から逃れようとする。この区分とともに進むことによって、フェミニストは「セックスと無関係に」ジェンダーの社会的形成について語る権利を得たかもしれない。しかし、フェミニストは、「セックス」というカテゴリーを分析することなしに、つまり、問題にすることなしに温存するという対価を支払っている。「その結果、本質的なアイデンティティとしての女性ないし男性という定式化は、分析されることなく、政治的に危険な状態のまま放置されることになった」(ハラウェイ 二〇〇〇:二五五 (1991: 134))。生物学において女と男が形成される方法に分析的に触れようと思うならば、私たちはこの問題に取り組む必要がある。

ここで私が関連づけた、バーカー、ストラザーン、ハラウェイのテクストにおいて、「疾病」と「病い」という言葉はまったく使われていない。にもかかわらず、もはや「疾病」の研究を生物医療に任せておくべきではないと私たちが主張する際に、これ

自分の考えに取り込んでいるのかどうか、取り込んでいるとすればいかに取り込んでいるのかについて研究している。会話分析は、医師と患者が交流したときにどのように境界が横断されるのか、あるいはされないのかを示している。そして、医師に理解されないことを語る患者の証言は、人を失望させるような読み物になる。しかし、隔たりを渡ることの困難と可能性の両方が、隔たりの存在を指し示している。ほら、そこに。亀裂がある。ある視点からの眺めは、他の視点からのものとは異なる。

しかし、実践のなかの出来事についての物語では、そうはいかない。視点が共有されていようと孤立していようと、疾病を診断し治療する実践には、必然的に協力が必要とされる。

> 外科医がドアのところに行き、次の患者を呼ぶ。医師と患者は握手する。医師が私を指さして、彼女は勉強するためにここにいると患者に告げる。医師は、机の後ろにある椅子に座る。八〇代の女性の患者は反対側の椅子に座り、膝のうえでハンドバッグを持っている。医師が目の前にあるファイルのなかから、紹介状を取り出す。「ティルストラさん、あなたのかかりつけ医は足に問題があると書いています。そうなのですか?」「ええ、そうです先生。だからここに来たんです」。「教えてください。どんな問題

らのテクストは関連づけるだけの価値がある。アナロジーがあるからだ。人種と文化の間の、生物学的な親と親族システムの間の、セックスとジェンダーの間の、疾病と病いの間の差異化には、たくさんの共通性がある。これらの区分は、生物学の横に社会科学のための空間を作り出すために、それぞれ一九五〇年代に作られた。**横**。この比喩は真剣に取り扱われてもよい。社会的領域は、生物学的領域と地理的に分離している。このことが、問題を解決すると同時に、問題を作り出してもいる。比較可能な問題である。

それはどのような問題だろうか? バーカーは、「自然」の隣に「文化」のための空間を作ることはもはやレイシズムへの防御にならないことを示した。レイシズムは、自然と同じように文化の観点からも組み立てることができる。これと平行して、近年は、「疾病」についての知識だけが患者に対する権力を握っているわけではないと推測することができる。「病い」について知ることも同じである。たとえば、今日のヘルスケアを枠づけるのにとても重要な「生命の質(QOL)」は社会的な用語で定義されている。ストラザーンは、自然/文化の区分は後者の要素に従属しているという。この区分は、ごくごく特殊な文化における発明だ。まさにこの文化が生殖の可能性を変化させているとしたら、新しい図

ですか？　いつからですか？」「ええと、何て言ったらいいでしょう。何かをするときです、先生。動いたり、歩いたり、何でもです。たとえば、長い距離を犬と散歩していましたが、今はできません。ほとんどできません。とても痛いんです」。「どこが痛いんですか？」「ここです先生。かなりしたのここです。ふくらはぎが痛いんです。左足です」。「つまり、歩行時に左のふくらはぎが痛いと。じゃあ、何メートル、もし平らな道を歩いたら、そうですね、痛みがはじまるまでに何メートル歩けると思いますか？」「どうでしょう。そうですね、長くないです、だいたい五〇メートルだと思います」。「いいですね。いや良くはない。そうですね、それから少し休んだら歩けるのですか？」「はい。少し待てば、それからは。はい。歩けます。はい」。

診察室では何かが**行われる**。それは次のように記述できる。「ティルストラさんの左足下部の痛みは、平面を短距離歩くとはじまり、休息後にとまる」。この現象は、医学的には、**間欠性跛行**という名で呼ばれている。診察室に入る前の彼女の身体の状態がどんなものであっても、民族誌的な観点からは、ティルストラさんは、医師を訪ねるまでは、この疾病に罹っていなかった。彼女は、それを**実行**していなかった。一人でいたとき、ティルストラさんは歩いているときに痛みを

式が（いやおうなく）現れる。この分析を翻訳することで、西洋の文化が「病い」を生きる支配的な方法の一つが、それを「疾病」として扱うことだと言うこともできる。医師が知っているものとして。しかし、患者を自身の治療の監視者にするようなヘルスケアにおける最近の変化は、かつての区分を無効化する過程である。

最後に、ハラウェイは、二項対立的なやり方で生物学的決定論と戦うフェミニストに警告している。人間の「ジェンダー」について議論しはじめる前に、身体の「セックス」を安全な領域に置くことで、生物学を分析しないままに留めるからだ。「「生物学《バイオロジー》」は、介入に開かれた社会的な言説の一つというよりは、身体そのものを指し示す傾向がある」（ハラウェイ 二〇〇〇：二五六（1991: 134））。これにそって考えると、活動家のモードでは、「疾病」を医師だけの手にゆだねることは、政治的弱点だと言えるだろう。かつての病人役割の社会的形成について誰が何を言おうとも、「病い」について誰が何を言おうとも、「疾病」を自然のカテゴリーとし、分析しないままにする限り、その名で語る者がつねに最終的な意見を述べることになる。疾病と病いを混ぜ合わせ、それらの間を移動し、両方を研究し、両者に関する真剣な議論に従事することが、よりよいだろう。

感じていたが、この痛みは拡散していて、特定の距離の平面を歩くことと結びついてはいなかった。犬を散歩させようとした際にティルストラさんが直面した問題は、医師の質問に答えるときに現れる形をとってはいなかった。

　このことは、医師がティルストラさんの疾病を生み出したことを意味しない。外科医が一人で部屋にいるとき、訪れた民族誌家に臨床診断が何を伴うのかを説明するかもしれないが、患者がいなければ診断を**つける**ことはできない。「間欠性跛行」が実践されるには、ふたりの人間が必要である。医師と患者。患者が何かを心配し怪しまなければならないし、医師がそれに進んで関心を向ける必要がある。医師は質問しなければならないし、患者はそれに進んで答えられなければならない。これら二人の人間に加えて、多かれ少なかれ重要な役割を担う他の要素がある。机、椅子、家庭医、紹介状。これらすべては、ともに間欠性跛行という出来事を「行う」ことに参加している。ティルストラさんの犬もだ。犬がいなければ、彼女は左足が痛みはじめてから五〇メートル以上も歩こうと試みることさえなかっただろう。

　別のシーン。

　はるばる診察室にやって来たのに、ローマーさんは口を開かなかった。妻が一緒に来ており、彼女が話していた。「夫の具合が

関連づけることによって、私は、バーカー、ストラザーン、ハラウェイを、医療社会学、医療人類学、医療哲学の領域に**輸入**しようと試みたのかもしれない。他の分野から文章を輸入することは、**新しい**ことを言うためのよい方法であることが多い。しかし、これらの文章はどこから来たのだろうか？　わかりやすい学問分野からというよりは、学際的な、少し緩められた領域からだ。理論の流れは境界を越えて動く。学問分野の境界、自然と文化の境界、理論と政治の境界を。おそらく、それらと関連づけることは、学問分野に固定されない流動的な空間のなかに、**この**テクストを位置づけるのに相応しい方法である。

可視性とアクセス

文献と関連づけることは、自分のテクストを他の人のテクストのなかに位置づける一つの方法でありうるし、多くの読者にとって有益であることが多い。それはまた、自らを形作った祖先や、その影響から逃れたいと願う年長者を素描する方法でもあるだろう。祖先と年長者は、同一であることもあればそうでないこともある。これらのすべての目的にとって、何らかの権威を持っている文献と関連づけることが最良である。パーソンズに関連づけると、この分野に通じている読者は、私が行おうとしていることをよりよく理解できる。彼らは、パーソンズを知って

悪いんです、先生。何もできなくなってしまいました」。「なるほど、ローマーさん」、医師は、老人の目を見ようとしながら言った。「どこが悪いんですか？　どうされました？」「足です、先生」。ローマーさんの妻が答えた。「彼は心臓発作を起こしたんです、二度もです。でも、今は足です。もう、まったく歩けません。痛みがひどすぎるんです」。ローマーさんは疲れ果てているようだった。医師が頑なに話しかけようとするにもかかわらず、ローマーさんはしゃべらなかった。おそらく、彼はしゃべれないのだ。医師もその可能性を考えていたようだったが、たぶんローマーさんはもう諦めてしまったのだ。

医師は、一人で間欠性跛行を診断することはできない。彼は、そのために他者を必要とする。しかし、シナリオは固定的ではない。多くの要素は流動的だ。歩行距離は五〇メートルではなく一〇〇メートルかもしれない。ふくらはぎではなく腿が痛むこともあるだろう。患者が話せないときには、他の誰かが彼のために話すだろう。しかし必要なものは、臨床診断に当然必要不可欠なものは、患者の身体である。これはそこになければならない。そして、協力しなければならない。

医師はファイルから顔をあげローマー夫妻を見て、またファ

いるからだ。同時に、初心者にも十分に役立つ。研究者として真剣に扱われたいのだとすれば、遅かれ早かれ、彼らはパーソンズを知るべきだからだ。私がストラザーンを輸入すれば、私の文章はより強力になる。自然／文化の区分をもてあそんでいる私に反対しようとする者は誰でも、ストラザーンにも反論しなければならなくなるからだ。そして、彼女はこのテーマについてたくさんのテクストを書いている。しかし、そもそも著者たちはどのようにして権威を獲得するのか？　それは、関連づけられることによってだ。これは循環だ。

　私が関連づけたいと思う、ロバート・プールによって書かれた興味深い論文がある。カメルーン北西部では十分な食料が行き渡っているときでさえ、クワシオルコルという栄養失調の一種が一般的である。プールは、その理由を調べるために（給料を支払われ）送られた医療人類学者だ。この問いに答えるために、プールは、彼が暮らしていた村の人々がこの疾病について語る方法から知見を得ようと試みるところからはじめた。彼は、クワシオルコルに対する人々自身の視点を探究したかったのだ。彼らの解釈、彼らの病いの物語。しかし、村の人々がプールに語った物語は、クワシオルコルについてのものではなかった。あるいは、そうであった場合でも、より多くのものについての物語であった。話は、**クワシオ**

イルに目を落としてメモをつけた。それから再度頭をあげ、「では、よろしければローマーさん、少し見せてもらえますか。足です。どんな感じか自分で見たいんです。それから、血管に触れてみたいんです。たぶん足の血管に問題があるのでしょう」と言った。大きな声でそう言うと、医師はローマー婦人に頭を向け、つまり代弁者として受け入れ、尋ねた。「ご主人はズボンを脱いで、検査台に横になることができると思いますか？」可能だが、一人ではできない。簡単ではない。足は重い。足を上げないと、靴と靴下を脱げない。ファスナーは硬い。ズボンの生地はゴワゴワしている。それに台は高い。それでもしばらく後、血管外科医はローマーさんの両足を両手で抱え、体温を推定し比較していた。肌を観察し、二本の指で鼠径部と膝と足の拍動に触れた。「もう少し足を曲げてください。どうぞ。そうそう。上手ですね。いいですよ」。

診察室では、血管外科医は問診に加えて身体所見の診察をする。診断に使う質問への回答は、紋切り型の物語だったり曖昧だったりする。それでも、すぐに間欠性跛行だとわかることもあれば、そうではないこともある。いずれのケースでも、間欠性跛行の実行は、身体診察によって生み出されうる要素によって拡大され強化される。冷たい両足

ルコル、**ンガン**、**ブファア**の間を行き来した。これらの単語の間には固定的な境界がなかった。これらの単語はすべて、ある会話と別の会話で安定して使われてはいなかった。そして、プールが問いかけなければ、彼が記録したまさにその形で語られなかったということは言うまでもなく、そもそも物語は話されなかっただろう。

医師が専門用語を用いて「疾病」について語るように、素人が「病い」という理論を用いるかのように考えて研究する人類学者は、はじめから罠に落ちているということを、プールは明確にしている。彼は、「疾病」の言語に捕らわれている。どうして素人が、ましてやカメルーンで、自らの話のなかで、西洋医療のカテゴリーときれいに平行するように物事を説明するだろうか？　このように想定することは、西洋医療の疾病カテゴリーを「自然」だと想定することだ。つまり、それらのカテゴリーを、多様な方法で解釈される以前に、すべての人が出くわす、そこにある実在の反映であると想定することだ。しかしプールの主張によると、人々のカテゴリーは、多様な方法が用いられるとしても、結局は誰にとっても接近可能な自然を反映しているのではない。それらは、生、苦悩、死を取り扱う特定の実践の一部なのだ。

この論文は、「Gesprekken over ziekte in een Kame-

や片足。弱い拍動。酸素の欠乏した薄い肌。これらの要素を加えるために、患者の足と医師の手は協力する。同様に、検査台と、年老いて衰弱した患者が靴ひもをほどいて靴下とズボンを脱ぐのを手伝う人も協力する。

誰が行うのか？　出来事は、何人もの人とたくさんの物によって引き起こされる。言葉も参加する。書き仕事も、部屋と建物も、保険システムも。記述の性格と目的に応じて、強調されたり背景に留められたりする異質な要素からなる無限のリスト。ここでの記述は私のものであって、ティルストラさんやローマーさんや他の患者のものではない。私の記述が、患者たちが出来事について話したことから情報を得ているとしても、本書ではほとんど患者を追わない。この民族誌は、（それが強みであると同時に限界でもあるのだが）医療に専念している。それは、医学的知識、医療技術、医学的診断、医学的介入を解きほぐすために作られている。本書は、私自身の観察と、患者とは別の素人民族誌家である医療専門職の言葉に主に耳を傾けることによって得られた情報に基づいている。

外来診察室。リストに載っている次の患者はとうとう姿を現さなかった。その次の患者はまだ到着していなかった。私たちはコーヒー・マシーンまで歩き、血管外科医が彼のＩＤカードを使っ

roenees dorp: Een kritische reflectie op medisch-antropologisch onderzoek（カメルーンの農村で病いについて語るということ——医療人類学的研究に対する批判的省察）」と名づけられている（Pool 1989）。何語でしょうか？　オランダ語だ。私の理解できない言葉で書かれているために、関連づけることができない興味深い論文がたくさんあるに違いない。デンマーク語、イタリア語、ウルドゥー語、スワヒリ語。私はたまたまオランダ語が読めるが、英語で書いているときにオランダ語の文献をいつ関連づけるべきなのかは、あまりよくわからない。もし関連づけても、本書の移動可能性は増えないというリスクがある。あなたが私の文章を位置づけるのには役立たないし、場合によっては、あなたを苛立たせるかもしれない。私が参照することで、プールを読みたいと思わせてしまうかもしれないからだ。とりあえず、今回は読むことができる。彼は、同じ議論を発展させた英語の本も出版しているから（Pool 1994）。でもこれは、たんにラッキーなことなのだ。

場所も時間もない！

どんな所へも届く文章はない。本書では、私が記述した疾病の歴史には踏み込まなかった。さらには、フィールドワークの数年間に観察した変化の多くを

て二杯のコーヒーを入れてくれた。そして、おしゃべりしているかのように話しながら、彼の部屋までぶらぶらと戻った。「これは大事なことですよ」。よいインフォーマントになろうとして彼は言った。「患者がよい家庭医を持っているかによって、診断するという実践はまったく変わるんです。患者が持ってくる紹介状に、もう全部書いてあるときもある。歩ける距離、拍動、何もかも。詳細な病歴もね。もちろん、ここで確認をして、すべてのステップを自分でもう一度踏む。でも、こういうケースでは、どこに向かえばいいのかがだいたい見えている。でも、「この患者を診てください」というような一文が読みにくい字で走り書きされているだけということもある。そうなると、仕事は変わってくる。そういうケースでは、しばしば、血管の問題はまったくない。神経学的なものとかそういうものだったりする。まったく問題がないこともある」。

　ここで引用した会話をしなければ、私は家庭医の紹介状によって血管外科医の診断作業がこんなにも異なることに、ずっと気づかなかったかもしれない。だから、ここで展開されている民族誌において、医師は再び社会科学者の同僚となる。彼らは、解釈を収集され、それを歴史的・文化的文脈と関連づけられる、「単なる」研究対象ではなく

平板化し、なかったことにさえした。ときとともに変化するという事実は、今日の社会理論における犯すべかざる真実の一つである。機能主義への攻撃の一つは、まさに、変化を説明できないということだった。さらに、機能主義は、出来事の経過についてのグラフを作る代わりに、社会の空間的なイメージを描くと批判された。長い間、**プロセス**は、（社会的）理論を行う際の流行り言葉であり、それなしにすませることはほとんどできなかった。しかし本書で作られるマトリクスは基本的に空間的である。多様な配置《コンフィギュレーション》が**隣り合って**描かれたり、**内部に**描かれたり、**上部に**描かれる。さらには、ユークリッド空間のイメージをいじくり変化させ、それらの形象化《フィギュレーション》を**相互包含**として語る。これ以上のことは後で述べよう。

　ここで書くべき重要なことは、本書は歴史には踏み込まないということである。それでも、歴史の文献と関連づけるべきだろうか？　やはり、歴史にも魅力的で関連のある研究がたくさんある。そのうちの一つが、バーバラ・ドゥーデンの『女の皮膚の下』（ドゥーデン 二〇〇一（1991））である。これは理論的な本だ。ドゥーデンの歴史は、人間の身体の皮膚の下を徹底的に調べる。そのため、この本は社会科学にも医療哲学にも直接的に関連している。ドゥーデンは、読者に、自らの身体性の内側の経験

なる。しかし同時に、彼らはかつてそうであったように、「疾病」についての知識を持っており、社会科学者が「病い」についての知識をつけ加えうるような、同僚でもない。専門家意識に基づく縄張りの境界には穴があきはじめている。自分の仕事について話す医師は、（患者と同じように）自分自身についての民族誌家であるかのように耳を傾けられるだろう。民族誌家の方も、機械や血に出くわしたからといってすぐに立ち止まる必要はなく、観察を続けることができる。民族誌家は、身体とその疾病についても書くことができるのだ。

　この境界のない領域では、疾病と病いの区分はもはや有用ではない。医師と患者が診察室で一緒に行為するとき、彼らは共同で患者の痛む足の実在に形を与えている。こうして作られたものをどのように呼べばいいだろうか？　**疾病**という言葉を使うのは、私の文章を疾病／病いという区分の疾病側に位置づけるためではなく、この区分を壊すためだ。このことを明白にするために、私は医師ではないにもかかわらず、身体性に関心を払う。民族誌的に身体について語る方法はあり、それは可能だということを強調するために。少なくとも、ここに挑戦するに値する理由がある。すなわち、**人間的なこと**は、心理社会的問題に排他的に住まうわけではない。感情と解釈が重要であろうとも、それらだけが生に関するすべてを作り上げているわけではない。日常的な実在、私たちが生きる生は、また血の通う事柄でもある。それは

が、文化に先立つものではないということを、**感じさせる**。たんに何でも創作されうるし、構築されうるという話ではなく、まさにその反対だ。肉体は頑固なのだ。肉体は生きている限りにおいて頑固で、しかし、そうであったとしても歴史的な現象だ。そして、その歴史性は単なる解釈の変化の問題ではなく、まさに肉を伴って生きることそのものの問題なのだ。

　ドゥーデンは、一七三〇年にドイツの小さな町の医師が出版した女性患者の訴えと要望についての詳細な記録を分析している。これらの女性の身体的な経験とドゥーデンの本の間にはたくさんの媒介物がある。著者である医師の医療実践の状況依存性、彼の医療用語の特異性、彼の時代の執筆習慣、ドゥーデン自身の歴史家としての選択。読者は、これらについて多くのことを知るようになる。それにもかかわらず、これらの女性たちの身体が、私たちがいま住んでいる身体と異なっていると読書を通じて結論づけることは、避け難いように思える。私たちとの差異はこんなにも大きい。私たちは、単純にそのような身体を**行う**ことはもはやできないし、その身体を内側から記述することもできないだろう。

　ドゥーデンが慎重に選び出した言葉の細やかなこと！　身体をはい回る痛みについて。子宮や肌や目から流れ出る白や赤の液体について。血が内側に流

また、椅子と机、食べ物と空気、機械と血のことであり、身体のことである。だからこそ、これらの問題を医療専門家だけの手に委ねるのではなく、いわゆる**素人仕事**で、自由に語る方法を模索することが重要なのだ。

れ、あちこち留まり、出て来ないことに対する女性の不安。ドゥーデンは、一八世紀の資料の記述を徹底的に調べ、生きられた身体——しかし、私たちとは異なる生を生きる身体——を露わにする。ドゥーデンと関連づけることで、私は以下の結論を**輸入する**ことができる。自分自身の身体の生きられた経験でさえ、媒介されているのだ。生きられた経験は、それにあらゆる形態を貼りつけることができるものではない。しかし同時に、**近代西洋の身体**が医療に先立ち、その後に医療によって対象化されるのでもない。身体と医療はともに歴史を有している。そして、その歴史は互いに緊密に絡み合っている。

第二章　様々な動脈硬化

決して単独ではない

外来診察室で、血管外科医が患者とやりとりする。医師はいろいろなことを行う。質問をする（どこが痛みますか？　どれくらいの距離を歩けますか？　休んだら痛みは止まりますか？）。痛む足の肌の色と質感を見る。患者の足の動脈を触知できる場所に手を当て、心臓の鼓動に合わせて動脈が脈打つか感じようとする。患者がすみやかに、あるいは不器用に、服を着なおす間にファイルに記録を走り書く。それから、患者が進むべき次のステップを提案する。私は、医師がこれを行うのを、椅子に座り、白衣を着て、微笑んだり神妙な面持ちをしながら、何度も何度も見た。これが、私が「下肢のアテローム性動脈硬化症」について尋ねたときに、Z病院の血管外科医が見せたことだった。彼らは、私を外来診療室に連れて行った。

それから私は、病理学について知ろうとした。病理部のドアには「入室お断り」と書かれていた。それでも、ありがたいことに、研究者である私は、そのドアを入り口として使用することを許された。しかし、手当たり次第に訪れても、動脈硬化の下肢動脈を見られるわけではなかった。何かあると、私のインフォーマントになる病理学の専門研修医が電話をしてきた。彼は、「足を手に入れましたよ」と言った。数日後、いくつかの準備段階を経た後に、私たちは、ついに探していたものを見ることができた。アテローム性動脈硬化症。

他の二人と共同で使っている本や論文が散乱した小さな部屋で、病理学の専門研修医が、私の訪問に合わせて二組の接眼レンズがついた顕微鏡を設置していた。「一人だったら、一組の接眼レンズがついているものを使うんだけどね」と彼は言った。「これは、私たちが行っていることを指導医が確認したいときに使うんだ」。私たちは、テーブルのうえの顕微鏡を挟んで座り、それぞれの接眼レンズを覗きこんだ。彼は、私にはっきり見えるタイミングを尋ねながら、画像の焦点を合わせた。内蔵式のポインターで、彼は私に何を見るべきかを教えた。その日は、彼が指導医のようだった。

「見て、これが血管だ。ここにある。正確には円ではないけど、ほぼ円でしょ。染色液でピンク色になっている。それから、ここにある紫色の部分、これが石灰化だ。中膜のなか。損傷している。脱灰をうまくできてない。それほど長く脱灰しなかったので、メスで切断するのは大変だった。見て、このごちゃごちゃしているのを。これはそれでできたんだ」。彼は、円のなかをポインターで指した。「これが内腔だ。そのなかに血球があるのが見えるでしょ。内腔が小さいときにだけ起きるんだ。そうじゃないと、準備するときに洗い流される。それから、内腔の周囲の最初の細胞

実践を研究する

本書では、「文献に関連づける」というジャンルに再帰的に関心を寄せている。私はこのジャンルにそれほど自信があるわけではない。このテクストが明示的に批判している多くの想定を、暗黙のうちに強化してしまう危険があるからだ。加えて、厳密な意味で十分に文献に関わることも決してできない。細部への純然たる愛ゆえに、私は参照文献をまったくつけない方を好む。参照文献は、必然的に、あまりに荒削りなものになるからだ。しかし、このやり方は賢くない。「参照のない論文は、夜中に見知らぬ大都会を保護者なしに歩いている子供のようなものである。孤立し、道に迷い、何が起こるかわからない」（ラトゥール 一九九九：五四（1987: 33））。この引用の提示は、本書を通じてごく控えめに用いていく文献と関連づける一つのやり方、すなわち、文献を権威の源泉として扱っている。ラトゥールが論文には参照が必要だと言うのなら、そうなのだろう。彼に反論してみる気がありますか？ 論文に参照が必要であるならば、本にも参照は必要だ。

ラトゥールの『虚構の近代』（ラトゥール 二〇〇八（1993））を参照することは、本書の背景のいくつかを紹介するのに役立つだろう。この本のなかでラトゥールは、自然／文化という区分から逃れる方

の層が内膜だ。厚い。おお、わぁ、厚いな！　ここからここまでだ。見て。あなたの探していた動脈硬化だ。これだ。内膜の肥厚。

　これがまさにそれだ」。

　それから、少し間をおいて、彼はつけ加えた。「顕微鏡の下に」。


　私の試みは、この最後の補足にかかっている。病理学の専門研修医は何も特別なことを言っていないかのように、それを口にした。「顕微鏡の下に」。しかし、これは多くのことを示唆している。この補足がなければ、動脈硬化はひとりぼっちだ。それは、顕微鏡を**通して**可視化される。内膜の肥厚。顕微鏡の上に頭を垂れ、ポインターに指示されるままに視線を動かすことは、どこか魅惑的である。血管の横断面が美しいイメージを生み出していることは理由の一つになるだろう。ピンクと紫に染められ、それぞれの性質が説明されると、奇妙な構造が徐々に認識できるようになる。そこに魅惑を感じる理由は、道具を、動脈硬化の隠された実在を暴く「単なる」道具として用いていることにもある。

　しかし、「顕微鏡の下に」が加えられたとき、肥厚した内膜はもはや独力で存在しているわけではない。顕微鏡を通して存在している。この補足を通じて前面に出されるのは、内腔の可視性は顕微鏡に**依存している**ということである。そして同じ意味で、たくさんのものにも

法を模索している。ちょうど、バーカーや、ストラザーンや、ハラウェイや、私が言及していない他の多くの人と同じように。ラトゥールは、この区分が二〇世紀に組み立てられ、制度化されたやり方を追うことはせず、より大きな身振りで、この区分を近代と連結させる。彼によると、すべての近代の思想家は、自然現象と社会現象を区分する自らの能力を賛美し、それが「できない」人々を前近代として馬鹿にしている。それにも関わらず、ラトゥールの主張によれば、自然的なものと社会的なものは、いわゆる近代世界の**実践**においては、いわゆる前近代的な**思考**においてそうであるように、絡み合っている。このことは、科学技術社会で**明言される**知識と彼らの実践に**埋め込まれた**知識の間に衝突があることを示唆する。明確な区分の重要性が大声で宣言される一方で、それが行為に移されることはなかった。そのため、**近代**とは私たちがいまだかつてそうであったことのない状態である。私たちの理論のみが近代的な区分を行ってきて、実践はそうではないのだから。

　ラトゥールは、自然と社会の区分のいくつかのヴァージョンを取り上げる。そのうちの一つが、**主体**と**客体**の区分だ。ラトゥールの説明によれば、近代の図式的モデルでは、主体は社会的で能動的に知るものであり、客体は自然であり、知られるものであ

依存している。ポインター。スライドを作る二つのガラスシート。検査技師が血管の薄い横断面を作るのを可能にする脱灰も、たとえ十分な長さではなかったとしても、忘れてはいけない。検査技師の仕事もある。ピンセットとメス。いろいろな細胞組織をピンクや紫に染める染色液。病理医が血管壁の肥厚した内腔を見ようとするなら、これらすべてが必要になる。

それは前面に出されたり、忘れられたりするだろう。医師は、身体について語るときにそれを切り換える。あるときは「顕微鏡の下に」やそれに類する何かをつけ加える。あるときは、そうしない。私の民族誌の戦略は、顕微鏡について決して忘れないことにかかっている。顕微鏡の重要性にしつこく注意を払い、身体性についての物語につねにそれらを含めることにかかっている。この戦略こそが、疾病を民族誌家が語りうる何かにする。疾病**すること**の実践的な詳細が物語の一部である以上、それは実践についての物語だ。実践誌だ。民族誌家が語る「疾病」は単独であることはない。疾病は、独り立ちしていない。それが実践されている際に動いているすべてのものと人に依存している。疾病は**行われる**ものだ。

もちろん、病理医は彼らが見ている肥厚したアテローム性動脈硬化症の血管壁を**作成**していないし、**構築**してもいない。そうした言葉は、Z病院の病理部のなかで起きていることを表すにはしっくりこない。

る。この区分を乗り越えるためには、私たちが住んでいる世界は混合物であるということに気づかなければならない。この学びを達成するために、ラトゥールは、主体と客体は連続体の両極であり、両者の間にはたくさんの準‐主体や準‐客体といった混合物があると主張する。この本の教訓は、主体の精神に属する観念と**そこにある**客観的な実在の間を弁証法的にジャンプする代わりに、日常生活においては実践に従事していることを認めたほうがより役に立つということだ。濃密で、生々しく、暖かい実践もあるが、金属やガラスや数字からなる実践もある。そして、実践はどこまでも不確実だ。

この主張に関連づけることで、本書で私がやろうとしていることをよりうまく説明できるだろう。私が試みていることは似ている。私は、言葉や図像で表現されて紙に印刷された知識ではなく、日々の出来事や活動に組み込まれた知識を調査する。私は、原則ではなく実践に特権を与え、それを民族誌的に研究する。このことは、**人類学を行うこと**を**哲学のための手だて**にする。知る主体と知識の客体の関係を解明しようと試みてきた、哲学の認識論的な伝統から逃れるための手だてにである。実践についての民族誌的な研究は、主体のなかの知識——精神のなかにあり、語られるような知識——を探求しない。その代わりに、知識を、主に活動や出来事や建作成や構築という言葉は、材料が集められ、組み立てられ、その後に、単独で世界のなかに飛び出していく客体になることを示唆する。この、作業場における「構築」という比喩の代わりに、病院のなかで起きていることを表すために劇場を比喩として使ってみてもいいかもしれない。疾病が行われているとき、それは特定のやり方で**演じられて**いると言えるかもしれない。「パフォーマンス」という言葉は、いくつかの適切な含意を持っている。疾病を行う際に使える脚本があるかもしれない（必ずしも必要ではないが）。もし演じられることがなければ、脚本は劇場のなかで起きることにとって何の価値もなくなる。違う時間、異なる場所で、脚本は様々なやり方で演劇化される。もし脚本がなければ、役者は即興で演じる。小道具は人間と同じように重要である。結局のところ、小道具が舞台装置を作るからだ。

　しかしこの場合もやはり、パフォーマンスの比喩はいくつかの不適切な含意も持っている。パフォーマンスという比喩は、「舞台上で行われるのは演技であり」舞台裏に本当の実在が隠れていることを示唆していると受け取られるかもしれない。あるいは、「パフォーマンスの良し悪しが問題にされるときのように」何か難しいことが進行していること、うまく達成しなければならない任務があると思われるかもしれない。それはまた、今ここで行われたことがその瞬間を超えた効果、パフォーマティヴな効果を持つことを意味していると受け止めら

物や道具や手順などに位置づける。ここでは、客体もまた、そこにあって表象されるのを待っている存在者としては扱われないが、客体は主体＝知る者（subject-knowers）によって形を与えられた構築物でもない。客体は……そう、客体とは何か？　これが問いだ。これが本書で取り組もうとする問いだ。『虚構の近代』のなかでラトゥールが勧めているように、私は主体／客体という区分から逃れたい。しかし、ラトゥールとの違いもある。私はこの二項対立から**二度**逃れたい。私はこれから、二項対立は**単一**ではないということを論じていく。（少なくとも）**二つの**主体／客体の区分が問題になっている。確かに、それらは互いに依存している。近代の哲学の伝統にはびこる多くの二項対立は相互に関連している。それでもなお、両者の間には、無限の多様性と不一致も存在している。民族誌的な方法で疾病を調査することに関しては、主体／客体という区分の二重性を強調することが重要である。文献との関連を作るサブテクストにおいて、本章では、この二重性を示すことだけを目的とする。第一に、主体＝人間（subject-humans）と客体＝自然（objects-nature）という区分がある。第二に、これと関連しているが異なる区分である、能動的に知る主体（actively knowing-subjects）と受動的で知られる客体（objects-that-are-known）がある。第一の二項対立から逃れる

れるかもしれない。私は、それらの連想によって、私が行おうとしていること、認識論的ではなく実践誌的に実在を探究するということを、妨げられたくはない。そのためには、多くのことを示唆しすぎない言葉が必要だ。学術的な歴史が長すぎない言葉。英語には、一つのすてきな言葉がある。**実行する**（enact）。実践のなかで、客体が**実行される**と述べることは可能だ。この言葉は、アクターを曖昧にしたままで、様々な活動が起きることを示唆する。それはまた、行為のなかで、そしてそのときその場所でのみ、何かが実行され**ている**ことも示唆する。いずれの示唆も、私がここで従事しようとする実践誌にうまく合う。

かくして、疾病を研究しようとする民族誌家／実践誌家は、ここで説明した意味で、疾病を、それを**実行している**実践から決して切り離さない。彼女は頑なに、事物を、目に見え、聞こえ、触れられ、知れるようにする、その技術に注目する。彼女は身体について語るだろうが、顕微鏡を決して忘れたりしない。このことは、もちろん、（Z病院ではF棟の二階にある）外来診察室と（D棟の四階にある）病理学研究室の距離を、とても長いものに変える。架橋不可能な、あるいはそう思えるほどの距離に。これらの二つの場所で動脈硬化を目に見え、聞こえ、触れられ、知れるようにする技術は、相互に排他的なのだから。

ためには、第二のそれと手を切ることとは違う手だてが必要になる。

主体／客体1

もし、話しができるために人間が主体として尊重される一方で、沈黙する自然の一部であるために他の存在者が客体にされているのだとすれば、疑問が生じる。いずれの種類の存在者についての出版物を、学者は出したがるだろうか？　長きに渡る区分がある。社会科学は人間とその社会について知っていて、自然科学は自然の世界について知っている。しかし、多くの学問分野はこの図式に当てはまらない。地理学、建築学、医学の三つの例を挙げておこう。それでも、この図式は維持されている。これにはいくつかの理由がある。そのうちの一つは、区分が尊重されなくなると、即座に自然科学的な方法に乗っ取られるのではないかと、多くの社会科学者が恐れていることにある。自然科学は帝国主義的にあらゆる場所に到達し、人間主体は、耳を傾けられる代わりに客体化される（この問いについての議論として、たとえば Pickering 1991 のなかのコリンズとイヤリーと、ラトゥールとカロンの論争を見よ）。しかし、この区分を尊重しないことは、これまでほとんど言及すらされてこなかったもう一つの可能性をも開く。社会科学には、あらゆることはできなくとも、あら私たちは冷蔵庫の方へ歩く。病理学の専門研修医はラベルの貼られたビニール袋を取り出す。そのなかには、二八センチメートルの長さに切られた下肢が入っている。それは前日に切断され、いつものように検査のために病理部に送られてきた。切断面、皮膚、血管を処理して顕微鏡を通して評価してもらえますか？　切断された下腿をテーブルに運ぶ間、専門研修医は足背動脈があると思われる場所に手を当てていた。「ほう、よい拍動だ」。彼は挑発的に言った。それから私の方を見て続けた。「俺ってひどくない？」

外来診察室で、外科医は歩行時に足が痛む患者の足背動脈の拍動を感じる。心臓が打つたびに血液は動脈を通じて押し出され、これを身体の上から感じることができる（静脈を通る流れは同じ血液をはるかに静かに心臓へと運ぶので感じることはできない）。病理部では、拍動を感じる仕草は見せかけだ。遺体の動脈は拍動しない。それにもかかわらず拍動を感じるのは、悪趣味な冗談だ。

悪趣味な冗談を言うとしても、彼、この専門研修医は、よいインフォーマントだ。あるいは、悪趣味な冗談を言うからこそ、彼はよいインフォーマントなのだ。冗談には、この若者が病理学という深遠な世界に入ることを助けるための、心理学的な機能があるのかもしれない。

ゆる場所へ手を伸ばし、あらゆる場所へ行くことのできる方法があるのかもしれない。そのような方法はもちろん存在する、というのが、ここでの私の主張である。そのうちの一つは、人間主体を研究するために設計された社会学的伝統である。少し引き延ばせば、すべての種類の主体／客体を包含するように広げることもできるだろう。

この主張を行うために、もう一つの時代遅れのテクストへとあなたを連れ戻すことからはじよう。一九五九年、ゴッフマンは人間主体について語るために劇場の言語を取り入れた。ゴッフマンによると、人々は互いに自身を呈示する際に、**自分自身**というよりは、**自己**《セルフ》を、ペルソナを、仮面を呈示している。彼らは、舞台の上にいるかのように振舞う。彼らは**演じる**。日常生活において、人々は互いに自分自身を呈示する。そして、演じる一方で、彼らは他の人々を劇の共演者であり観衆であるかのように扱う（ゴッフマン 一九七四（［1959］1971））。パフォーマンスを調査することができるという提案とともに、ゴッフマンは個人についての社会学の可能性を開いた。彼は、社会的自己の研究に乗り出した。社会学者は、商店、工場、教会、パブ、学校、病院などの様々な舞台に乗り出し、出来事を観察した。そこでは、アイデンティティは表現されるのではなく、演じられる。

その世界は、他の多くの場所とは異なり、冷たい人間の下腿が、冷蔵庫から取り出され、持ち歩かれる。しかし、ここで引用された冗談には、民族誌的な情報も含まれている。ひとたび患者が死んだならば、臨床的な方法で疾病を実行するための要件はもはや相応しくなくなるという事実である。いくら新米医師が拍動を感じることがうまくても、切断された下腿の血管を診断する際には、役に立たない。

　病理部では、拍動を感じることはできないし、問診をすることもできない。この足は痛みますか？　この質問に答えたいと思う患者がいたとしても、意味をなさない。足は、それについて語ることのできる患者の生きている身体の一部であるか、切断されているかだ。足がないということが、いくら痛みを伴うものであろうとも、すでにない足そのものが痛いわけではない。病理部には、臨床的なやり方で動脈硬化を実行するためのいくつかの決定的な要件が欠けている。外来診察室では、反対に、病理学の技術が場違いになり、適用することができなくなる。もし血管を持っているのであれば、血管の横断面を作るのもよいだろう。しかし、血管がどのように悪いのかを知るために、生きた身体から血管を取り出す者はいない。そうすることは、解決を要する当の問題よりも、さらに大きな問題を引き起こすだろう。悲しげに椅子に座っている患者の大腿動脈の内膜は肥厚しているか？　そうかもしれない。いや、そうだろうか？　誰にもわからない。患者の肌

　ゴッフマンの社会学はある特定の種類の心理学を補完するものとしてデザインされた。それは、静的な性格類型や、入力と出力の相関関係のみを取り上げる行動主義の亜種ではなく、成人は、発達過程の後に心の奥底——舞台の裏側——に本当の自己を持つとする力動的心理学のことだ。『行為と演技——日常生活における自己呈示』において、ゴッフマンはこの舞台の裏側のアイデンティティを心理学者によって研究されるトピックであるとして脇に除けた。社会学的な対象はそれとは異なる何かとして組み立てられる。人々が**演じる**アイデンティティは深くない。それは、**単なる**パフォーマンスだ。ゴッフマンの主張では、彼は社会学のトレーニングを受けていたので十分な距離を取ることができ、つねに幕を見ることができた。しかし、演技者であり、非社会学的な日々の観察者である人々には、パフォーマンスと実在のギャップはしばしば気づかれない。彼らは劇に心を奪われているのだろう。ゴッフマンの言葉を借りるならば、「一方の極に、演技者が自分自身の行為にすっかりとらわれ欺かれてしまっている、すなわち、彼は生真面目に、彼が舞台にのせた実在を現実そのものだ、と信じ込んでいる場合がある。彼の観衆も彼が演じた見せかけを少なくとも一瞬このように信じ込んでいるとき——これが典型的な場合と思われるが——社会学者あるいは社会的に醒め

が切られることなく、顕微鏡を覗きこむこともなく、患者の血管の横断面が観察されない限り。

臨床的な動脈硬化と病理学的な動脈硬化を実行する実践は、相互に**排他的**である。前者には、足の痛みについて訴える患者が必要である。後者には、顕微鏡の下に見える血管の横断面が必要である。これらの要件は両立しない。少なくとも、それらが同時に実現されることはない。これは、一つの部局から他の部局に翻訳するのが難しい、というような単なる言葉の問題ではない。普段から話をする外科医と病理医は、お互いをよく理解していることが多い。これはまた、異なる視点から見るという問題でもない。外科医は顕微鏡を使って見る方法を知っているし、病理医は生きている患者と話す方法を学んでいる。両立不可能性は、実践にかかわる問題だ。話す患者と切断された身体の一部の対立であり、痛みについて話すことと細胞のサイズを評価することとの対立であり、質問をすることとスライドを準備することの対立だ。外来診察室と病理部で、動脈硬化は別様に**行われる**。

基礎づけるか、追跡するか

客体をそれが実行される実践から切り離すことは、ある種の節約になる。実行の複雑さが括弧に入れられるとき、身体は独立した存在者として確立される。それ自体だけでなりたつ実在になるのだ。一人で、

た者だけが、提示されていることの「もっともらしさ」に疑いを抱くのである。他方の極に、演技者が自分自身のルーチンにまったく欺かれない場合がある。これはあり得ることである。というのは、行為をしている当人以上にその行為を見抜くのにもってこいの観察地点に立っている人はいないからである」(ゴッフマン一九七四：一九―二〇([1959]1971: 28))。しかし、舞台の上のアイデンティティの心理学的な「もっともらしさ」が疑われうる一方で(社会学者や社会的に醒めている者や演技者によって)、公に誇示された役割の社会的帰結はそれでも確かなものだ。人々が舞台の上で公に演じるアイデンティティは、他の人が反応するものであるし、それゆえに社会的な影響力を持つ。だから、社会学的研究の重要な対象なのだ。

再び、ここで私が関連づけた時代遅れのテクストは、後に、(他の著者だけでなくゴッフマン自身によって書かれた)アイデンティティやパフォーマンスについて多かれ少なかれ異なる話をする多くの著作によって覆い隠されてきた。ここでは詳細にその歴史を掘り起こす代わりに、数十年後の二つのテクストまで(たくさんの込み入った詳細の上を)跳躍したい。一つ目のテクストは、それまでの間に幕は消え去っているという考え方を明示するもので、二つ目のテクストは、パフォーマンスの研究を人間の

自足している。これによって、診察室で言及された痛みと顕微鏡の下で可視化された肥厚した内膜を関連づけることが可能になる。それは可能だ。「診察室で言及された」と「顕微鏡の下で可視化された」を忘れて、二つの実践が一つの共通の対象を共有しているふりをするならば。そうすると、二つの実践は、**指示対象**として、身体の**内側**、より正確には、下肢の動脈のなかにある一つの疾病を持つということになる。その疾病は症状として現れ、患者の訴えもその一例である。そして、最終的に顕微鏡の下に血管が置かれたときに、正体を暴かれる。

　これは、よくあることだ。疾病を実行する際に実際に行われることは括弧に入れられる。動脈硬化は一つの疾病と見なされる。患者の痛みは現れた**症状**の一つであり、肥厚した血管壁は疾病の**基礎的な実在**(*underlying reality*)と呼ばれる。この階層的なイメージは病理学を極めて重要な分野にする。疾病の基礎的な実在を暴くからだ。実際、まさにこの理由によって、病理学は多くの分析者によって近代医学の**基礎**と呼ばれる。ある人はたんにそう主張する。しかし、他の人はこれを批判の根拠とみなす。生きた患者を癒すために、遺体についての知識に基づいているなんて、まったくどんな医療なんだ?

　しかし、実在を実行する際の特異性を括弧に入れなければ、事態は一変する。身体という制限に留まらず、病院のなかで動脈硬化が実行される様々なやり方を追えば、病理学と臨床の関係は、完全に異なる

アイデンティティから異なる種類の存在者へと拡大するものである。

　五〇年代から八〇年代にかけてのどこかで、心理学は個人の本当の実在を研究する力を失った。社会学はもはや、個人が公の場で、**舞台の上で**、行うことを観察する際に、深層にある何かを見逃しているとは感じない。舞台の比喩を用いるならば、近年は、舞台**だけ**があると言えるだろう。幕と更衣室はどこかへ消え去った。社会学者は、社会学的実在を額面通りに受け取る。パフォーマンスから「単なる」は消えた。ジェンダー・アイデンティティを行うことについて話す際に、ジュディス・バトラーは、「行為の背後に行為する人」が存在する必要はなく、「行為する人」は行為のなかで、行為を通じて、様々に構築されるのだと私は主張したい」と書いた(バトラー 一九九九:二五〇 (1990: 142))。表面上の見かけと深層の実在という対立は消えた。そして、人々のアイデンティティはパフォーマンスに先立つのではなく、パフォーマンスにおいて、パフォーマンスを通して構成される。アイデンティティは、舞台の上で起きることに依存している。しかし、だとすると、心理学は消し去られるか、社会学の下位分野になる。

　バトラーが関心を持っていた特別なアイデンティティは**ジェンダー**である。これを社会学的研究のト

地形《トポグラフィー》を表すようになる。病院の実践では、肥厚した血管壁は痛む足の**下にある**のではない。むしろ、血管壁は足の**後に**来る。しかも、ごくわずかな患者においてのみ、そうなるのだ。実践においては、肥厚した血管壁は、足を切断されるか手術された患者のみに、さらには、患者の身体の一部がD棟の四階に送られて、そこで顕微鏡の下に置かれたときにのみ現れる。実践においては、病理医が動脈硬化について何らかの関係があるとすれば、それは基礎としてではなく、後付けとしてである。

病理学の専門研修医が、まさに冷蔵庫から取り出したばかりの切断された足を机に運ぶ。彼は、足の長さを計る。二八センチ。切断ノートに書き込む。それから、引出しからメスを取り出す。切断面から二つの小さな組織片を切り出し、プラスティックの容器に入れ、番号を振る。略図の横に番号を書き、それぞれの標本がとられた場所を矢印で示す。同じことを、いくつかの皮膚の組織片にも行う。それから、彼は動脈を探す。拍動していない動脈を探すのは簡単ではない。しかし、最終的に彼は成功する。動脈のそれぞれから組織片を切り出し、同じように容器に入れる。容器には穴がある。すべての容器は、崩壊を防ぐ液体で満たされた小さなバケツに入れられる。翌日、検査技師が保存された組織片をス

ピックにすることは、それについて知っていると主張してきたもう一つの伝統である精神分析を、脇に押しやることになる。精神分析の物語によると、人生の初期段階にはアイデンティティはまだ定まっていない。それはまだ多様な形式をとりうる。しかし、四歳になるまでのどこかの時点で、人は男性か女性になる。これが、バトラーが挑戦しようとしたものだ。「アイデンティティとして意味されているものは、歴史のある時点で意味が与えられれば、それ以降は、実体的な言語の不動の部分として存在していくものではない」(バトラー 一九九九：二五四 (1990: 144))。アイデンティティは所与ではなく、実践されるとバトラーは言う。それが行われる**広範囲にわたるありふれた行為**が、人々を彼らがそうであるものにする。これらの行為は、その頑なさと変わりやすさの両方の面から真剣に取り合うに値する。

しかし、人々が自己を**行う**行為をどのように研究すればいいのか？　劇場のように舞台を幕で囲うのではもはやなく、どこにでも運べるハンドカメラでドキュメンタリー映画を撮るのだとしたら、出来事の見たままの実在に**取り込まれる**のを、どうすれば避けられるのか？　ゴッフマンはパフォーマンスを研究する際に頼れる学者としての距離を持っており、その距離によって幕に気づくことができた。では、バトラーは、長い年月の後に、何を持っているの

ライドにする。それから数日後、専門研修医と私は顕微鏡を覗きこみ、明らかに肥厚した内膜を持つ動脈、動脈硬化をみる。切断面の細胞も検査する。それらは大丈夫そうに見える。壊死してはいない。皮膚細胞は、長期にわたる深刻な酸素欠乏を確かに示している。専門研修医はノートをつけ、指導医のもとに持っていく。

切断のケースについて、最終的な判断を下すのは病理医だ。患者が病院のベッドで回復しながら、不完全な足とともに生きることを学んでいる間に、病理医は手術が正当なもので、的確に行われたかどうかを決定する。病理医はまた、そこまで大掛かりではない手術のなかで、うまく機能していない循環器系から切り出された動脈の小片の壁についても判定するかもしれない。彼らは、ひとたび機能しなくなり、血液が流れなくなったすべての血管の判定を行うかもしれない。しかし、彼らは診察室における動脈硬化の実行を駆動させる「何をすべきか?」という問いに答えることはない。動脈硬化の患者を取り扱う病院の日常において、病理学は基礎をなすものではない。行為の基礎を築くことができないからだ。その真理がいかに基礎的であったとしても、病理学は、血管外科医が治療について決定する際に知りたいと思うことを知ることはできない。この患者は、何々さんは、手術するべきか、もしそうなら、どこをどのようになのか? 病理学はこの問いか? 摩擦、差異、矛盾である。「これこれのジェンダーで**あれ**という命令は、必ずその失敗を生みだし、その多様性によってその命令を超え、またその命令に歯向かう様々な首尾一貫しない配置を生みだす」(バトラー 一九九九:二五五 (1990: 145))。衝突と侵犯が、拡散的な規則と規制を可視化する。スーパーマーケットで女性を**すること**は教室でのそれとは違うし、ベッドのなかで男性を**上演すること**は専門会議で男性を演出することとはまったく異なるので、これやあれやその他のジェンダーを遂行することが何なのかを研究することが可能になる。距離の代わりに、今やここでは、**差異**によって、よい観察者になることができる。

人間主体はこのようにして研究することもできる。パフォーマンスの観点からジェンダー・アイデンティティを研究することは、いくつかの自然の客体の重要性を減じることによって始まった。たとえば、膣の。この器官はもはや単独で誰かを女にする能力を持たない。女らしさを**行う**ことはもっと多くのことを要求する。特定の話し方、歩き方、装い方、呼びかけ方。女らしい叫び方、怒り方、微笑み方、食べ方、なだめ方、愛し方。ジェンダーが固定された身

対照的なアイデンティティを多様な場所や状況で遂行されたものとして研究することによって。しかし、自然世界の存在者である客体はどうだろうか? パフォーマンスの観点からジェンダー・アイデンティティを

に沈黙し続ける。

病理医の専門研修医にとって、それは苛立たしいことだ。彼は、この専門分野に基礎的であること、つまり、すべての知識を持ち、全体を見渡すことを期待していた。しかし、しばしば、病理学は単純な問いにすら答えられなかった。彼は言う。「私が動脈の状態を適切に診断できるようになることは決してないでしょう。決して。血管系のすべてを手に入れたとても無理ですよ。当然、生きた患者についてはは馬鹿らしい考えですけどね。でも、遺体についてもできないんです。というのも、何を知ろうとしているの？狭窄の場所と幅を知りたい。そのためには、三センチ、それかおそらく五センチごとにスライドを作らなければなりません。想像してみてください。下腿と上腿の大動脈の全部の長さを。いくつのスライドになりますか？　私がそのすべての組織片を切っているのを想像してみてください。検査技師がそれらをスライスして、着色して、スライドを作る。それから、私が一つずつ慎重に評価する。それでも壁が肥厚しているかを言うのに十分じゃない。壁はどれくらい肥厚しているのか？　もともとの内腔はどのくらい残っているのか？　もはや機能していない内腔を見ているということも考慮しなければいけない。めちゃくちゃ時間がかかります

体的なものでなく、粘性のある遂行されるものであるならば、身体の性器はジェンダーを特徴づけるのに十分ではない。

しかし、それでもなお、アイデンティティを遂行することは物質性を欠いた観念や想像ではない。たくさんの物が関わっている。黒いネクタイと黄色いドレス。鞄と眼鏡。靴と机と椅子とカミソリ。小道具のなかに、物理的な身体も含まれる。膣とペニスは、自己を女や男として遂行するのに相応しいものとして、内側からジェンダー・アイデンティティの原因となる必要はない。それらが相応しいかどうかは、シーンによって決まる。ストリートで男らしさを遂行するのにペニスは必要ない。でも、スイミングプールの共用シャワーでは、それはとても役に立つ。そこでは、生殖器は舞台に上がっている。

しかしそれらはどこに、文献のなかのどこにあるのか？　バトラーの本のなかにはない。バトラーは哲学者で、ジェンダー・アイデンティティが遂行される、広範囲にわたるありふれた行為を研究することが重要だと主張した。しかし、彼女はこのような研究に実際に従事してはいない。他の者、たとえばステファン・ヒルシャワーが従事している。社会学者として、彼はジェンダー・アイデンティティの遂行についての研究を行った（Hirschauer 1993）。彼の出発点は、ドイツで実施されたトランス・セクシ

よ。時間の無駄で、あまりにも高価だ。そして、これらは皆死んだ物なので、確かかどうかさえわからない。無理なんです」。

実践においては、動脈硬化が実行される様々な方法は、協調しない。動脈が悪いかどうかを知るために足を切開することはない。診断のために動脈の一部を取り出すことは、治療のためのものと同じくらい大きな介入だからだ。さらに、動脈のごくわずかな部分の生体検査は、**どこ**が悪いのかを示すことはないだろう。鼠径部か、膝か、足首か。診察のために血管系のすべてが手に入ったらという専門研修医の思考実験は、その不可能な条件が満たされたとしても、血管外科医の大きな助けにはならないことを示している。その場合でさえ、専門研修医は、治療にあたる外科医が臨床的な診断に加えて必要とする情報、動脈硬化の位置と量に関する情報を集めることはないだろう。

動脈硬化を診断するプロセスにおいて、行為の基礎となりうる知識は、病理部から来るのではない。これは偶発的な作業の分担ではない。どう転んでも、必要な知識が病理学の技術を用いて作られることは決してない。診察室ではどうだろう？　病院の実践においては、動脈硬化を臨床的な方法で実行することが、より重要である。このことは、今度は臨床が基礎をなす、ということではない。適切な用語は別にある。臨床において実行される実在は、すべてに先立つ。それは、

ュアルに対する治療プログラムだ。ヒルシャワーが（ガーフィンケルにならって）主張するには、トランス・セクシュアルは区分の一方から他方へと移動することで、ジェンダーを遂行するとはいかなることなのかについて多くのことを社会学者に教えてくれる。この移動には何が伴うのか？　法律、労働市場、家族関係。そしてもちろん、身体。身体は、彼／女の生殖器が示しているのとは異なる、「他の」ジェンダーである人（あるいはそうなろうとする人）によって、いやおうなく修正される。髪の長さ、歩幅の長さ、座り方、これらすべてが適合させられる。

つまり、トランス・セクシュアルな身体は、新しいジェンダー・アイデンティティを上演することの一部である。この目的のために、身体はトランス・セクシュアルによってだけでなく、医療専門家によっても修正される。ヒルシャワーの研究は、医療による修正について細部に渡って詳細に述べている。それは、もう一つのジェンダーであるという人の主張を精神科医が受け入れた後に続く。それから、この偽りの身体が、内分泌的に正常であると一旦診断される。偽りの身体をできる限り再び正常にすることができるホルモンを摂取するためだ——ただしこのときは、もう一つの正常性に基づく。それに続いて、手術が行われる。生殖器が勇ましく再形成さ

他のすべての**始まり**であり**前提**だ。このことは、患者が、問診における医師との暗黙のルールに従うのに失敗したときに、とくに明白になる。患者が、自身の訴え、経験、物語は、医師にとっては重要ではない、と考えているかのようなときに。

　私は、血管病を専門にする内科医である脈管専門医に立ち会っていた。彼は午前中に間欠性跛行の患者を診るが、動脈硬化以外の血管障害を持つ患者も診る。さらに、家庭医が診断することのできなかった患者もいる。彼らは内科的疾患を持っていることが多い。でも、どんな種類の問題なのかはわからない。このことは、問診を、血管外科医の診察室で行われるものよりも開かれたものにする。「足が痛みますか?」ではなく、「どうされました?」や「何にお困りですか?」だ。女性の患者であるフェンハーさんははじめて来た。見るからに苦しんでいる。脈管専門医は書類から目を離し、彼女を見る。「さて、何が問題ですか?」フェンハーさんは頭をゆっくりと左右に振る。それから、彼女は言う。「わからないんです、先生。何が問題なのかわからないんです。だから診察に来たんです。わからないからです」。

　このような答えは外来診察室の医師を丸腰にする。こういうことは

れる。膣がペニスにされ、ペニスが膣にされる。これらの身体的な介入がなければ、彼／女らが言うには、トランス・セクシュアルはもう一つのジェンダーを遂行するのに苦労する。彼らは、一貫したアイデンティティを持つために「正しい」セックスを持った身体を必要とする。かくして、身体は社会的パフォーマンスに対立するのではなく、その一部となる。パフォーマンスは社会的であるだけでなく、物質的でもある。そう、これこそが、客体だ。客体は、人々がアイデンティティを上演するプロセスに参加する。しかし、ひとたび客体が上演されると、私たちは**それら**のアイデンティティを研究することもできる。これが、ヒルシャワーが行ったことであり、本書のなかで起きることだ。ここでは、客体は上演されているかのように研究される。ここで研究されているのはアイデンティティであり、それは客体が上演され、操作され、遂行されるときに持ちうるものだ。

　文献には、**パフォーマンス**という言葉についてのたくさんの議論がある。この言葉は、舞台だけでなく、困難な課題の達成や話された言葉の実践的な効果とも共鳴してきた。私はこれらの共鳴を望まないし、参加していない議論を本書に背負わせたくはない。しかし、**文献**で盛んに行われている論争に押しつぶされることはもちろん、その一部になることとす

前にもあった。厄介な状況だ。彼女に話をさせなくてはならない。質問に対する意味ある答えがなければ、どこから次の診断作業をはじめればいいのか推測することすら望めない。

　臨床が先導しない医療分野もある。がんについては、ひとたび病理医による顕微鏡画像が利用できるようになると、それが臨床での物語を凌駕する傾向にある。肺、肝臓、乳腺、その他多くの器官から生体組織がとられ、顕微鏡を通して小さな組織片が検査される。病理医が診断するのだ。いくつかの疾病については、患者が訴えるかもしれない病状が現れるよりも前に、これが行われることすらある。オランダや他の多くの国々では、子宮頸がんを早期発見するために定められた年齢の女性に子宮頸部細胞診が提供される。このように、がんを扱う医療では病理学がもっとも重要なものとなる。

　しかしながら、医療の大部分においては、とくに下肢動脈の動脈硬化を扱う病院では、病理学はこのような強い立場にはない。むしろ、外来診察室の実在が先に来る。このことは、患者の物語がつねにそのまま受け止められるということを意味しない。しかし、患者の物語は必ず、動脈硬化を診断し治療するために進むための道筋を、開いたり閉じたりする。

　血管外科医が「さて、仕事は何をしていますか？」と、四〇

らも望まないのであれば、また、自分の文章が自分とは異なる関心によってすり潰されるのを望まないのであれば、何ができるだろうか？　流行り言葉《バズワード》を避けるのは有用かも知れない。相対的に無垢で、より少ない課題とだけ共鳴する、他の言葉を探すこと。私は、一つの言葉を見つけた。別のところで、かつて**パフォーマンス**という言葉を使ったこともあるが、本書からは注意深く取り除いた。その代わりに、私は**実行する**（enact）というもう一つの動詞を、参照をつけることなく用いた。まさに、その言葉をできる限り新鮮なものとして読んで欲しいからだ。実践において、客体は実行される。

　客体の実行について語ることは、客体について語る他の方法に基づきながらも、そこから逃れることである。なかでも**構築**という言葉はよく知られている。一九七〇年代後半から九〇年代初頭にかけて、客体は、力動的心理学における主体の研究と類似した方法で主題化されていた。この時期、**構築**という用語が広く使用され、**形成**という用語も頻繁に見られるようになった（二例だけを挙げておこう。エドワード・ヨクセンの「遺伝病の構築」（Yoxen 1982）、セシル・ヘルマンの「心理、身体、社会——心身病の社会的構築」（Helman 1988））。**構築**という言葉は、客体には固定的な所与のアイデンティティはなく、徐々に存在になりはじめる、という見解を広め

代前半の男性であるゼンダーさんに話しかける。ゼンダーさんは、私がこれまでに聞いたことのない仕事の名前を答える。外科医も聞いたことがないらしく、「ええと、私はその仕事を知らないのですが、でも、それについては説明しなくてもいいです。ただ、教えてください。たくさん歩かなければならない仕事ですか?」と聞いた。「いいえ」と患者は言った。「ほとんど座っています。しかし最近になって、足の痛みのせいで、歩くための理由を見つけようとしていることに気づきました。三階までいくとか、そういうものです」。「なるほど。家で座っているときはどうですか?」「ええと、何かをしている限り問題ないです。たとえば、皿洗いをして、子供を寝かしつけ、テレビの前のソファーに座る。すると、痛みはじめるんです」。外科医は、ゼンダーさんを検査台に呼びながら言う。「再確認するためにざっと見ます。ですから、私が検査すらしなかったとは言わないでください。一つだけ言います。確かに足が痛むのでしょう。でも、あなたの足の動脈は問題ありません」。

血管外科医の外来診察室では、それははっきりしていた。この物語は動脈硬化のものではない。重篤なケースでは、動脈硬化の患者は休んでいるときにも痛む可能性がある。しかし、その場合、歩いている

るために使用された。まだ安定していない幼少期には、アイデンティティはまさに争われているものであり、移ろいやすく、変容に開かれている。しかし、ひとたび成長したならば、客体は安定するようになる。(誰もが参照し、私もそうする) 転換点となる論文の一つが、『実験室の生活』(Latour and Woolgar 1979) である。この本は、実在が固定された特徴を持つと仮定された場所から遠ざかろうと試みる。「科学的活動は、「自然について」のものではない。それは、自然を**構築**するための熾烈な戦いだ。**実験室**は、構築を可能にする作業場であり、生産的な力の束である。ある言明が安定化するたびに、それは毎回(機械、記述装置、技術、慣例、予見、演繹、計画といった見かけをとって)実験室に再導入され、異なる言明間の差異を増加させるために使われる。物象化した言明を問い直すコストは極端に高い。実在は分泌される」(Latour and Woolgar 1979: 234)。美しいイメージだ。分泌腺がホルモンを分泌するように、実験室は実在を分泌する。しかし、客体のアイデンティティを変えるためのコストはいつでも高いという考え方は、九〇年代に足場を失いはじめた。この頃には、こんな文章も出回っていた。「物質は、ときにそう見えるほどには、頑丈で耐久性があるわけではない。もしそれがまとまることがあったとしたら? なるほど、それは、素晴らしい

ときにより足が痛む。休んでいるときに痛む足を動かす機会を探すのであれば、問題があるのだろうが、その問題は血管外科医によって和らげられるものではない。痛みがどこから来ているのかを尋ねられたら、彼は肩をすくめて知らないと答え、家庭医のところに戻るように患者を差し戻す。動脈硬化に特有の症状を患者が話したときにだけ、血管外科医は患者が感じている疾病を見つけるべく、身体所見の診察をはじめる。

複数の客体

疾病が実行される際に、実際に行われることを括弧に入れずに強調するならば、下肢に動脈硬化を持った患者を診断する際に、病理学が基礎をなすわけではないことが明らかになる。病理学が役割を果たすとすれば、それは後付けとしてである。臨床でのよく練られた問診の方がはるかに重要であり、先導している。では、このことの帰結は何だろうか？　このことに「単なるプラグマティックな」意義を置く人もある。あるいは、実際に行われることの括弧を外し、その存在を認め、それに注意を払ってもなお、それを劣位の問題と見なす人もある。それは、最新技術と関係があり、知ることの可能性を限定する何かではあるが、身体の実在ではない。このように主張する人は、病理学が医療実践の基礎ではないとしても、やはり肥厚した血管壁が症状の原

達成である」(Law and Mol 1995: 291)。

(しかし、これを誰が文献に取り込み、引用として再び引き出してきているのか？　ええ、それを行っている私は、著者の一人だ。自分の昔の著作であったとしても、引用は、後に書く文章を位置づけるのに役立つのだろうか？　あるいは、文献と関連づけることは、**文献**と**著者**が相互に分離した、異なる二つの、境界を持った排他的な存在者である場合にのみ意味を成すのだろうか？　判断はあなたにお任せします。これ、うまくいっていますか？)

九〇年代に様々な場所で、客体は徐々にその後に維持するアイデンティティを獲得するだけではないという考え方は、この新しい考え方によって脇に押しやられたり、補われたりするようになった。客体のアイデンティティを維持することは持続的な努力を必要とする。時の経過とともにアイデンティティは変わるかもしれない。このことが**文献のなか**にあると主張しようとするならば、ここでチャリス・カシンズに言及しない理由はない。彼女は、客体にダンスをさせる。彼女の論文のタイトルだけでも、私が伝えようとしていることを十分に物語っている。「存在論的な振り付け」(Cussins 1996) は進行中である。本書は、(ジョン・ロー (Law 2002) が使う意味での) **客体の脱中心化**の過程の産物であり、症候であり、要素だ。それは、たんに客体に論争的で

因なのだと言うのだろう。
　問うべきなのは、本当にそうなのかということだ。注意して欲しい。私は、この問いに率直に「イエス」か「ノー」かでは答えない。疾病／病いの区分を乗り越えた民族誌家は、身体について語るだろうが、孤立した身体について語るわけではない。だから、私はここで、身体の**内側**にある血管壁と症状の関係については語らない。私は、頑なに「実行された実在」を研究し続け、もう一度民族誌的にこの問いにアプローチする。

　病理学の専門研修医が指導医のところにノートを持っていく。「すべてチェックしました」。彼は言う。「切断面の細胞は良好です。十分に高いところで切断が行われたと言えます。皮膚細胞は長期にわたる深刻な酸素不足を示しています。最悪な状態です。内膜は肥厚しすべての横断面はまさしく病気の血管のものです。内腔はほとんど残っていません」。指導医がノートを見る。詳細についていくつか尋ねる。専門用語のちょっとした誤使用にコメントが付く。それから言う。「オーケー、スライドを最後に見てから、レポートにサインするよ。スライドも承認されて幸せだろう」。

偶発的な歴史を与えるのではなく（客体は少し前にそれを獲得している、**構築**という概念とそれに関する物語によって）、複雑な現在をも与える。現在では、客体のアイデンティティは移ろいやすく、場所に応じて異なりうる。本書は、社会学的、より正確には民族誌的な研究方法を用いることによって、これを行う。舞台の上の客体のアイデンティティの多様なパフォーマンス、あるいは実行を記述することによって。
　このようにして、目覚ましい変化が達成された。社会科学的な仕事の方法は、かつて自然科学の特権的な研究対象であった物質性を包含するために拡張された。人間主体と自然の客体の間の境界線は破られた。しかし、物理学が世界を支配したり、遺伝学が私たちすべてを説明したりすることを許されているのと同じではない。ここで（真剣に）プレイされているゲームは、反対の動きを作りだす。（人間）主体と同じように、（自然の）客体は起きた出来事や上演された劇の諸部分によって枠づけられている。客体がリアルなのだとすれば、それは客体が実践の一部だからだ。客体とは、**実行された**実在なのだ。

主体／客体2
「病い」を自らの研究対象として発明して以来、社会学は、身体を蝕む疾病についての知識に、人々に病理学はすべての医療行為の基礎ではないだろうが、このようなケースでは、行われたことを判定する。休んでいるときでも患者は苦しんでおり、皮膚の状態が非常に悪く、循環系に改善の余地がなかったため、外科医は切断を行った。患者の下肢は切除された。このような特定の状況でのみ、病理学は実践される。病理学は臨床に続く。しかし、それはほんの少し後のことだ。たったの数日後。だから、臨床と病理学の対象は比較されうる。診察室における痛みと病理部における肥厚した内膜は、お互いのうえに位置づけられる。それらは、両方とも深刻である。一方における動脈硬化は、他方におけるそれと同程度だということがわかる。臨床と病理学の対象は**一致する**。

　臨床と病理学の対象が本当に一致しているのかを調べるために、両者は関係づけられなければならない。それはいつ起こるのか？　いつ、臨床と病理学の動脈硬化は関連づけられるのか？　歩行時に痛む患者の治療方法を決定するプロセスでは、それらは関連づけられていない。しかし、血管の組織片が利用可能になるとすぐに、つながりを作ることが可能になる。それから、横断面を作成し、少し前に診察室で語られた症状と同じくらい血管壁の肥厚が目立つのかを問うことが可能になる。おそらく、こういう流れだろう。臨床と病理学の対象は一致することもある。しかし、そうならないこともある。

生きられた病いの知識を加えようとしてきた。哲学者も、精神と身体について同じように関心を組み立てる傾向にある。希望は繰り返される。社会心理的な主体と自然の客体は、ともに関心を向けられるべきだと。ここに八〇年代初頭からの引用がある。「現在、私たちは、疾病へのアプローチを広げる必要性と挑戦に直面している。生物医学的アプローチの圧倒的な利点を犠牲にすることなく、心理社会的なものを含みこむ必要がある」(Engel 1981: 594)。

　追加は何度も繰り返し主張される。心理社会的な洞察が生物医学的なアプローチに付け加えられなければならない。しかし、これは医療に対して、人間の主体性を無視しないように要求する唯一の方法ではない。他の方法もある。それは、たとえばマーク・サリバンがタイトルに用いた問いに対する回答のなかに現れる。「現代医療はどのような意味で二元論的なのか？」(Sullivan 1986)。患者の主体性は、医学的な探究の**客体**に加えるのとはまったく異なるやり方でアプローチされるべきだと、サリバンは主張する。知るということの例として、知識の**主体**としてアプローチされるべきだというのだ。サリバンによると、現代医療は二元論をデカルトからではなく、「クサヴィエ・」ビシャから継承している。ビシャは、近代病理学の発祥の地に位置づけられる。ビシャの著作は、病理学が医学の基礎的な地位を占

病理医：もしそんなに動脈硬化に関心があるなら、先週ここに来るべきだったよ。あの患者さんは、七〇代の女性で、腎臓に問題を抱えていた。それも深刻な。だから、彼女は入院した。で、次の日、亡くなった。バン！　一瞬の変化だったよ。腎臓専門医は愕然とし、もちろん家族も同じだった。それで私たちが検死をするように頼まれた。信じられなかった。すべての血管系が動脈硬化していたんだ。腎血管の一つが閉塞していて、もう一つの方もほとんどそうだった。彼女の腎臓がまだ何かしていたのが不思議なほどだった。どこから血液を得ているのかわからないんだから。私たちが摘出した他のすべての動脈も多かれ少なかれ同じだった。すべて石灰化していた。頸動脈、冠動脈、腸骨動脈、すべてだ。肥厚した内膜と小さな内腔。彼女は症状を訴えたことがなかったんだ。まったくね。胸の痛みも、間欠性跛行も、何も。私たちは、確認のために彼女の家庭医に電話した。彼は、彼女は咳とかのために来ていたと言った。高血圧も。でも、動脈硬化を疑うような症状ではなかった。

病理医はこの患者をよく覚えていた。彼女の状態が彼を驚かせたからだ。病理医は、具合の悪い血管壁は症状を引き起こすと考えていた。しかし、理由がなんであれ、この見込みはつねに実現されるわけではめるに至った一九世紀初頭を特徴づけている。そうサリバンは主張する。「ビシャにとって、医療の主体と客体は、同一の個人のなかの異なる二つの実体ではなかった。それは、二つの異なる個人だった。一方は生きており、他方は死んでいる。知る者と知られる者は認識論的に区別されている。医師は知る者として仮定され、患者／遺体は知られる者として仮定される」(Sullivan 1986: 344)。

解剖室が疾病についての真理が語られうる場所になる時、患者は沈黙させられている。「ここでは、自己解釈や自己知識という**活動**は、精神的な実体としてあるのではなく、身体から取り除かれている。近代医療によって知られ、癒される身体は、自己を認識していない」(Sullivan 1986: 344)。裁定は、ビシャの著作から「近代医療」にまで引き延ばされている。この二元論は、臨床医学の誕生に伴って出現したエピステーメーや知の様式から離れていないからだ（これくらいでやめておくが、最後の文には**暗黙の**参照が含まれている。その本についてもう少し明確にしておいた方がいいだろう。それは、サリバンの分析を含めたものすごく多くの著作に洞察を与えた本、ミシェル・フーコーの『臨床医学の誕生』(フーコー 一九六九 (1973)) だ)。サリバンは、私たちは近代から離れていないと主張する。病院で組み立てられるすべての知識は今でも身体を参照してない。ここで引用した病理医が、これが観察者にとって興味深い現象だとみなしたことは正しい。

病理学の動脈硬化と臨床の動脈硬化の関係が作られたのであれば、実践においては、両者の対象はたまたま一致していたのだろう。だが、これは自然の法則ではない。まったく症状を訴えなかった患者が、検死の後に重篤な動脈硬化だとわかることもある。このようなケースでは、診察室と病理部で実行された対象は位置づけ合わない。それらは**衝突する**。一つの動脈硬化は治療の理由であったのだろうが、もう一つの動脈硬化については誰も心配すらしていなかった。このような場合は、病理学と臨床の対象は、同一の存在者の複数の側面ではありえない。それらの性質が、そもそも、同じではないのだ。それらは、異なる客体だ。

説明が求められる。患者は痛みに苦しんでいたが報告しなかったのか？　彼女はつねに座っていて、歩行を避けていたのか？　彼女の病状は、代謝が自己適応できるくらいゆっくりと進行したのか？　病理学と臨床の対象の差異を説明することが可能なこともある。しかし、異なる「動脈硬化」の衝突が説明できた場合でも、説明して終わりにすることはできない。衝突は、その後の成り行きに影響を与える。必然的に、実践的な結果が導かれる。同じ名前で通っている二つの対象が衝突するとき、実践においては、一方が他方に優越することになる。

おり、身体の表面に現れた症状は、下層にある組織の逸脱を指し示している。医師が診察室で症状について聞くとき、彼らはそれを病理部で患者の組織が検査されたら目に見えるようになる逸脱と結びつける。これは、身体が遺体になっているか、少なくとも、生きている身体から切り離された組織自体が疑いなく死んでいるときにのみ可能である。

ここに、主体／客体の第二の区分が現れる。知る主体と知られる客体の区分だ。この区分は、第一の区分と平行に走っていない。人間科学の誕生以来、（いわゆる自然の客体と入念に切り離されていようがいまいが）人間主体は、知識との関係で二つの位置を占めていた。知識に対して主体であるか客体であるかという立場だ。この区分からどのように逃れればよいだろう？　「患者に対する臨床的－病理学的アプローチの欠点を是正するあらゆる試みは、医療的な身体に精神をあいまいな形で再統合することに取り組んでいるようではいけない。むしろ、自己を知り、解釈する患者の能力を私たちの疾病の定義に再充当することに関心を持つべきだ。可能な限り簡潔に言おう。患者にとっての障害の意味は、まさに疾病としての障害という定義に組み込まれていなければならない」(Sullivan 1986: 346)。

ここでは何か複雑なことが起こっている。（サリバンのような）批判者が、医療は知識の客体の口を

血管外科医：まったく、そんなこと、考えつきもしませんでした。そこら中の具合の悪い血管をすべて見つけるために、すべての住民を調べたりすることなどありえません。そんなことをして、すべての患者を手術すれば、莫大なお金がかかる。それに、より重要なのは、あまりにも多くの犠牲者を作り出してしまうことです。症状が重い人については、病状を改善できるかもしれない。しかし、症状がなかったり軽かったりする人には、得るものはほとんどない。依然としてリスクを抱えているとしてもね。ときに手術は状態を悪化させる。それに手術で人が死ぬこともある。だから、人々の生活が改善しないのであれば、切ることはない。

病理学の対象が臨床の対象と衝突する限り、このことは、発見されない肥厚した血管壁にとってとても良くないことだ。動脈硬化した下肢動脈を扱う現在の実践では、臨床的なやり方が勝つ。Z病院の誰も、地域の全住民のなかから、肥厚した内膜と小さな内腔を持つかもしれないにもかかわらず、まだ外科的な治療を受けていないすべての人々をふるいにかけることはない。下肢動脈の動脈硬化の発見は、臨床的な筋道にそって組織されている。医師のもとを訪れ、歩くと足が痛いと言ったときにのみ、はじめてあなたは血管外科医の患者になる。

封じていると繰り返し主張するとき、患者の言い分が妥当でないということが、同じくらい何度も事実として主張される。かくして、事実は強化される。ここから逃れるための別の方法がある（ここで、フーコーをもう一度参照することは適切である。彼は、支配的な思考方法から逃れるための非批判的な戦略を見事に主張し、彼自身もそれに参与した。たとえば、彼は、「性的抑圧」を批判することは、革命的な行為ではなく、一九世紀後半から私たちがともに生きてきたセクシャリティの配置のもう一つの表現に過ぎないと主張している。この配置においては、セクシャリティは野生動物であるかのように手懐けられ飼い慣らすように促される（フーコー 一九八六（1981））。病理学の上に築かれた医療から逃れるために、実践において、医療が本当に病理学に基づいて**いる**のかを考えるのはよい方法だろう。この方法は、病理学の基礎を成す役割を**批判する**代わりに、疑問に付すこと、**疑う**ことを示唆する。教科書に書かれた医学知識に取り組むのではなく、医療実践において何が起きているのかを分析することを示唆する。サリバンは、知られる身体に知る患者を加えることでビシャの疾病の定義に挑戦しようとした。それよりも私は、知識とそれに伴う実践の関係についての想定を疑うことによって、ビシャの疾病の定義に挑戦してみたい。一方に知る主体があり他方にしたがって、病理学はすべての医療実践の基礎ではなく、この疾病の検出においては臨床が先導するという事実は、単なるプラグマティックな問題ではない。この事実は、間違いなく実在に触れている。このことは、症状を血管壁の厚さ**よりもリアル**にするのではない。しかし、この事実は、症状を特定の場所において**実在と見なされる**ものへと変える。**顕微鏡の下では**、下肢動脈の動脈硬化は、肥厚した血管壁の内膜であるのだろう。しかし、**ヘルスケア・システムという組織のなかでは**、それは痛みである。歩行に伴う痛みであり、何かできることはないかと医師を訪ねることを決断させるほどに、患者を苦しめる痛みである。

どの場所で？

疾病が実行される際の実践的な詳細が括弧に入れられた場合、疾病は身体の内側に位置づけられる。足や心臓、大動脈や下肢動脈、鼠径部や膝の近くに。解剖学は**どこ**の具合が悪いのかを告げるのを助ける。解剖学は、身体について語るための重要なトポグラフィックな言語だ。それは、病理医が解剖する際に用いるだけでなく、診察室でも使われる。「どこが痛みますか？」外科医はしばしば患者に尋ねる。Z病院を訪れる患者の多くは、この問いに答える方法を何らかの形で学んでいる。患者は身体の痛む場所を指でさす。医師は、このような応答を

知られる客体があるかのように医療を研究することをやめたとき、それでも病理学は本当に基礎的な役割を担っているのだろうか？

私がサリバンについて話しているのは、動脈硬化の診断において病理学が占める場所を吟味し、外来診察室で話されたり行われたりしていることと対比するときに私は何をしているのかを、文献との関係において示すためである。私は、本当に患者が沈黙させられているのか、病理学は基礎をなしているのかを知ろうとしている。そして、医師が知っていることや患者の自己知識に何が起きるのかを調べる代わりに、実践に組み込まれている知識を分析することによってこれらの主題に取り組んだ。実践に組み込まれた知識は、主体にのみ住まうのではない。建物、メス、染料、机にも住まう。そして、デイヴィッド・アームストロングが、医療実践における資料の組織化がいかに疾病の実在を作り出すのかを鮮やかに示した論文のなかで述べるように、患者記録のような技術にも住まう。アームストロングが、もはや病理学は基礎を成していないと主張するのは、実践において疾病は身体の様々な層（表に出ている症状と表面下にある組織の損傷）に投影されていないからだ。その代わりに、疾病は時の経過を伴うプロセスとなっている。「記録がつけられる前は、すべての患者、すべての「接触」は、単独の出来事だっ

解剖学用語に翻訳し、「下腹部の左」とか「後下腿部の右」と患者のファイルに書きつける。

しかしながら、実践的な詳細にしつこく注意を払う民族誌家は、もう一つのトポグラフィクな言葉を必要とする。あるいはもっとたくさんの。実在が場所によって別様に実行されるならば、**どこ**がこれらの場所かという問いに、身体の部位を指さすことによって答えることはできない。医療における複数の実践的な詳細は、他の場所で見つけられることになる。しかし、どの場所で？ 私はこれまでにいくつかの指摘をしてきた。私の観察は、オランダの中規模都市の大学病院であるZ病院で行われたと述べた。そこは特定の場所だ。しかし私はまた、病院を病理部と外来診察室の二つの場所に分けた。しかしながら、動脈硬化は、他の場所、異なる種類の場所でも実行される。

私たちは、動脈硬化の検出は人口のスクリーニングを通してではなく、患者を待つことによって進められることを見てきた。この説明は、**どこに**当てはまるのだろう？ Z病院に。確かにそうだ。でも、オランダ全体にも当てはまる。さらに、それよりも大きい領域にも当てはまる。待つという政策は、すべての西欧諸国における動脈硬化の発見を特徴づけている。あるいは、コスモポリタン医療や逆症的な医療が実践されているすべての国においてだ。しかし、このような大きな領域では、当然、例外を見つけることもできるだろう。そして実際、そ

た。診察における「既往歴」はあったかもしれないし、医師は重要な過去の出来事を覚えているかもしれないが、過去と現在は経験の異なる領域であった。しかし、出来事の時間的な関係が記された記録カードによって、時間は連結されるようになった。臨床的な不調は、たんに特定の直近の損傷に位置づけられるのではなく、過去が情報を与え現在に広がる病歴に位置づけられた」（Armstrong 1988: 217）。

アームストロングは、このことを一つの布置が次の布置に続く歴史的な系列として示した。しかし、これは私の企図とは異なる。明白な理由の一つとして、病理学は消え去っていないからだ。病理学は、何らかの形で、医療記録と共在している。しかし、興味深い点は、アームストロングが記録に言及していることである。彼は、記録を重要なものとして取り上げ、このような技術が生きられた疾病の実在とともに何をし得るのかを考えた。アームストロングの論文では、知識は精神に宿っていない。その代わりに、物質が能動的に実在の実行に参与している。記録、建物、メス。ならば、当然、遺体も。

遺体は、病理部の解剖室の金属製の机の上に広げられる。ちょうど解剖されるところだ。しかし、いくら沈黙していても、遺体は能動的だ。遺体は、誰かの人生がすでに終わっていることを告げる。遺体は死を告げる。そして、現代の病院では、これは治

の通りである。例外は、今までに私が話してきたことのなかに、Z病院という閉じた境界のなかにすらある。

その内科医はZ病院で働きはじめて三年になる。私が彼の背後の小さな椅子に座って二度目の朝のことだった。「まいったなあ」。一人の患者が去り、次のファイルを見たそのときに、彼はため息をつく。彼は、ため息の意味を説明した。「次の男性は、私が前任者から引き継いだ人なんだ。五〇代の、完全に健康体だけどノイローゼぎみの専門家で、私に身体の内側をひっくり返して欲しがっている。とくに、動脈硬化になることを恐れているんだ。私は、それについて何かできるような気がしない。動脈硬化の発現を防ぐためだったら、私にできるのは、たくさん動き、運動して、賢く食べて、タバコを控えるよう助言することだけだ。だけど、これは一通りの検査をする前にも言えることだ。それでも、私は彼が望むようにするよ。このことについて前回と前々回話そうとしたけど、あきらめた。彼が安心するために必要なら、検査をすることはできる」。

ここでは、まったく症状のない人が診断検査を受けることになっている。検査といっても血管壁の病理学的検査は行われない。かといっ

療の失敗を意味する。だから、病理医が鋭いメスを手に取って切開をはじめる一方で、遺体は担当医を失敗した者として、失望し、失望させるものとして実行する。自らの限界に突き当たった者として。比喩的な表現を用いるならば、遺体は担当医の失敗を**知っている**と言えるかもしれない。しかしここで私は、こういう比喩的な言い回しを使わない。知る遺体に対してだけではなく、知る医師や知る患者に対しても。いずれにおいても、それは「比喩的な言い回し」だというのが、私の主張だ。そしておそらく、私たちが遺体に与えることをためらう主体性を、医師と患者から差し引き、その代わりに埋め込まれた知識を分析することは、方法論的によい戦術かもしれない。

そしてこれは、知る主体と知られる客体の二項対立からの一つの出口だろう。知るという活動の範囲を広げること。知るという活動が埋め込まれている、机、メス、記録、顕微鏡、建物、その他の物や習慣にまで広げること。客体を**知る**主体について語る代わりに、次のステップとして、私たちは実践において**実行された**実在について語るようになるだろう。

て、臨床が先導しているわけでもない。診察室に入ろうとしている「患者」には症状がない。彼の足は歩行時に痛まない。だから、動脈硬化を発見し、診断する際に臨床が先導する領域は、固定されてはいない。それは、とても大きな場所だ。「逆症療法的な医療」が分布している領域は巨大だ。しかし、Z病院のなかでさえ、例外を見つけるのはこんなに簡単だ。

本書で「西洋医療」について語ることをやめ、他の大きな領域について議論しないのは、非常にたくさんの例外を省略してしまうことになるからだ。とはいえ、ここで私が語る物語は、Z病院だけで起きていることではない。この物語は、いくらかの変化、移行、個別的な修正を伴いながらも、ある程度、他の誰かによって、他のときに、オランダの他のたくさんの病院（ここで私が語る物語にはたくさんの**オランダらしさ**がある）についても語られることかもしれないし、また、病院があるところならどこでも語られるものかもしれない。だから、私の物語がおよぶ地域は、物語が位置づけられている地域よりも大きい。しかし、それはまた小さくもある。民族誌的顕微鏡のレンズを少し変えたならば、あるいは私の視界を少し横にずらしたならば、私は異なる物語を語るだろう。特異性が異なるだろう。しかし、変化しないこともある。それは、どんな疾病にも、それが実行される異なる方法が共在しているということ、異なるやり方で実行される疾病が共在しているということだ。どんな場所、どんなスケールでも、多重性が維持されるのは同じだ。

外来診察室で実行された動脈硬化は、顕微鏡を通して観察されうる肥厚した血管壁と対比される。しかし、外来診察室の統一性は自明ではない。それは、病理学との**対比において**統一体を形成する。ほんの少し近よってみると、臨床も対比に満ちているようにみえるし、今度はそれらの対比がさらなる研究の対象となりうるように思われる。臨床は、一つの場所ではない。

血管外科医：患者が語る物語のなかには、症状をぴったり言い表しているものもありますよ。あなたは一人で診断できるくらいになっているかと思います。しかし、身体所見の診察を行うことはつねに重要です。患者の痛みには多くの原因がありうる。患者は、どこかのパーティーやテレビからさえも、語る物語を聞き覚えてくるかもしれない。だから私は、注意深く拍動を感じる。皮膚を調べる。やはり通常は、問診の段階で、何を見つけることになるかわかっているんですけどね。しかし、物語が印象的だと思いきや、足が完璧に暖かく動脈が元気に拍動していることも、実際にあるんです。こういうケースは好きじゃないですね。私は、綺麗な、一貫した臨床像を好みます。

医師は問診の動脈硬化が身体所見の診察と一致しないことを好まない。しかし、ときにそれは起きる。このことは、まさに私が病理学と対照をなすものとして用いた臨床そのものが、均質ではないことを明らかにする。臨床は、一つの対象を実行しない。そこには、二つある。二つの対象。一方は会話を通じて実行され、他方は触診を通して実行される。両者の差異は、それらが実行する対象が一致する限り、関心を引きつけないかもしれない。しかし、互いに矛盾しているとすぐに臨床が二つの場所であることが明らかになる。問診、そして、身体所見の診察。

二つ？　違う。それぞれの場所は、今度はさらに、より小さな場所に区分されうる。延々とそれは続く。医師と患者の会話は、しばしば記述されるように、終わりのない多様性を表わす。社会学者はこれに関する本をいくつも書いてきた。もう一つの場所へ行こう。身体所見の診察だ。

何人もの外科医の仕事を見た後、私は「身体所見の診察」を要約するためにノートに目を通した。しかし、それはできなかった。医師が共通した身振りをしているのは間違いない。彼らは皆、拍動と両足の温度を感じる。しかし、ある人は、それぞれの足をしばらく持ち上げて、血管がうまく適応しているかどうかを確認するのに対して、他の人は決してそれをしない。もう一人の人は、ときどきそれをする。何人かの患者に対してのみだ。

どの場所であれ、いくつかの詳細を膨らませると、即座にそれはたくさんになる。動脈硬化を実行するやり方を数え、実行される動脈硬化を数える民族誌家は、無限の変異体（variant）を見つけることはない。単純に、一つの病院で起きる出来事の数には限度があるという理由からだ。しかしそれよりもはるかに早く、彼女の観察時間に限界が来る。しかし、この限界に至る前に、差異化は繰り返される。だから、私が述べようとするのは、二つ、五つ、あるいは七〇個の動脈硬化の変異体があるということではない。そうではなく、多重性があるということだ。疾病を実行することの実践的な詳細が括弧に入れられないままであり、オープンにされている限り、「動脈硬化」の多様性は増加する。

第三章　調整

局地的《ローカル》な特性

本書が用い、貢献しようとする社会科学は、慣習的な言葉の意味では「社会的」ではない。この物語は、人々と彼らの間の関係や、制度やそれが機能する方法や、社会と社会秩序を生み出す何かについては語らない。その代わりに、本書は実践についての物語であり、出来事についての物語である。さらに、本書は物語とさえ呼べないのかもしれない。ナラティヴが滑らかに進行しないからだ。その代わりに、私は切り離されたシーンのスケッチやスナップショットを提示する。それらのスケッチやスナップショットは、特徴や対比のポイントを明確にするために、それぞれ並べられている。スケッチにおいて、物は言葉と同じように、手は目と同じように、技術は組織の特徴と同じように重要な役割を果たす。異質な構成要素は一緒になって、私が**アテローム性動脈硬化症**について語ることを可能にする。疾病の社会的原因や社会的帰結についてではなく、患者や医師や他の関係する誰かがそれを知覚する方法についてでもない。動脈硬化そのものについてである。それは何で**ある**のか。

自然科学の隣に社会科学のための場所を作るために多くの困難を経験した人は、「動脈硬化とは……である」という文を見かけると、腰が引けるかもしれない。あるいは、腹を立てるかも知れない。このような文は、彼らがやっとの思いで獲得した領域が放棄されたことを示唆する。彼らにとっては、この不注意な「ある」は、大変な努力の末に立ち上げた警告が、すなわち、そこにある客体（object-out-there）を問題化することなく参照することはできず、参照する活動自体に注意を払うべきであるという警告が、浅はかにも打ち捨てられているかのように見えるのだろう。しかし、実在についての認識論的な理解から実践誌的な理解への移行の後に、動脈硬化とは何で**ある**のかについて語ることは、それがかつてそうであったものと同じではない。道の途中のどこかで、「ある」という言葉の意味は変化している。劇的に。この変化が意味しているのは、新しい「ある」は状況に埋め込まれているということだ。それは、動脈硬化が、どこでもこうであるとか、本質的にこうであるとか、それ自体としてこうであるとは言わない。単独で「ある」ものなどないからだ。**あるということは関係づけられているということだ**。何であるのかに関する新しい語り方は、実在を実行することに含まれる実践的な詳細を括弧に入れず、提示し続ける。

したがって、病理部の顕微鏡の下で、医療的介入の正否を判定するために、血管の欠片がひとたび身体から切り取られ、薄く切られ、着色され、ガラス製のスライドに固定されたときには、動脈硬化は血管の内腔の侵食と血管壁の肥厚で**ある**。しかし、外来診察室で外科医が「何をすべきか？」という問いに直面しているときには、動脈硬化は何か違うもので**ある**。それは、特定の量の運動の後に起きる痛みであ

システムかエピステーメーか

どのように社会は秩序づけられているのか。社会理論はこれを問うてきた。社会はどのようにまとまり、一つの全体を形作っているのか。ゴッフマンが研究したパフォーマンスはまとまっている。パフォーマンスは、それに先行するパターンを展開する。「あるパフォーマンスの間に開示され、別の機会にも呈示されたり、演じられたりする既成の行為の形式は、「役目」や「ルーチン」と呼ばれる」（ゴッフマン 一九七四：一八（[1959] 1971: 27））。これらの役目やルーチンは、結局のところ、かつてパーソンズが**役割**と呼んでいたものになる。それぞれに一貫している多様な役割が存在する。それらの役割が集まって、社会システムの一貫性を保証している。**社会システム**。まさにこの言葉が、社会がどのように崩壊を避けているのかという問いに対する答えを含み込んでいる。社会は、一つのシステムのなかにあるかのように、まとまっている。この点において、社会はちょうど身体のようだ。より正確には、パーソンズの時代に想定されていた身体のようだ。パーソンズは、**システム**とは何かを説明しようとしていたときに、身体がまとまる方法についての脚註を付けているのだが、それは一九四〇年代後半から五〇年代前半にかけてサイバネティクスの発明に参加し

り、歩行中の痛みで**ある**。それは、一本の、ときには両足の栄養の行き届いていない肌であり、足背動脈の微弱な拍動である。実践誌における「ある」は普遍的なものではなく、局所的なものだ。それは、空間的な特異化を必要とする。この存在論的ジャンルにおいては、動脈硬化は何であるかを告げる文は、それが**どこ**でそうなのかを明らかにする文によって補足されなければならない。

　したがって、表象的活動の重要性を強調するために社会科学者がかけてきた労力は、無駄になったわけではない。むしろ、より大きなプロジェクトのなかに取り入れられている。**実行**は正しい参照を打ち立てることだけの問題ではないという理由一つをとっても、やるべき仕事はまだまだあることがわかる。血管壁の肥大した内膜としての動脈硬化の実行には、描画や記録、造影や印刷という、表象に関わる技法が取り込まれている。しかし、それはホルムアルデヒドや染色液やメスやスライドや顕微鏡の問題**でも**ある。また、外来診察室で歩行距離を制限するものとして動脈硬化を実行することには、ファイルに書かれたメモが含まれている。「患者が報告した無痛歩行距離一五〇メートル」。しかし、それはまた医師が診察の際に患者の目を見る方法（あるいは見ない方法）や、家から公園まで歩く距離を見積もろうとする患者の試みも含んでいる。あるということは、表象されることや知られることだけではなく、想像可能なあらゆる方法で実行されるこ

ていた生理学者の手によるものである。

　しかし、社会は身体に似ているのだろうか？　当時、この考え方は激しく攻撃されていた。なかでもカンギレムは、差異を枠づける方法を明確にした学者の一人である。カンギレムによると、有機体に秩序を与える規範は、所与である。しかし、社会は、規範を能動的に発見し、設定しなければならない。カンギレムは言う。「とにかく、あらゆる社会的組織体の課題の一つが、その可能な目的をはっきり自覚することにあるという事実は［……］、社会的組織体が、厳密な意味で、内在的究極目的を持っていないということを明確に示しているように思われる。社会の場合には、規制とは、社会の機関とその行使の規範とを求める欲求である」（カンギレム一九八七：二三六（［1966］1991: 252））。しかし、近代社会は身体で**ある**のではないとしても、身体を**模倣**しているとカンギレムは考える。身体は、秩序と混沌、生と死の差異を特徴づける規範を保つことによって統合を維持する。これらの規範は多様である。病気の有機体の規範は、健康な有機体の規範とは異なるレベルに設定されている。しかし、もし規範がまったく維持されなければ、有機体は破壊されてしまう。すると、依然として物理と化学の法則に従っていたとしても、その有機体は生物学的には混沌になる。そして死ぬ。

とでもある。

ここで、「ある」という言葉は局地化《ローカライズド》された言葉として使われている。医療実践における存在《オントロジー》は特定の場所や状況に結び付いている。一つの医療施設においても、たくさんの異なる動脈硬化が**ある**。そうは言っても、その建物は、決して開くことのないドアによって棟に分けられているのではない。異なる形式の知識は、互いに孤立しているパラダイムに分けられているのではない。これは、病院の生活の偉大な奇跡の一つである。病院には異なる複数の動脈硬化が存在しており、それらには差異があるにも関わらず、複数の動脈硬化はつながっている。実行された動脈硬化は、一より多い――しかし、多よりは少ない。**多としての身体**は断片化されていない。たとえ多数であっても、それはまとまってもいる。したがって、問われるべきなのは、これがどのようにして達成されているのかである。病院で実行された様々な動脈硬化はどのように関連しているのか？　どのようにつじつまが合い、融合し、一体となるのか？　本章で、私は、多重的な一つの身体がどのようにしてまとまっているのか、という問いに取り組み、多様な**取りまとめ**[1]**の形式**を提示する。

一つの実在が勝つ

客体は局地的なアイデンティティを持つ。しかし、動脈硬化を研究

社会と身体は模倣的関係にあるが、規範によって社会を組織化することが唯一可能な方法ではない。カンギレムによると、規範を用いた秩序化は歴史的発明である。規範を発明した者たちは、それを発明と呼ぶ代わりに、社会における実証的な事実を発見したと主張した。「正常という言葉が出現した一七五九年と、規格化されたという言葉が出現した一八三四年との間に、規範的な階級が――イデオロギー的幻想の好例だが――自分たちが内容を決めた社会規範の機能と、自分たちによる社会規範の使い方を同一視する権力を勝ち取った」（カンギレム 一九八七：二二九（[1966]1991: 246)）。この考え方は、ミシェル・フーコーの著作のなかで発展された。「正常なものは、標準化された教育の創設と師範学校の設立にともなって教育の場に強制権の原則として確立される。それはまた、健康についての一般的な規範を働かせることを可能にする国家規模の医療専門家と病院の体制を組織化するための努力のなかで確立されるし、産業界の生産方式と製品の標準化においても確立されるのである。〔……〕監視と同様に、またそれとともに、標準化は古典主義時代のおわりに強大な権力装置の一つとなった」（フーコー 一九七七：一八七（1979: 184)）。

パーソンズは、医師による社会システムの維持への貢献についての理論を持っていた。そこでは、病

するために私が訪れた病院内の様々な場所は、完全に切り離されてはいない。病理部で解剖された下肢は、手術室からはるばるやって来る特別な配達人によって、手術前の患者の「臨床状態」が書かれた小さな紙とともに、運ばれる。病理検査の後、結果はまた別の用紙で担当医に返される。あらゆる患者に関するすべての書類は一つのファイルにまとめられる。サマリーは、特定の患者の動脈硬化を一つの客体にする。レターも同じである。ここに、家庭医に送られた、診断され、病院に入院し、手術され、退院した患者についてのレターがある。

名前　D・シェスター
患者番号　二八九二一三〇
生年月日　一九二一年四月一三日
住所　スモールタウン、ストリート三〇

先生、
上記の患者は、当院血管外科病床に入院していました。

入院状況
入院日　一九九二年八月一日
退院日　一九九二年八月八日

人が医療の助けを求めなければならないことは、病人役割の一部だとされる。医師は、それに続いて、患者の病的行動を是認したり、患者を仕事に送り返したりした。このようにして、医師は社会的統制を行使した。社会的義務を果たすことができないという言い訳を用いて、贅沢にも義務から解放されようと望んでいる個人から、医師は社会システムを守る。フーコーの**正常化**という概念もまた、ヘルスケアは社会秩序を維持するために重要だということを示唆している。しかし、フーコーの議論では、医師は統制しない。彼らは、人々をベッドに縛りつけることもなければ、立ち上がって仕事に戻ることを強制することもない。その代わりに、医師は正常性《ノルマリティ》の標準を設定する。何が正常であり、何が正常なふるまいなのかをはっきりさせる。医師はまた、正常な状態をもたらすために能動的に介入するだろう。しかし、裁判官とは異なり、医師は規範《ノルム》に従って生きない人々を罰することはない。正常性は法ではない。正常性の標準を何とかして満たすことができない人々は、**異常者**として、社会の縁へと周縁化される。異常者は、大抵の人が望まない場所、逃げ出そうと試みるような場所にいることに気がつくことになる。このように、「正常性」は、規則のように外側から押しつけられるものではなく、内側から、人々が能動的に欲望するような何かである。

入院理由　治療的介入
入院時の診断　間欠性跛行を伴う左総大腿動脈の狭窄
再入院　必要なし
既往症

増悪した間欠性跛行。左ふくらはぎに痛みがでるまでの歩行距離は二五〇メートル。安静時疼痛なし。高血圧以外の心疾患の既往なし。

病歴

一九八一　Y型人工血管置換術と左第五足趾の切断
一九八八　左右大腿膝窩動脈－大伏在動脈の自己移植バイパス手術
一九九二　高脂血症による左前頭頭頂葉の梗塞に伴う一過性黒内障

身体診察

左足の大腿動脈は触知可能。末梢側に拍動なし。右足は、足部を含めて拍動あり。左の毛細血管の再充満は右より遅い。

補足的診断検査　足関節上腕血圧比：左〇・六、右一・〇
超音波検査　左総大腿動脈の狭窄は五〇％以上
手術　一九九二年八月二日、左総大腿動脈に対する内腔摘除術。
術後経過　術後合併症なし。すみやかな離床が可能であった。足

　フーコーは、社会理論を組み立てる際に、パーソンズやその他のシステム論者について議論していない。その代わりに、彼は、（パーソンズのように、しかし彼を参照することなく）医療が社会の生命維持に必要であると主張しようとした。医療は、非常に特殊な社会的権力なのだ。「規範という権力は規律訓練を通して現れる。これは、近代社会の新しい法なのか？　むしろ、こう言いたい。一八世紀以降、規範は、法、言葉《パロール》と条文、伝統といった他の権力に加わり、それらに新しい限界を課した」（フーコー一九七七：一八七（1979: 184)）。規範の権力を打ち立てる際に、医療は決定的な学問分野である。医学的知識は、身体の秩序と社会の秩序を媒介するからだ。正常な人間と逸脱した人間が差異化されるのは、医学的知識においてである。「疾病」が有機体に住まう種としてではなく、有機体の逸脱状態として主題化されるようになったのも、一九世紀初頭以来形作られてきた医学的知識においてである。そのときから、医療は近代的な人々がそれに従って生きたいと思う標準を設定しはじめた。つまり、社会が有機体を模倣することを可能にしたのは、医療だった。そして、それ自体の知識もひとつにまとまった。医療は、論理的に一貫した**知の体系**であるエピステーメーになった。

　この知の体系は、社会から孤立した科学的活動の

関節上腕血圧比：左〇・九、右一・〇。良好な全身状態で退院。

概要

主診断　左総大腿動脈狭窄
副診断　なし
治療　総大腿動脈に対する動脈内腔切除
合併症　なし
退院場所　自宅
今後の管理　Z病院外来診察室

同僚としての尊敬をこめて

T・F・J・クサンダース博士、外科医
A・J・イエルストラ、外科専門研修医

この患者が苦しんでいたのはどんな種類の疾病か？　このレターは、いくつかの診断技術に言及しており、それぞれがこの問いに答えていた。既往症、身体診察、血圧測定、超音波検査。それらが、一緒になって一つの診断を裏づける。それらが示すには、この患者は左下肢の総大腿動脈に狭窄がある。こんなにも別々の診断所見を、一つの実践的な診察にまとめあげるこの並外れた協調は、どのようにして達成されるのか？

なかから生まれ、その後に社会に侵入したのではない。新しい知は、賢明な精神の産物ではない。それは、科学研究が新しい社会‐物理的環境で行われたときに現れる。フーコーは、革新を起こした力を一九世紀初頭に起きたフランスのヘルスケア・システムの新しい組織化に帰している。これが、臨床医学の誕生を引き起こした。疾病を見つけるために遺体の内側を切開することが可能になり、また、それが理にかなうようになったのは、このときに現れた特定の病院組織とともに起きたことだった。新しい病院組織について語りながら、フーコーは次のように述べている。「ここで起きたのは、この第三次空間化[2]を出発点として、医学的経験の全体がくつがえり、もっとも具体的な認知、新しい次元、新しい基盤にもとづいて定義されたということだ」（フーコー 一九六九：三五（1973: 16)）。医学的知識、つまり医学的認知そのものはその効果と同様、最初から社会的である。それはまた、物質的でもある。建物、機材、身振りを構造化する**言説**である。言説はまた、正常な有機体と病的な有機体を差異化し、そうすることで身体の一貫性と社会の秩序を媒介するのである。

連携と増殖

これ以来、医療が単なる医師と患者の個人的な問退院時のレターが書かれるはるか前へと、患者の旅程を遡ろう。この患者をどのように治療するのか、入院させるのかどうかの決定は、これからなされなければならない。というわけで、私たちはまた、外来診察室に戻ってきた。血管外科医が新しい患者を見ている。外科医は、机の上のファイルに患者の歩行距離と身体診察の結果を書き込んだ。どちらも重篤に見える。**臨床診断**は陽性《ポジティヴ》だ（疾病の存在にポジティヴで、疾病が見つからなかったことにネガティヴだ）。患者は歩行中の痛みを報告し、外科医はいくつかの血管の拍動が微弱なのを感じた。Z病院における診療のルーチンでは、今ではもう一つの診断技術が活躍するようになっている。外科医は、血管検査室が利用できるかを確かめるために電話をかける。検査技師に左右の足首と上腕の血圧を調べるように依頼するメモを書く。このメモを患者に手渡して告げる。「後で戻ってきてください」。この患者に同行すると、血管病を診断し、その輪郭を描くためのもう一つの様式に出会うことになる。

　検査技師がマンダースさんの上腕の血圧を測る。上腕の周りのカフを膨らませる。ゆっくりと空気を抜きながら、聴診器を使って肘の血管を聞く。膨らんだカフが血管の流れを止める。空気が少し抜けると、乱流の音が聞こえるようになる。これが、血液がカフを押しかえすことが可能になる瞬間だ。最高血圧、収縮期血

題ではないという考え方が文献からなくなったことはなかった。この考えはありきたりのものになり、私たち全員が知る自明の理となった。医療は社会的な企ての最たるものであり、知識と権力、科学と社会は絡み合っている。知識は物質的である。しかし、フーコーは別の面では放棄されてきた。医療が統一的な権力を持っているという主張や、有機体を模倣している社会は一つのエピステーメーにまとまっているという主張が放棄されてきた。近年、私たちはもはや、一つの秩序のなかで相互に一貫した規範が押しつけられているとは信じていない。それでは、私たちはどのようにこの確信を失ったのだろうか？

　そこに通じる道はいくつかある。第一の方法は、**構造**とそれが押しつける権力の一貫性から距離を取ることによってフーコーを放棄する。「パリでは、私たちはいまだに構造を信じている。私たちは、構造の絆を試さないように気をつけているからだ」(Latour 1988: 178)。真剣に検討されたらすぐに、構造は保たれているように見えなくなるだろうと、ラトゥールは主張する。どれだけ影響力を持ちうるとしても、（医療）科学はその秩序を社会に押しつける力を持っていない。これを主張する際にラトゥールが利用した事例は、まさに、科学的規律訓練が社会を変化させるに至ったものだった。それは、フランスの**パストゥール化**である。しかしこれは、パス

圧だ。より多くの空気が抜けると、音が再び消える。音が消えるのは血が邪魔をされずに流れはじめるポイントで、血流は心臓が鼓動する間、常にカフの圧力に逆らうことができるようになる。拡張期血圧だ。検査技師が、高い数値と低い数値の両方を紙に書き込む。

　彼女が大きめのカフをマンダースさんの足首に巻きつける。足首には聴診器は使えない。代わりに、小型のドップラー血流計のプローブが仕事をしなければならない。ドップラー血流計のプローブは超音波を発信し、反射を受信する。動いている客体が超音波を反射すると、発信された超音波より長い波長や短い波長になる。これがドップラー効果だ。プローブが取りつけられたドップラー血流計は、発信した超音波と受信した超音波の違いを聞き取れるようにする。検査技師は、血管を見つけるまでプローブを動かす。彼女がそうしている間、血流が超音波を反射しているので、私たち全員が音を聞くことができた。「シュー、シュー、シュー」。カフが膨らむと、この音は消える。収縮期血圧がカフの圧力に抵抗できるようになるとすぐに、音が聞こえはじめる。動き、血流、シュー、シュー。

足首の血圧が上腕よりも低いとき、そこまでの間で血圧が失われて

トゥールが一つの秩序を受動的な他者に押しつけたことの結果ではなかった。ラトゥールは、この変化に関わったすべての人々のそれぞれを能動的な存在者に変えた。フランスのパストゥール化を記述するためにラトゥールが好む理論的用語は**連携**だ。

　ワクチン接種の実践は、パリのウルム通りにあるパストゥールの実験室で設計され、フランスの農場を通して想像以上に速く拡散した。しかし、これは彼らの権力や科学性のためではなかった。そうではなく、パストゥールが自ら実験室と農場の間を移動しながら、実験室との同盟は農民にとって有利であることを関係者に知らせた。牛にパストゥールのワクチンを打つ者は誰でも、炭疽菌から牛を守ることができた。これにより、農民たちはパストゥールの実験室とよろこんで連携するようになった。しかし、誰もが農民と同じように連携を切望したわけではなかった。そして新しい科学的言説は、切望しなかった人々に自らを押しつける権力を持っていなかった。たとえば、開業医は、パストゥールから得るものは何もなかった。だから、彼らは連携しなかった。彼らは、患者に対する守秘義務を遵守することを重視し、誰にワクチン接種を行うべきか部外者に話すことを拒絶した。血清がはじめて製造されたときでさえ、医師たちはそれを処方しなかった。自分の患者を他の専門家に託すことになるからだ。開業医たち

いる。臨床診察室の無痛歩行距離や、病理部の肥厚した血管壁のように、血管検査室で打ち立てられた**圧力損失**も、患者の動脈硬化の重症度の基準となる。Z病院では、圧力損失は一つの指標、足首の血圧を上腕の血圧で割ったもので表される。この指標では、〇・九が基準値として使われ、それより低い数値は病気に分類される。

歩行中の痛みと血圧の低下が身体の内側でどのようにまとまるのかを説明する物語がある。肥厚した内膜も参加する。こんなふうだ。肥厚した内膜が血管の内腔を侵食すると、血流に対する抵抗が増す。これが、血圧の低下をもたらす。下肢の低血圧は、組織に十分な血を供給するには低すぎる。筋肉が動かされると酸素の供給が足りなくなる。その結果、酸素なしで糖分を燃やす筋肉が乳酸を作り出す。これが痛む。説得的な物語だ。では、支持できるだろうか？　できる。一人の患者において実行された様々な動脈硬化がすべて、多かれ少なかれ同程度の重症度である限りは。いや、もう少し厳格になろう。私たちは、マンダースさんの動脈の横断面については何も知ることができない。しかし、彼の症状と血圧の低下は検査されている。これらの二つの診断技術の結果が一致したとき、それらは協力して、マンダースさんの動脈硬化という一つの客体を実行する。

測定を終えると、検査技師は用紙を手に取る。マンダースさん

は、パストゥールの実験室が血清を市場で売り出した後、つまり自らが適切だと考えたときに自分の診療所で自由に使えるようになってはじめて、血清を「信じ」はじめた。

このように、「科学」は自らを押しつける権力を持たない。科学が広まるとすれば、それは実験室の外に科学と連携したアクターがいるからだ。そして、アクターたちは提供されたものを丹念に調べ、それらの断片を取り込むかもしれない。彼らは、大規模な構造や一貫したエピステーメーに圧倒されてはいない。ラトゥールは、代わりに**連携の連なり**について語っている。この連なりはネットワークを形成している。これらのネットワークは、長かったり短かったり、強かったり弱かったりする。ネットワークの一貫性は物質的で実践的な問題であり、論理は問題にならない。ネットワークの強さは連携を維持するものに依存し、ネットワークを妨害し断片化するために必要な活動によって定義される。「同盟の一貫性は、それを解体するために、いくつのアクターを呼び寄せなければならないのかによって明らかになる」(Latour 1988: 206)。

ラトゥールは、世界がまとまるのは実践的な連携の問題だと主張することによって、権力の論理的な一貫性を解体する。連携がどれほど遠くまで届くのかは、新しい配置の誕生によって与えられるもので

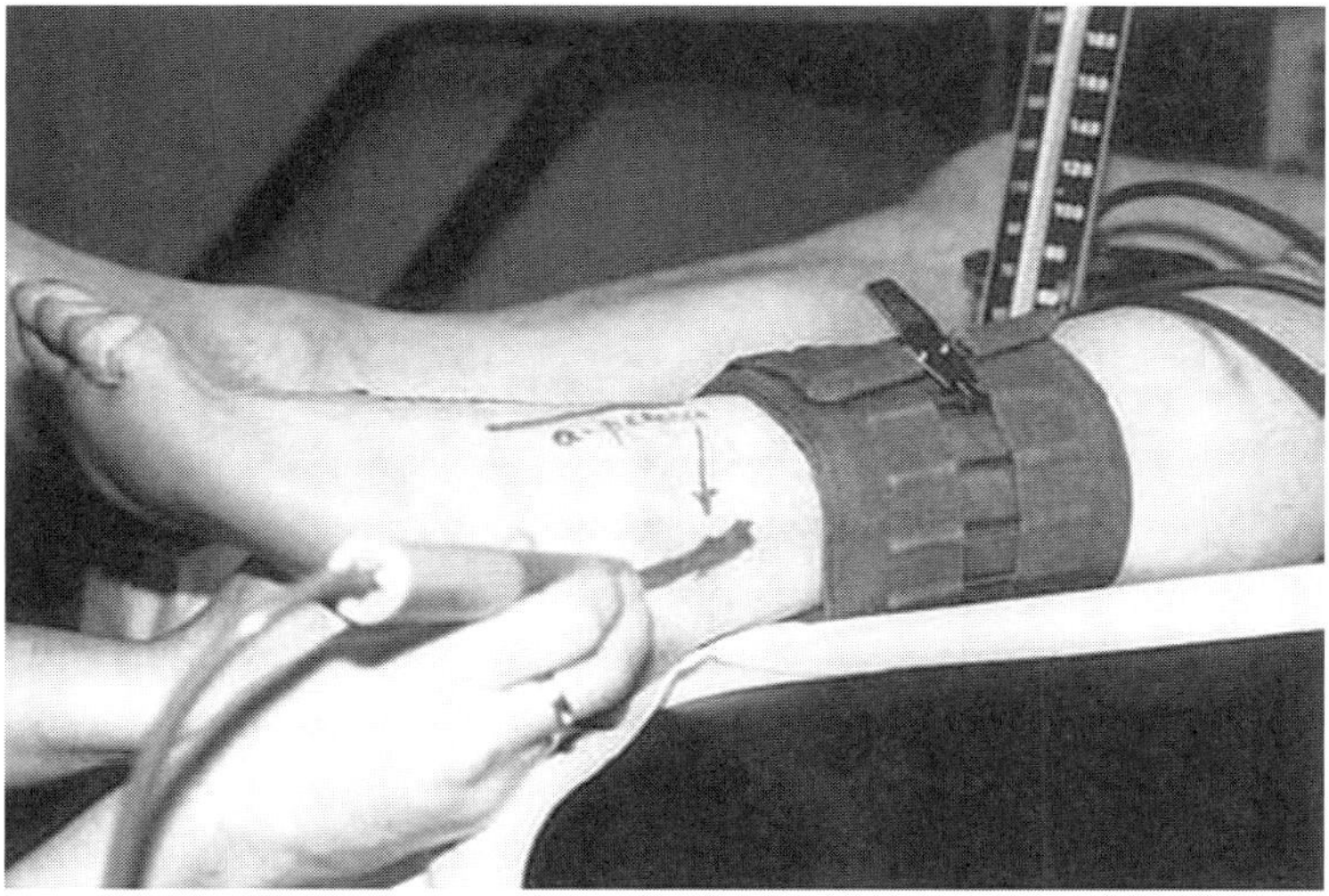

からプラスチック製の病院カードを受け取り、それを装置に通すと文字が印字され、マンダースさんの個人情報が用紙に記入される。それから検査技師は、用紙の適切な欄に検査結果を書き込む。彼女は間違いを避けようとする。だから、彼女は患者に確認を求める。「左足ですよね、マンダースさん？」マンダースさんは頷き、そうですと答える。それは左足だ。彼は微笑みながら付け加える。「ということは、私も血管の医者になれるかもしれないね。左足にあるって感じられるんだから」。検査技師は笑わない。「もちろん感じられるでしょう。私はあなたがちゃんと感じていることを測定しているんですよ」。

マンダースさんにとって、カフ、聴診器、それに心臓の鼓動に同調して変化する奇妙な音を立てるドップラー装置は、なかなか見応えのある技術だ。彼は、検査技師の作業を私と同じように注意深く観察する。医師が、彼の疾病について知るためにこれらすべての作業と設備の結果を必要とするならば、彼は鼻が高い。そう冗談めかす。彼は、自分の足の動脈にアクセスするのにいかなる設備も必要としない。感じることができる。

しかしながら、検査技師は彼女が測定することを感じることができるマンダースさんの能力を取り立てて評価しない。症状は単純に血圧

はない。エピステーメーと異なり、ネットワークは開かれている。ネットワーク内の要素は、ネットワーク外の他の要素とも結びつく可能性がある。ただし、このような外とのつながりは、内部のつながりと変わることはない。それらは、みな連携だ。それぞれの新しい、成功した連携はネットワークをより大きくする。しかし、ネットワーク内の一貫性と**論理的な**一貫性の差がどれだけ大きいとしても、「連携」について語ることは、均一化の効果を持っている。連携は、作られるか作られないかである。要素は、ネットワークの内側にあるか外側にあるかである。取りまとめは達成するか達成しないかである。ここには、それぞれの取りまとめに特有の**形式**はない。

フーコーを放棄する第二の方法は、まさにこの点において第一の方法と異なっている。第二の方法は増殖させる。一つの一貫した言説を記述したり、偶発的な連携の一つの大きなネットワークを追跡したりする代わりに、第二の方法は多くを区別する。**多くの何を？** この問いに対する多様な回答が文献ではなされている。増殖する多様な方法はそれ自体、隣り合って成立してきた。さらに複雑なことには、依然として言説と呼びうるものを増殖しているという意味で**フーコーの後を**追っている者もいれば、まったく異なる伝統を利用している者もいる。インテ

低下と関連している。それらはともに、身体の内側の奥深くに隠れている一つの疾病の兆候だからだ。彼が感じて、彼女が測る。身体の内部で、一方が他方を引き起こす。だから、この相互関連は自明だ。そうだろうか？　症状と血圧低下はしばしば一致する。しかし、つねにというわけではない。二つ目のシーンを見てみよう。

　一週間後、私は同じ検査技師と過ごしていた。患者（ここではソーマスさんと呼ぼう）が、検査台に横たわっている。ここでも、カフが膨らまされ、少しずつ萎まされる。再び、聴診器が腕の動脈の乱流の音を聞くために使われ、ドップラー装置が足関節の血流の速さを聞くために使われる。検査技師が数値を書きつける。彼女は足関節上腕血圧比を計算する。正常な範囲に収まっている。「何もありませんよ。まったく何も」。検査技師は、患者を安心させるように意図されたトーンで告げる。しかし、患者は安心しない。「それはおかしい」とソーマスさんは応える。「私は感じるんです。歩いているときにとても痛む」。検査技師は肩をすくめる。「うーん、どこも悪くないですよ」。ソーマスさんはしつこく断言する。「でもそれはおかしい。本当ですか？　私の感覚でしかないのは認めます。でも、それは**私の**感覚なのです」。彼のトーンは不信を表していた。失望。検査技師は明らかに話を終わら

レクチュアル・ヒストリーは、無限に枝分かれする一本の木ではない。むしろ、別の点では互いにまったく異なっている伝統の重複、共鳴、トピックの共有や交差が存在する。

　では、これらの広く散らばっており、同時に相互に関係深い文献を、どのように関連づければいいのだろうか？　リストを作ってみよう。増殖するもののリストだ。

　1．**社会的世界**について語る人がいる。社会的世界は、認知とそれについて話す方法を共有している人々の集団である。人々は、彼らが遭遇する出来事に似たような解釈を示し、似たような意味を与える。外科医とソーシャルワーカー、素人と専門家、科学者と臨床家は、異なる社会的世界に属している可能性がある（Strauss 1978）。

　2．世界の**ヴァージョン**を区別する人もいる。ヴァージョンは観点主義的であるという特徴を持っており、解釈の方法であるという点では社会的世界と同じであるが、人間の集団ときちんと重なっているわけではない。一人の人間は、物理学者であると同時に音楽家でもあるかもしれないから、物理と音楽という二つの世界制作の方法に交互に従事しているかもしれない（グッドマン二〇〇八（1978））。

　3．増殖するものの次の例、**フレーム**も、個人と合致しない。人々は、状況の特異性に応じて多様な

せようとして、イライラした口調で告げた。「ええ、では、あなたが感じていることのすべてを、医師と話し合われたほうがいいですよ」。

すべての自明性は消え失せる。患者の感覚と血圧測定の結果が相互に矛盾するとき、それらはもはや一つの客体の兆候ではない。痛みと血圧を関連づける物語はつまずく。どうすればよい？

この時点でも、客体の単一性を維持することは可能である。しかし、一つのシニフィアンは破棄されなければならない。患者と検査技師の双方がこの方向性で試みている。ソーマスさんは、測定に間違いがあるかもしれないと訝っている。痛みという実在を確信しているからだ。検査技師は、「彼女の」血圧の肩を持つ。ソーマスさんの感覚を「あなたが感じていることのすべて」に矮小化し、その感覚を扱う責任を喜んで医師へと差し戻す。医師はどうすればよい？　二つの相反する兆候は、共通の原因として一つの客体を持ち得ない。しかし、血管検査室から外来診察室に患者が持ち帰った用紙には、患者ファイルと同じ「ソーマス」という名前がはっきりと印字されている。名前が一つであるならば、身体も一つではないのだろうか？

このような一貫性を達成するために、相反する測定結果の間の序列が打ち立てられることがある。これはしばしば行われる。二つの事実

フレームを利用している可能性がある。たとえば、社会医学では二つのフレームを区別することができる。「人々を助ける」という目的によってまとまっている臨床的なフレームと、「客観的な病気」とそうでない人々を区別するという目的によってまとまっている管理的なフレームがある。これらの二つのフレームは、解釈の二つの方法でもあるが、同時に、行為の二つの方法、すなわち、質問をすること、専用の用紙を埋めること、身体所見を診ることの二つの方法でもある（Dodier 1994）。

4．それから**秩序化の様式**がある。秩序化の様式は、（「ヴァージョン」のように）もっぱら意味を秩序づけるのではなく、（「フレーム」のように）行為を秩序づけるのでもない。秩序化の様式は、思考する者／感じる者やアクターを中心に持たない。個人は、この様式とともに秩序づけられる。秩序化の様式は、組織、習慣、建物、技術、身振りに充満している。それはどんなものでも秩序づける可能性がある。秩序化の様式が秩序づけるものは、秩序化の様式そのものをある「様式」から他の「様式」へと変化させるものの一部である（Law 1994）。

これら四つの増殖するもののなかで、「秩序化の様式」がフーコーの「言説」にもっとも似ている。今示したリストを見てみると、主体の脱中心化をた

が互いに矛盾するケースでは、一方は他方よりも重視されるだろう。臨床的な症状と血圧測定の場合、次のように検査室が序列の上に来る。ソーマスさんが症状を訴えているにも関わらず彼の血圧が正常であるならば、彼は問題を抱えているのだろうが、その問題は血管に原因があるわけではない。痛みが何に由来するのかは再び問われなければならない。血管外科医は患者に言うだろう。「いいえ、ソーマスさん。大変申し訳ないのですが、私にできることはありません。とても痛むのを疑っているわけではありません。でも、私は血管の栓を抜くことしかできません。そして、あなたの血管は栓を抜く必要はありません」。こうして、オランダの外科医は、ソーマスさんを家庭医に差し戻すことになる。

主観的な「症状」と客観的な「検査結果」の間の序列は、まさに、臨床的な疾病を持つすべての患者は次の治療手段が検討される前に検査室に行く、というルーチンのなかに制度化されている。それでも、この序列は強固ではない。一貫性を打ち立てる他の様式もある。ときに、臨床が序列の一番上に置かれる。血圧測定は、必ずしも「信じられる」わけではない。

外科医が血圧測定について話している。「血圧測定を盲目的に信じるのは間違いだ。例外はつねに存在する。たとえば、糖尿病

どっていることがわかる。主体は、中心的な意味の付与者から、脱中心化された意味の付与者へ、更には分析によって中心化されたアクターへ、最後に多様な秩序化の様式のなかで遂行される存在へと変化している。しかしこのことは、「秩序化の様式」がたんに「言説」を複数化したもので、他のすべては同じままだということを意味しない。ジョン・ローは、彼が咀嚼したフーコーを放棄するために、いくつかのステップを踏んできたと主張する。そして、彼は読者にも同じことをするよう提案している。「私の提案は、言説という概念をダウンサイズして取り入れようというものだ。このことは以下のことを意味する。第一に、言説を社会的なもののネットワークに一連のパターンを与えるものとして取り扱うべきである。第二に、単数形の言説ではなく複数形の言説を見つけるべきである。第三に、言説を秩序としてではなく秩序化の試みとして取り扱うべきである。第四に、どのように言説が異なる構成要素のなかで、遂行され、具体化され、語られるのかを探究すべきである。そして第五に、言説がいかに相互作用し、変化し、そして実際、絶滅に直面するのかを考えるべきである」(Law 1994: 95)。

それでは、**言説**の後にどこに向えばいいのだろうか? 文献のなかには、進むべき二つの偉大な道がある。第一の道は、言説を一つの全体としてまとめ

の患者の場合、動脈が石灰化しすぎてカフで圧迫できないこともある。優れた検査技師はそのことに気がつくだろう。しかし、当然のことながら気がつかない者もいるし、その場合、測定を続行し、まったく意味のないふざけた数値を書き留める。そして担当医がその数値を見て、深く考えなければ、患者は血管に問題がないと誤って告げられる。彼の血管はすっかり石灰化していて、一部は閉塞する可能性があるほどであっても」。

　ときに、診察室が勝つ。検査室の測定結果は破棄される。そして、測定の実践的な詳細の**括弧を外す**ことこそが、それらを破棄する方法だ。身体についての知識を集める活動を隠すのではなく、身体についての物語にそれを含めること。たとえば、カフが膨らむときに動脈が圧迫されることが、血圧測定の成功の特異性に含まれていると述べることによって、そこで失敗している可能性があることを示すこと。患者の動脈が適切に圧迫されえないほど石灰化しているのであれば、血圧測定は価値を失う。機械から吐き出された数値に惑わされずに、そのような数値がどのように作り出されたのかを熟考するために、一歩退く準備ができていればこれを指摘できる。

　このように、身体の内側の客体は測定の実践性を**括弧に入れる**ことによって打ち立てられる傾向があるが、ときにこれはうまくいかない。

る**力**を疑うことから生まれる。この疑いは、小さな複数の力によって徐々にまとまっていく**ネットワーク**の発明に至る。この小さな複数の力こそ、分析者がそこにあると前もって仮定することはできないものの、それでも間違いなく指摘できるものである**連携**だ。もう一つの道は、言説がまとまる**程度**を疑うことによって切り開かれる。この疑いは、単一の秩序を複数化し、多様でありながら共在している……いや、**秩序**ではなく、プロセスを強調した用語である、相互作用し、変化し、消滅に直面している**複数の秩序化の様式**へと至る。

　本書は、フーコーの上に築かれつつも、フーコーから逃れようとするこれらの二つの方法によって提起された問いのいくつかと格闘するものとして読まれるかもしれない。第一の問いは、次のようなものとしてありうる。少なくともそれぞれの実証的な研究においては、一つのネットワークのなかで作られた複数の連携を追うことは可能かも知れない。しかし、二つやそれ以上のネットワークがある場合はどうだろうか？　ネットワークの**内部**の連携とネットワークの**間**の連携の違いをどのようにはっきりと示せるだろうか？　そして、さらに重要なのは、異なるネットワークが違った方法でまとまっているのであれば、連携には複数の**種類**が存在しているのだろうか？　そして、第二の問いは次のようなものであしかし、まさにこの実践性の括弧を再び外すことで、しばしば非一貫性の侵入は食い止められる。念入りに隠された実践性は、再び関心をむけられる。それによってギャップが説明できるのであれば、身体とその疾病の単一性は維持される。だから医師は学生に教える。検査を信用するな。検査はあなたたちを欺く。検査が行うことを学べ。検査の技術的な詳細に親しみ、信頼すべきときと破棄すべきときを知れ。これはすべての検査に当てはまる。あらゆる検査結果は破棄されうるし、説明されうる。

> 難しい血管病のケースが議論される週に一度の会議に、二人の外科の専門研修医が早めに来ていた。一人がもう一人を呼び、小さな紙を指差した。「これを見てくれ。イルヤスさんの血圧の測定結果を見たことがあるか？　ありえない。信じられない。この数値を見る限りでは、彼の足にはほとんど血がない。でも、彼はバイクに乗って一人で外来診察室に来て、何となく痛むと言った。信じられない。すこしの痛み。この数値だけについて言えば、まったく歩けない人がいることになるよ。痛みで泣き叫んでいる人が」。

ここでは、検査室の数値に基づいて、臨床診断が疑われている。確

る。何らかの秩序化の様式を、秩序化の**様式**たるものにしているものは何か？　それぞれの様式によって異なる方法の違いを示すために、どのような用語を使用できるのだろうか？　こうして、これらの二つの問いが、私に、Z病院における動脈硬化の異なる実行を**取りまとめる**形式を研究するように導いたのだ。

パラダイム

一九六二年、トマス・クーンは『科学革命の構造』を出版した（クーン 一九七一（1962））。引用しよう。「ある人が、科学者が原子論についてどう考えているのかを知ろうとして、有名な物理学者と化学者に、ヘリウム原子は分子であるのか、ないのか、と聞いたとしよう。二人とも躊躇なく答えたが、その答えは同じではなかった。化学者にとっては、ヘリウム原子は気体運動論に関して分子のような性状を呈するから分子であった。一方、物理学者にとっては、ヘリウムは分子スペクトラムを示さないから分子ではなかった。おそらく二人とも同じ粒子について語っていたのだが、彼らは自分たちの慣行を通してそれを見ていたのだ」（クーン 一九七一：五七（1962: 50-51））。

この物語によって、クーンは**パラダイム**の性質を描きだす。物理学者と化学者は異なる世界を生きて

かに、診察室ではイルヤスさんは、足に動脈疾患を抱えているであろう人として診断された。だからこそ、そもそも彼は血管検査室に送られたのだ。しかし、臨床像はそれほど劇的ではなかった。イルヤスさんは、まだ歩くことができたし、バイクを乗り回していた。彼は、痛みを訴えたが、それは苦悶するほどではなかった。しかし、彼の血圧測定の結果は極めて重篤な動脈硬化であることを示していた。

　一貫性のなさは、説明に値するほど大きい。何がこれを可能にしているのか？

　他の人たちが一人ずつ会議室に入って来る。年長の内科医が専門研修医に加わる。「ああ、確かにすごいね」。彼はうなずく。「でも、似たようなケースを前に見たことがある。おそらく、こういう人たちは本当に少しずつだけ悪くなってきたんだよ。筋肉の代謝が変化しているんだ。十分な時間さえあれば、適応はとても大きな役割を果たす可能性がある。それから、この患者は……、見せてみて。彼は糖尿病を持っているの？　糖尿病も留意すべき事柄だ。神経障害があるなら、痛みをまったく感じることができない可能性がある。針で足を刺しても、まばたきすらしないことも起こり得る」。

おり、単純だが極めて重要な問いに異なる回答をする。ヘリウム原子を分子と呼ぶのは、化学者の研究教育と実践（「慣行」）に合致している。しかし、物理学者の研究教育と実践には、合致しない。研究者は、異なるパラダイムのなかで働いている。**パラダイム**という用語が作られたことによって、クーンは、まずもって、**断片化された**世界から抜け出すことができた。すなわち、科学の構成要素を独立した**感覚与件**《センス・データ》に切り離す、ラディカルすぎる多元主義から逃れることを可能にした。クーンの時代の多くの科学哲学者は、**感覚与件**を、意味を欠いたものとして捉えていた。感覚与件は、文字通り、むき出しで素朴な感覚に与えられたデータだ。しかし、クーンによると、意味を欠いているものはない。データは、均質的な真空に浮いている孤立した存在者ではない。感覚は意味を成すものだけを認知する。それはつまり、以前の認知と合致するものや、それら認知についての意味を成すであろう理論と合致するものだけを認知するということだ。唯一の例外は、いつの日か新しいパラダイムに合致するまで周縁に残るいくつかのアノマリーである。

　このように、パラダイムはつながっていることを指し示す用語である。物理学のなかのつながりや化学のなかのつながり、アリストテレス派のなかのつながりを。しかし、まさにこれらのパラダイム内部臨床診断を実行するために決定的なのは、痛みを感じる患者の能力である。動きが遅くなっており筋肉が低い酸素レベルに適応している場合、患者は痛みを感じない可能性がある。そして患者は、長期の糖尿病によって神経系に障害があるときにも痛みを感じない。臨床の結果と血圧の測定結果の不一致は、痛みを感じる能力が限定されていることによって説明される可能性がある。しかし、ギャップを説明する可能性は他にもある。結局のところ、臨床診断は患者の身体だけでなく、問診にも依拠している。これをうまく行うのはとても難しい。

　会議の後、一人の学生が外来診察室の当番だった専門研修医に尋ねた。「イルヤスさんは、正しいオランダ語を話していました？通訳を挟んでいました？」専門研修医はため息を吐く。「ああ、それを考えると、彼は症状を控えめに申告していた可能性があるな。彼のオランダ語はうまくなかった。そして、僕はあまり時間がなかった。君は正しいよ。このようなケースでは、通訳を介せばよりうまくできるかもしれない。ええ、彼を入院させたらできるだけ早く彼と正確に話すようにするよ。家族の誰かに助けを頼む。それか、本当に、通訳を頼む」。

検査の結果と臨床診断の結果は、一列に並んでいると想定されてい

のつながりによって、パラダイム間の差異を明確に表現することが可能になったのだ。それはまた、すべての感覚与件が独立して浮いていると考えるラディカルな多元主義者の世界は、逆説的に均質的であることも明らかにした。科学的な理論が結びつけるはずだった感覚与件は、意味の欠如《デボイド》した場所という意味で、まさに真空《ボイド》から来るものである。そのなかには関連性もなく、そのため差異もない。**いくつか**の**データ**の間に、他のデータの間にない関連性を指摘することは、この同質的な科学の**全体**に亀裂を生じさせた。物理学と化学は互いに滑らかにはつながらない。それらの間には断絶がある。アリストテレスのパラダイムとニュートンのパラダイムに断絶があるのと同じだ。それらは共約不可能だ。もはや、データの個的な多元性と同質的な科学があるのではない。パラダイム内のつながりとパラダイム間の差異があるのだ。

　パラダイムの差異は感覚与件の差異とは異なっている。共約不可能性は、パラダイムの境界に渡河点がないことを意味しない。いくつかの事例では、**翻訳**は可能かもしれない。とはいえ、このような翻訳は言語スキルだけを必要とするのではない。そこに含まれる人間の感覚は、異なるデータも知覚できなければならない。人間の感覚は、**ゲシュタルト転換**を可能にするはずだ。そして、近代科学においてそ

る。しかし、ときにそうではない。だとすると、それらを協調させるために、取りまとめる作業が必要とされる。いくつかの質問がなされる。カフで圧迫されないくらい、血管が固かったのではないか？ 血液の欠乏がとてもゆっくりと起こったので、筋肉が適応できたのではないか？ 患者の神経に障害はなかったか？ 問診の際に医師と患者が用いた言語は、両者に相応しいものだったか、どちらか一方のみが堪能だったか。このような疾病を実行する際の実践性の特異性のなかに、二つの診断の一貫性のなさについての説明が見出されうる。二つの診断の一つが勝つ。負けた方は破棄される。こうして、一人の患者は一つの動脈硬化を抱えることになる。

複合的な絵

患者はつねに一つの動脈硬化を抱えるのか？ 個人の名前はつねに一貫した身体を伴うのか？ そうではない。もっと複雑だ。異なる検査が異なる結果を与えるとき、一方を破棄するのは義務ではない。二つの異なる技術の客体を、実際に異なる客体として理解することも可能である。そのような図式においては、**歩行中の痛み**と**血圧の低下**は、ともに患者を悩ますであろう問題とされる。問題の間には関係があるが、その関係は必ずしも線形とは限らない。それぞれの問題は独立している。

の傾向があるように、データが機材に依存するのであれば、これらの機材もまた翻訳を可能にするに違いない。ときにそうではないとしても。これは、意味の付与の問題ではなく、実験をすることの問題だ。これは、実践的な問題なのだ。イアン・ハッキングは次のように述べている。「新しい理論と古い理論は、まったくそのままの意味で、共約不可能である。一方の理論を測定するための機材が、他方の理論には不適切なため、共通した測定値を持たないからだ。これは科学的事実であり、これまで共約不可能性と関連づけられてきた「意味の変化」や他の意味論的な概念とは無関係だ」(Hacking 1992: 56-57)。

ハッキングによると、科学は統一されていない。「理由の一部は、現象は、根本的に異なる技術によって作られているからだ」(Hacking 1992: 57)。大量の技術は実在の多重化を引き起こす。科学の統一は、もはや、水平線のかなたの見通しとしてすらも、実現できそうにない。「私たちは、科学は最終的に統一されるに違いないと強固に信じていた。なぜなら、科学は世界についての真実を告げようと試みており、間違いなく世界は一つしか存在しないからだ(なんて奇妙な発言だろう。複数の世界を数えてみたことがあるかのようだ)」(Hacking 1992: 57)。私たちは、強固に信じてい**た**。イアン・ハッキングは、過去について述べている。「私たち」は、データが

私は、このことの説得的な例を動脈疾患の治療効果を報告したある論文のなかに見つけた。二つの治療の効果が比較されている。第一の治療法は、血管のなかにバルーンを挿入して膨らまして内腔を拡張させる、経皮的血管形成術（ＰＴＡ）である。第二の治療法は、運動療法だ。これら二つについては次の章で話そう。今重要なのは、これらの治療の両方が効果的であるとされたことだ。しかし、これらの治療法は異なる効果を持っている。

前向き無作為化試験において、クリアシー他（Creasy et al.）は、間欠性跛行の治療における経皮的血管形成術（ＰＴＡ）と運動の効果を比較している。ＰＴＡによって治療された患者は、足関節上腕血圧比の著しい上昇が見られるが、最大歩行距離の増加は見られない。運動トレーニングを受けた患者は最大歩行距離の著しい増加を示しているが、ＡＢＰＩの増加は見られない。

（van der Heijden FH, Eikelboom BC, Banga JD, Mali WP: The management of superficial femoral artery occlusive disease（浅大腿動脈閉塞症の管理）. *British Journal of Surgery* 1993; 80: 959-996. より。引用文献中で参照されているのは、Creasy TS, McMillan PJ, Fletcher EWL, Collin J, Morris PJ: Is percutaneous transluminal angioplasty better than exercise for claudication? Preliminary results from a prospective

それを作り出す技術から独立しているともはや信じていない。したがって、たくさんの技術が存在している以上、たとえ世界を数えようとする試みが意味を成さないとしても、たくさんの世界が存在している。ハッキングは、理論と主に物理学から引いてきた例を用いて、本書のトピックである**客体**の技術依存的な多重性の要点をずっと以前に述べていた。しかし幸運なことに、発展されずに残されたものもある。ハッキングは、「科学」の統一がもはや信じられないときにどのようにそれが切り離されるのかについては語っていないし、どのように異なる知識が共在を達成しているのかについても語っていない。

科学の不統一について語る際に、**パラダイム**というすでに有名になっている用語を用いるのは賢いのだろうか？　この問いに答えるために、まったく異なる文献へと読者を誘おう。その文献は、クーンが時宜にかなった介入を行った一九六〇年代には、彼が介入した科学についての議論から非常に遠く隔たっていた。しかし、科学と社会についての文献が当時はいかに遠く離れていたとしても、「パラダイム」はある社会科学的なつながりの表現方法と共鳴している。パラダイムは**文化**と共鳴している。自分は別の何かを探究しているとクーンがいくら主張していたとしても、二つの用語は、いくつかのものを一貫した全体にまとめ、それによって他のものと差

randomised trial（経皮カテーテル血管形成述は間欠性跛行のための運動よりよいか？　前向き無作為化試験からの予備調査結果）. *European Journal for Vascular Surgery* 1990; 4: 135-140)

一方の治療法、ＰＴＡは足関節の血圧を改善した。他方の治療法、運動は患者の歩行距離を改善した。ここで引用した研究では、患者の動脈疾患の程度を示す二つの指標が両方計測されている。期待に反して、二つの指標は平行して動いていなかった。どうすればいい？　どちらか一方を破棄すればいい？　もう一つの選択肢がある。もし平行して動いていないのであれば、それぞれに独立した客体なのではないかと言うことだ。異なる客体。

　ときに、これは起きる。二つの診断技術の結果は、意味するという役目から引き放される。下部にある一つの動脈硬化の複数の兆候ではなく、それらは表面にあるものとして受け入れられる。血圧、あるいは症状として。それらが異なるのであれば、いずれも破棄される必要はない。差異は、一貫性のなさを示唆するのではない。二つの測定技術は同じ疾病を調べているのではないからだ。それぞれの測定技術は、それ自体の客体を持っている。この意味で、一人の患者は、今や歩行時の痛みと血圧の低下の二つの「動脈硬化」を持つものとして診断される。これらの二つの客体は必ずしも一致するわけではない。

異化する方法として類似している。パラダイムと文化は、孤立した断片に思えるものを全体としてまとめ、**そして**、私たちは均質的な一つの宇宙ではなく異なる複数の世界に住んでいると主張する。「人類学者たちが用いている文化概念は、言うまでもなくヨーロッパの理論家たちが、人間の多様性が諸集団へと分節される事実を説明するために発明したものである。進化論と、人種や文明といったあまりに広範すぎる実体概念のいずれをも退けたうえで、文化という観念は、機能的に統合されたローカルな諸単位の存在を仮定した。しかしながら、そこに想定されていた相対主義にもかかわらず、このような文化概念が下敷きにしている、基本的に有機的な構造を持つ全体性のモデルについては、文化概念がまさに取って代わったはずの一九世紀の諸概念と変わりはなかった。新しかったのはただその多元性だけである」（クリフォード 二〇〇三：三四五（1988: 273））。

文化という用語は多元性を示唆する。しかし、それぞれの文化のなかには、有機体に似た関係性が繰り返し存在する（した）。だから、クリフォードは、一九八〇年代後半に、それから距離を取ろうとした。マリリン・ストラザーンによると、このことは、二〇世紀初頭にモルガンとともに（あるいはそれ以降に）はじまった時代が、このときまでに終わりはじめていたことを示唆している。「モルガンは、しかし、複数の診断技術の結果が異なる客体を表すものとして受け入れられたとしても、それらは一つの客体を形成するために再度調節されるかもしれない。ここで作用しはじめる取りまとめの形式は、加算である。それらが、**本当に**類似しているのか、それとも異なっているのかに思い悩んではいけない。それらが、身体の内側でどのようにまとまるのかを説明しようとしてはいけない。身体については忘れておこう。ただ、結果を加算するのだ。血圧の低下と痛みについて、「ラザフォードの成功の基準」はまさにこの手段をとる。ラザフォードの計算では、成功の指標は互いにやり合うのではなく、加算される。一方がポジティヴで他方がネガティヴならば、どちらも破棄される必要はない。それらは、相互に置き換えられさえする。

　文献では、「ラザフォードの成功の基準」が何度も何度も使われる。ラザフォード自身だけでなく、他の多くの者によっても。これは、治療結果を評価する異なる研究の比較を可能にする。「ラザフォードの成功の基準」では、改善は複合的な方法で定義される。それは、臨床症状と足関節上腕血圧比の組み合わせだ。様々なカテゴリーの改善が差異化される。たとえば、最良の点数は＋3、著しい改善だ。これは、（a）症状が消失するか著しく改善したときか、（b）足関節上腕血圧比が〇・九よりも増加し

人類が複数の起源を持つかどうかについての議論が、まさに終わった時代に属していた。クリフォードは、明確に統一されているように見えたり、明確に多元的であるように見えたりすることを止めた世界について話している。彼らの間には、文化と社会の多元性に関するヴィジョンを持った近代主義的研究が横たわっている。近代主義者による比較は、これやあれの支配的なパースペクティヴが持つ統一化の効果に頼っていた。それぞれのパースペクティヴは、人類学的研究の主題を複数化すると同時に、要素がうまく組み合わさり、部分が全部そろっていることを表す全体論的な理解を保持していた」（Strathern 1992b: 111）。

　ストラザーンは、明確に統一されているようにも明確に多元的であるようにも見えない、ということが何を意味するのかを展開しようとする。そうすることで、彼女は**断片化**というイメージを批判している。断片は、全体が破裂したことへの心残りを示唆するからだ。ストラザーンは、何らかの形で結合しているであろう**要素**を切り離すことも批判している。このイメージは、双方の祖先の系譜からバラバラの断片を独立的に相続した、孤立した遺伝子を喚起するからだ。彼女は、ローカルはより大きな何か、包括的なグローバリティの一部であるという伝統的な**スケール**から私たちが逃れることを望んでいる。し

たときに付けられる。しかし、もっとも印象的な加算は最小限の改善である＋1というカテゴリーだ。これは、（a）足関節上腕血圧比が○・一以上改善するか、（b）症状があるカテゴリーから他のカテゴリーにジャンプしていないときに付けられる。

（F. van der Heijden: *Semiclosed endarterectomy of the superficial femoral artery*（浅大腿動脈の半閉鎖動脈内膜切除）. Thesis, Utrecht, 1994）

一つの指標が変化していなくても、もう一つの指標が改善するやいなや、患者の状態は改善したとされる。臨床症状の改善はないが、足関節上腕血圧比が増加した。良し。あるいは反対に、足関節上腕血圧比の変化はないが、臨床症状が軽減した。これも良し。いずれの指標も破棄されない。それらの間のギャップは説明に値しない。血圧と歩行距離の**いずれか**が改善すれば、治療は効果があったとされる。

加算は、単一性を作り出す強力な方法だ。このことは、外科医が「何が問題か？」ではなく、「どうすべきか？」を問う際により明確になる。Z病院の血管外科医が「どうすべきか」を決定しようとするとき、彼らは症状と血圧測定の結果だけに関心を払うわけではないからである。彼らははるかに多くの要素を集める。

男性が外科医の方に向かって椅子に座っている。彼は八四歳

かし、内的に一貫性を持ち、他の場所のものと異なる文化的なパッケージという考え方から、どのように逃れられるだろうか？　ストラザーンが持ち出す対抗的なイメージの一つが、**部分的つながり**である。部分的つながりというイメージは、それ自体としてではなく比較を通して、類似していると同時に異なっているように思えるものをほのめかす。失われた統一性は単純に求められる形式ではないので、小さな切れ端に切断された一つの大きな布とは異なる。機能主義的な単位でも、敵対的な対立でもない。そうではなく、内側と外側だ。ストラザーンは、フェミニストであると同時に人類学者でもある学者の例を出す。両者は異なるアイデンティティでもあるが、一方であることは、また他方を形成し特徴づける。両者は、人格がその間を歩いたり、どちらか一方に避難したりできるような場所ではない。両者は、交互に現れるうわべでもないし、対話に従事する二つの側面でもない。二人の異なる人格でもなければ、一人の人格が二つに分断されたのでもない。両者は、部分的につながっていて、一より多いが多よりは少ない（ストラザーン二〇一五：一二七（1991: 35））。**一より多いが多よりは少ない**。文献のなかにそれがある。それはすでにある！　これはまさに、動脈硬化の実在について語るときに、私が本書で描き出そう（肉を与え、展開させ、着色しよう）と試みてい

だ。施設に住んでいる。衰弱しているように見える。疲れている。「ウインターさん、聞いてください」。医師がいう。「もちろん、あなたの血管の調子は良くないです。それが、血圧測定の検査から分かったことです。ここに数値があります。ものすごく悪いわけではないですが、悪いです。何かをすることもできるしょう。約束はできませんが。でも可能であるとすれば、小さなバルーンを使うか、手術をするかです。何ができるのかを知るためにはもっと情報が必要です。でも、あなたが本当に治療を望んでいる場合のみ、さらなる検査をしてもらおうと思っています。もし望んでいないのであれば、ええ、それで構いません。すごく危険な状態にあるというわけではないのですから。治療は、もし可能であればということですが、ただ歩きやすくするだけです。だから、治療を受けたいかどうか、考えてみてください」。

ウインターさんが痛みなしに歩ける距離は約一二〇メートルだ。右足の足関節上腕血圧比は〇・七。これらの発見は加算されて「右足の血流障害」と診断された。これらの発見は、患者を即座に家庭医のところに送り返す代わりに、治療を検討するのに十分なものである。治療は選択肢か？　それは、続けて行われる一連の評価による。最初に行われるのは、社会的評価だ。患者の悪い右足は、彼の日常生活を深

るイメージだ。

有機体

文献に関連づけることは、言葉に背景を与えることを可能にする。歴史。対比のポイント。このことは、サブテクストをここまで読んできた読書にとっては、一つの疾病の多重化を研究する**と同時に**その多重化された疾病の群れを単一に取りまとめるという、これまでにメインテクストでなされてきた二重の動きを位置づけるのに役立つだろう。それはまた、医療について語る際に、私が**システム**や**言説**や**パラダイム**や**文化**について語らない理由を理解するのにも役立つだろう。これらの用語はそれぞれに異なってはいても、すべて、まとまっているもののモデルとしての有機体のイメージと何らかの形で共鳴している。まとまっているのは何か？　より最近の文献には（しかし、すごくたくさんあるのに、どのようにすべての適切なタイトルを挙げればよいのだろうか？）、他のイメージが散見される。結びつきながらの衝突。同じ祖先の家で祝うために集まることや、同じ学術雑誌に投稿すること。つながりを**作る**実践に参与すること。近づけると**同時に**差異を打ち立てるような翻訳をすること。パッチワーク、フラクタル、ランドスケープ、混合物についてのイメージがある。そして、空白ができる。つまり、まとまると

刻に妨げるか？　おそらく彼は施設で暮らしており、ケアされており、いずれにしても、ほとんど外出したいと望まないだろう。だから、侵襲的な治療は彼の生活を改善しそうにない。ウインターさんはどのように考えているか？　彼は、入院や苦悩や回復時間や状態が良くなるのではなく悪化するというリスクをとってまで、手術が彼の生活を改善すると考えているか？　彼は、**やる気がある**か？

「侵襲的な治療を必要とする動脈硬化」は、複合的な客体だ。動脈硬化とともに生きることの社会的実在は、このパッチワークのなかに含まれている。**社会的動脈硬化**は、その他の疾病のヴァージョンに加算される。歩行距離や足関節上腕血圧比と、「日常生活への支障」と「やる気」の間に線形的な関係は期待されていない。まさに、患者の身体的な疾病と、私たちが「社会的疾病」と呼びうるものの間に、線形的な関係があるとはだれも期待していないからこそ、後者に独自の関心が向けられるのだ。だから、異なる客体が加算されてまとめられ一つになるかもしれないという事実は、身体の内側で待っている単一の客体という投影された存在に依存していない。単一性は、注意深く求められるものでもある。それは、作り出される。加算の**結果**が、単一の客体となる。それは、侵襲的に治療されるべき動脈硬化か、そうでない動脈硬化だ。

　単一性に向けての取りまとめは、あらかじめ存在している客体を参

いうことは、開かれた問いになったのである。どのように客体、主体、状況、出来事が、切り離された要素に差異化され、どのようにそれらが相互に取りまとめられているのかという問いが、研究のために開かれたのだ。

　それでは、有機体のイメージは捨て去られたのだろうか？　おそらく、それとは違うことが起きている。おそらく、有機体のイメージもまた変化している。有機体はどのようにまとまっているのだろうか？　生理学は今でもこの問いに対する答えを持っているし、答えを改善するために投資している。解剖学、遺伝学、臨床疫学、他のすべての生物医学の分野も同じだ。しかし、同じ古い問いに対して、新しい**種類**の答えを与えることも可能になっている。人類学的な答えだ。それは、病院ではある部局から他の部局に旅をする書類のおかげで有機体はまとまると述べる。相関研究は、異なる診断テストの結果を相関させる。式や図は、数字と他のデータを行ったり来たりしながら翻訳する。会合では、個々の患者の診断と治療について、異なる専門分野が合意に至る。Z病院（とそれに似た他の場所）の有機体は、内側に断絶と緊張を持っている。それはまとまっているが、**一つの全体**としてではない。一より多いが多よりは少ない。したがって、私たちは有機体を模倣した社会からスタートし、ちょうど社会と同じよ

うに、衝突していると同時に一貫している有機体にたどり着いたのである。

照できるかどうかに依存していない。それは作業、治療を計画することに付随する作業だ。そこでは、様々な動脈硬化の実在がバランスをとられ、加算され、減算される。そしてこれらの方法によって、一つの複合的な全体へと融合される。

意思決定会合で、ステインストラさんの検査結果が説明された。私は、彼女が来たときに外来診察室にいた。社交的な女性で七〇代になっていた。意欲的に外に出て、人生を楽しもうとしていた。愛想が良かった。「これを見てみろ」。年長の外科医がある検査結果を指しながら、若手に言う。「きみはこの患者を手術したいのか？　この状態の血管を？　本気で？　そこまで悪くないだろ？　どうして、様子を見て、運動し続けるように言わないの？」若手の外科医は平静を保っている。「ええ、はい、そうかもしれません。でも問題は、その女性はいろいろな場所に出かけることが本当に好きなのです。去年、彼女は旅行できていて、今年はできません。旅行は彼女の生きがいです。挑戦しない理由はありません」。

もう一つの実在が、様々な検査結果に加算される。社会的動脈硬化。それは重要かもしれないし、そうでないかもしれない。重きを置かれるかもしれないし、そうでないかもしれない。印象的なことに、それは、社会学者が自身のテクニックを用いて調査する**病い**と呼ばれるものにどこか似ている。診察室で社会的動脈硬化を実行するためのテクニックはなんだろうか？　それを使うのは難しい。患者にとっては、適切な物語を語り、バランスの取れた感情を表し、明瞭でなければならないために難しい。医師にとっても難しい。よい質問をし、注意深く耳を傾け、明瞭に語られなかったことについても理解しなければならない。疾病とともに生きることの社会的実在は、次の治療を受けるよりは死にたいと思う患者がいるほどに悪いかもしれない。患者は、その深刻さに対応するほど雄弁にそれについて語るかもしれない。しかし、何も言わないこともある。

外科医から専門研修医へ。「ええ、その患者の結果を見たよ。名前はなんていうんだっけ？　ファンデルフォートさん。君は正しい。彼の血圧は良くない。うん。内腔がほとんど残ってないはずだ。でも、どうも介入すべきだとは思えない。彼が何らかの介入を望んでいるとは思えないんだ。治療を望んでいるのは彼の子供たちだ。話をしているのは本人ではなく子供たちだけだ。正直言って、どうやって進めたらいいのかよくわからないよ。子供たちのためじゃないならば、こんな単なるサーカスをすでにやめているよ。でも、私が何もしなかったら、そして彼の症状が悪化したら、まあそうなる可能性が高いけど、そしたら彼の子供たちが怒るだろうね」。

「治療されるべき疾病」は、複合的な客体だ。それを構成する要素は幅広く、血管検査室から送られてくる数値から誰かの子供が将来失望して怒る可能性にまで、広がるかもしれない。このような異なる要素が一緒になってパッチワークを作る。パッチワークでつながった単一性としての特定の患者の治療されるべき疾患であり、何をすべきかについての判断でもある、一つの複合的な実在である。

翻訳

臨床所見と血圧測定が侵襲的な治療に従事する価値があるかもしれないと示唆すると、Z病院の血管外科医は患者に日常生活についてたずね、侵襲的な治療に対して患者が乗り気かどうかを判断しようとする。「侵襲的な治療を望みますか？」と彼らはいう。患者の社会的動脈硬化が十分に悪く、治療が患者の状況を改善しそうなときにだけ、より多くの事実が集められる。より多くの事実。治療の計画は、（a）血管病の存在を打ち立てることと、（b）侵襲的な治療の必要性を打ち立てること、という二つのことだけからなる問題ではない。第三の必須の構成要素がある。適切な侵襲的な治療を選択するために、患者の血管病は、（c）**場所を特定され**、**定量化され**なければならない。

様々な侵襲的な治療とその適応基準については次章でより詳細に取り上げるが、ここでは、治療の計画には患者の血管病の**場所**と**サイズ**が重要であることを知れば十分である。Z病院の外科医はどのようにこれらを調べるのか？いくつかの可能性がある。ここではそのうちの二つに注目しよう。超音波検査と血管造影。それらの二つの技術の対象の類似と差異である。血管造影はより古い。それは、侵襲的だ。

彼らは患者の周りに立っている。三人。緑色の滅菌ガウンをまとっている。彼らは放射線から自らを守るために防護エプロンをつけており、患者を細菌から守るために手袋をつけている。針が鼠径部の血管を見つけると緊迫する。うん、そこにある。血が噴き出す。そして、血管の穴がカテーテルで塞がれる。カテーテルが押し込まれていく。下向していく。モニター上で、その動きを追跡することができる。カテーテルは進んでいく。良し。止まった。そう、そこが行くべき場所だ。検査技師が自動造影剤注入器に近づき、それを取り付ける。患者は検査台の上に青ざめて横たわり、鎮静剤を打たれている。専門研修医の一人が患者の頭に向けて言う。「静かに寝ていてくださいね、レンジさん。足に急に温かさを感じます。大丈夫です。そうなっても問題ありません。でも、もし痛みがしたら呼んでください。すぐにあなたのところに来ます。いいですか？」レンジさん一人を検査台に残して、他のすべての者（一人の放射線科医、二人の専門研修医、新しい方法を学ぶために来たスイスからの来客、検査技師、そして私）は、隣接する部屋へと退出する。ここではじめて、立派な放射線マシーンのボタンを押すことができる。カチャ。注入器が造影剤を注入する。するとすぐに、穴のあいたカードが放射線マシーンにセットされ、写真が撮られる。パフ、パフ、パフ。次々と。

血管造影写真によって、造影剤が注入された場所から下流にある血管の内腔を見ることができる。血管造影法で使われる造影剤は、骨の塊のように放射線を通さない。それは、放射線プレートに影を落とす。こうして、血管造影画像は、注入場所の下流の血管樹の内腔を二次元的で、解剖学的な様式で見えるようにする。狭窄の場所は指で示すことができるようになり、解剖学はそれぞれの血管の部分に固有の専門的な名前をつけているので、それを用いて表現できるようになる。しかし、疾病のサイズは評価するのがより難しい。それは、内腔の減少のパーセンテージで表現される。

意思決定会合。ライトボックス。一人の外科医が議論中に血管造影図に歩み寄る。「これをいくつにしたの？」狭窄を指で示しながら放射線科医にたずねる。「七〇％？　おいおい、これは七〇％じゃない。これをもっと以前の、この上の、正常な部分と比較したなら、九〇％近くの内腔が減少しているよ」。

観察者間変動の高さ（このような意見の相違の正式名称）にもかかわらず、血管外科医は血管造影の正確性にほとんど問題を感じない。彼らは、放射線科医の判定を聞き、加えて自分たちで画像を解釈する。最終的に、彼らは何らかの結論を出すに至る。彼らは、再現可能な事実を必要としていない。彼らが必要としているのは決断だ。血管造影は、決断するのを助ける。

その一方で、新しい診断技術は血管病を診断する自らのやり方を作り出してきた。血管造影は、患者にとってはリスクを伴う。たとえば、放射線造影剤にアレルギーを持つ人々は重篤なアレルギー症状を呈する可能性があり、まれなケースでは死に至る。穿刺《せんし》による大きな青あざが鼠径部に残る人もいる。そのため、古典的な血管造影の後には、患者をモニターする必要がある。これは、入院を意味する。より若い技術である超音波検査は、これらの問題を持たない。非侵襲的である。

小さな部屋。患者のフランセンさんは、検査台の上に寝ている。彼の頭の隣には、たくさんのボタンと二つのモニターのついた大きな装置がある。装置からはいくつかのプローブのコードが伸びている。検査技師が、そのうちの一つのプローブをフランセンさんの腹部に移動させ、足に移動させる。ときどき、検査技師は、プローブが送信し受信する超音波を出すために、ジェルをプローブと肌の間で絞る。会話はわずかだ。検査技師はごくまに自分の右手を見る。ほとんどの間、彼は静かにモニターを見ている。白い影がある。組織によって反射された超音波のエコーだ。ときにその組織は血管になる。彼は、プローブを血管の内部に向け、赤と青が見えるようにする。流れている血液だ。流れている血液は、放射した超音波を異なる波長で反射する。スクリーン上の色は、血液の速度を表している。赤ければ、流れはプローブから遠ざかっている。青ければ近づいている（とはいえ、検査技師は色を調整することもできる）。この装置は、速度という情報を聞こえるようにもできる。シュー、シュー。速度は、心臓の鼓動ごとに変化する。それをグラフに表すこともできる。二つの小さなスクリーンの一つでそれを見ることができる。いくつかの心臓の鼓動の平均が描かれている。ときおり、検査技師はボタンを押し、スクリーンの画像は記録され印刷される。

超音波検査によって放射され受信される超音波には、知られている副作用はない。ジェルは水溶性だ。腹部動脈が含まれる検査の前には、食事をしていないとやりやすい。しかし、検査が必要とする一、二時間が経過すれば、患者は望むことをまた何でもできる。食事もとれるし、バイクや自転車で帰宅することさえできる。

だから、新しい技術は古いものより「患者に優しい」。しかし、このことは診断技術として受け入れられるのに十分ではない。血管外科医は、安全な診断技術だけでなく、信頼できる診断技術を望んでいる。超音波検査の結果は、血管造影のそれと同じくらいよいだろうか？　超音波検査と血管造影は異なるデータを提示する。血管造影画像は血管の内腔を見えるようにし、超音波検査は血液の速度について語る。これら二つの技術の客体は異なっている。それでは、どのようにして超音波検査は、動脈硬化を評価するのに血管造影と**同じくらいよい**ものになりうるのか？　血管の幅と血液の速度をどのように比べることができるのか？

これらの結果を取りまとめるために、超音波検査と血液造影は比較可能に**される**。この作業は、私がフィールドワークをはじめたときにはかなり進行していた。Z病院の私のインフォーマントの一人は、これについての学位論文の最終審査を終えていた。

> この学位論文の目的は、アテローム性動脈硬化症の患者の大動脈腸骨動脈と大腿膝窩動脈の狭窄と閉塞を正確に評価する超音波検査の能力を研究し、血行動態に影響を及ぼすような動脈の損傷の超音波検査による検出の適切な評価基準を設定することにある。
>
> （D. A. Legemate: *Duplex scanning of aortoiliac and femoropopliteal arteries*. Thesis, Utrecht, 1991: 95）

狭窄と閉塞を正確に評価する超音波検査の能力は、超音波検査の結果を血管造影の結果と比較することによって打ち立てられた。

この六一名の患者への前向き研究では、大動脈腸骨動脈と大腿膝窩動脈の動脈硬化の損傷の評価において、超音波検査が血液造影と比較される。

(D. A. Legemate: *Duplex scanning of aortoiliac and femoropopliteal arteries*. Thesis, Utrecht, 1991: 60)

それでは、どのように超音波検査の結果を血管造影の結果と相関させるのか？　超音波検査のグラフは、心臓の鼓動を通じた血管の流速の変化を見えるようにする。ここからは、様々なパラメーターを引き出し得る。たとえば、流れのプロフィールやグラフのピークの高さ（収縮期最大流速：ＰＳＶ）。あるいは、全血流量。エコーで血管の直径を求めてカーブの下の面積を図り、それから全血流量を計算することを試してもいいかもしれない。

しかし、私のインフォーマントが好んだ超音波検査のパラメーターは、ＰＳＶレートだった。これは、狭窄内での収縮期最大流速と狭窄のすぐ前か後ろにある同じ動脈の正常な部分の収縮期最大流速の比である。ＰＳＶレートは相対的な値であり、増加だけを問題にする。絶対的な流速は計算されて消される。引用した研究において血管造影の結果と相関づけられたのは、まさにこのパラメーターだった。ひとたびパラメーターが選ばれると、その値が血管造影の結果と同じだったのか違ったのかを問うことができる。しかし、ＰＳＶレートと内腔の減少をどのように比較するのか？　それらの共通の測定単位は何か？　引用した研究では、この問題は六一人の患者の血管造影図を三つのカテゴリーに分類することによって解決されていた。内腔の減少が五〇％未満の損傷、五〇％から九九％の損傷、そして閉塞の三つである。そこから試行錯誤が始まる。超音波検査を用いて、多かれ少なかれ同じ方法で同じ三つのカテゴリーに患者を分類することを可能にするＰＳＶレートの基準値を見つけることは可能だろうか？　答えは、イエスだった。結局、五〇％以上の内腔の減少と五〇％未満のそれを区別するよい基準値は、ＰＳＶレートが二・五のときだと証明されることになった。

狭窄が五〇％を超えるかどうかを区別するためにPSVレートは二以上かどうかを用いていた研究もあるが、私たちの結果の分析では、この値はPSVレートが二・五以上かどうかを使うとき（八二％）と比べて、著しく低い陽性的中率（六四％）を示した。

（D. A. Legemate: *Duplex scanning of aortoiliac and femoropopliteal arteries*. Thesis, Utrecht, 1991: 96）

二・五以上のPSVレートは、血管造影に基づいて評価した際の血管の直径の五〇％以上の減少と、八二％相関した（より正確には、八二％の陽性的中率だった）。これは、二・五以上のPSVレートをよいパラメーターにする。それは、血管造影の結果とよりよく相関するので、PSVレートが二以上とするよりもよい。超音波検査による発見は、それら（たとえばPSVレートが二・五以上か）を血管造影による発見（五〇％から九九％の間の狭窄）に翻訳する方法を設定することによって意味が与えられる。こうして定量化の可能性が打ち立てられ（超音波検査は血管病を定量化できる）、単純化された（この定量化は小さな差異の勾配がある定規ではもはやなく、三つのグループへの分類の問題である）。そして、これが血管造影の客体と超音波検査の客体が一つの共通した客体である患者の狭窄の重症度へと取りまとめられるやり方である。

Z病院で検査技師が超音波検査の所見を記録する部屋では、ここで引用した学位論文の考えうる最短の要約、様々なPSVレートと、それに相関する「内腔の減少」がページに印刷される。

PSVレート二・五未満：狭窄五〇％未満。PSVレート二・五以上：狭窄五〇％以上。信号なし：閉塞。

この翻訳のルールは、超音波検査を血管造影に**服従させる**。両者を一度利用可能にし、評価した上で、所与の超音波検査のグラフを血管造影画像に服従させるのではない。むしろ、超音波検査の画像を読む方法そのものを従属させる。超音波検査の擁護者のなかには、この従属に否定的な者もいる。

超音波検査の研究を行った生理学者：彼らは、血管造影と比較することで、超音波検査から得られる情報について知ろうとしています。そうすることで、彼らは血管造影を標準として受け入れています。でも、血管造影には超音波検査よりも非常に多くの問題があります。血管造影は二次元しか見えるようにしません。血管の直径は見えるようになりますが、内腔のすべての表面ではない。血管造影は、狭窄の重症度を、指標で、内腔の減少のパーセンテージで表現します。しかし、そもそも小さい血管では、五〇％の減少というのは、大きい血管よりもはるかに悪い。さらには、観察者間変動もある。もちろん、超音波検査は検査技師に依存しています。検査技師が狭窄を見逃せば、取り返しがつかない。しかしよい検査技師がいれば、超音波検査の結果の再現ははるかに容易です。血管造影では、別々の観察者が同意することはまずありません。

こうした批判がいかに苛烈であろうとも、Z病院では超音波検査の結果が内腔の減少のパーセンテージへと翻訳される。これは、超音波検査が血管造影と同一の客体について語られることを意味している。いずれの技術も狭窄のパーセンテージという一つの客体を局在化し、定量化できる。このようにして、超音波検査は、だんだんと理解可能で受け入れ可能な技術になっていった。しかし、翻訳は決して円滑ではない。引用した研究は、超音波検査と血管造影によって診断された患者のカテゴリーが八二％重複していたと言っている。一八％の違いは、安全な超音波検査を診断技術として利用可能にするための対価の一部として受け入れられている。相関研究は、両者の差異を「合理的に小さいパーセンテージ」にまで飼い慣らすことによって、複数の検査を類似したものにする。

論文では、超音波検査のパラメーターを内腔の減少のパーセンテージに翻訳する規則が確立されるだろう。その後、この規則は病院で使うことができる。Z病院の血管検査室には、ローカルに行われたこの研究に由来する翻訳規則に関するページのコピーが手元にある。さらに、血管検査室は超音波検査の結果を血管造影の図像に翻訳する視覚的な方法も持っている。

患者が服を着ている間、私は超音波検査の検査技師の後を追って、もう一つの部屋に行く。検査技師は機械から印刷された紙を手に取る。そこには、検査技師がボタンを押すたびに印刷された、超音波検査のグラフと赤と青で塗られた白色エコーが示されている。彼はそれを注意深く見る。そして、血管の様々な部位のPSVレートを記録できるようになっている用紙を書類の山から取り出す。用紙の中央には、腹部大動脈と下肢大動脈を図式的に示した図がある。検査技師はこの図像に狭窄を描く。左大腿動脈を青ペンで肥大させる。血流の速度の著しい増加を見つけた場所のおおよその高さ（彼は膝からの長さを記録する）に、内腔の五〇%がなくなるまで印をつける。

検査技師は、ペンを使って、速度の増加を血管の内腔の減少に翻訳する。超音波検査の結果（把握しづらいグラフや、まだ意味のない数字としてのPSVレート）は、血管造影に慣れている者にははるかに読みやすい絵に翻訳される。血管造影画像では白い影になるであろうものが、青色で表象されている鉛筆画。これは間違いなく翻訳だ。超音波検査のパラメーターは、血管造影に服従することで意味を手に入れた。表象装置としての超音波検査の較正は、血管造影を標準として受け入れることに依存している。このような較正が行われた後でのみ、特定の患者について、超音波検査と血管造影が同じ結果を与えているのか、そうでないのかを結論づけることが可能になる。

週に一度の会議で、フェーハーさんのケースが放射線科医によって提示される。超音波検査のグラフが示され

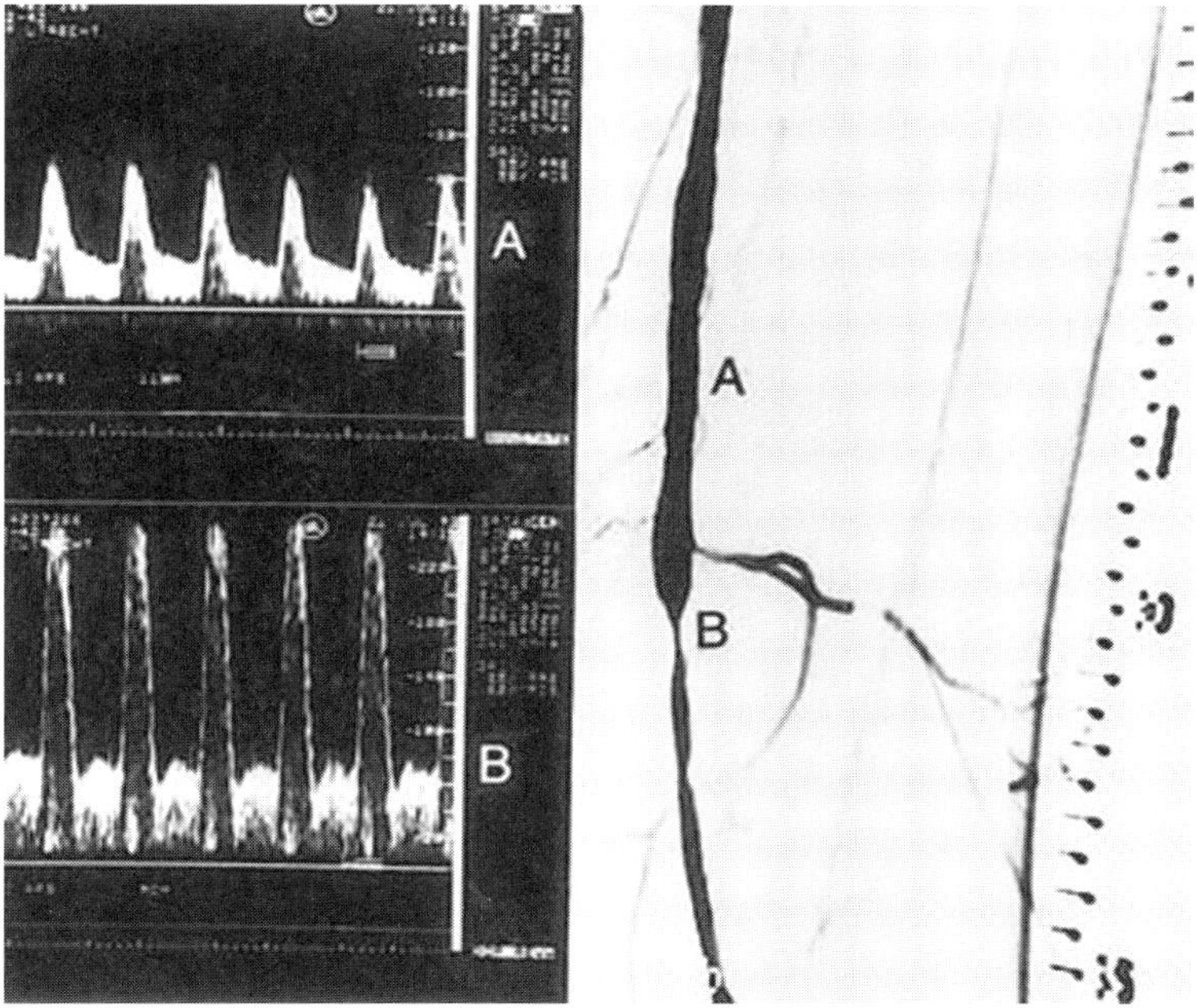
A
B
A
B

た上方にあるスクリーンの方で、彼はなんとなく手を振っている。「超音波検査上では」と彼は言う。「彼女には一つの狭窄があるように見えました」。それから、いくつかの血管造影画像がつるされたライトボックスの方に手を動かした。「実際には」と彼は続ける。「彼女の血管系はこうなっている。一つの狭窄ではなく、これらの写真からは、血管の内腔の幅には多数の深刻なでこぼこがあることがわかる」。

フェーハーさんという一人の患者の超音波検査と血管造影は、違うことを言う。これは、以前見た血圧測定と症状と似ている。異なっているのであれば、両方が正しいことはないと放射線科医は理解する。彼は、血管造影を勝たせる。いずれの技術が正しい可能性があるのか、それはなぜなのかについての議論はない。一方の技術の結果を擁護するための説明はない。このケースでは、序列はよりぶっきらぼうだ。それは、表象力の問題だ。超音波検査はものをそう「見える」ようにする。血管造影画像は「実際」を表す。

表象装置の間の序列は時とともにその性格を変化させるだろう。ここで引用した放射線科医は、新しい技術にそれほど親しんでいなかった。しかし、超音波検査がどんどん使われるようになれば、装置の前で手を横に振って、それがものをそう「見える」ようにする、と言うのは徐々に難しくなる。ここで引用した事例を記録したまさにその日に、私はもう一つのシーンを目撃した。このシーンは、当時ですら、血管造影が序列のトップにつねにいたわけではないことを示している。

同じ会議の一〇分後。六カ月前に手術したターカンスさんのケース。その後、彼女のバイパスはまた詰まっていた。しかし、正確にはどこまで詰まっているのか？　血管造影写真は問題の場所の先に造影剤を写していないので、閉塞しているだろう。白色は突然止まっている。しかし、超音波検査は依然として、この場所の先でもピークのあるグラフを示している。血流。一人の放射線科の専門研修医が尋ねる。「このようなケース、血管造影

ACADEMISCH ZIEKENHUIS
Afd. Radiodiagnostiek / Vaatdiagnostiek
Toestelnr. 6696 of 6763 Huispostnr. E 01.341

Datum: 18/6/97. Huispostnr.:
Onderzoek: [illegible]
Tijdsduur: 30 . ~ . Afdeling: C620
Aanvrager: cland. int.
Klinische gegevens: [illegible]

♂ ♀
5 - 8 - 39

ECHO DOPPLER ONDERZOEK
BEKKEN/BEEN ARTERIËN

	PSV	PSV^R	RATIO	% STENOSE	R
AO					
	80				
AIC	60				
	80				
AII					
AIE	150				
	230	230/100	2.3	<50%	
	100				
AFC	100				
AFP	80				
AFS	100 (ongeveer 35cm)				
CM					
CM					
20 CM	110				
CM					
CM					
10 CM	240	240/100	2.4	± 50%	
05 CM	90				
CM					
APOPL					
	90				
	110				
ATA	120				
TRTP	60				
ATP					
AP					

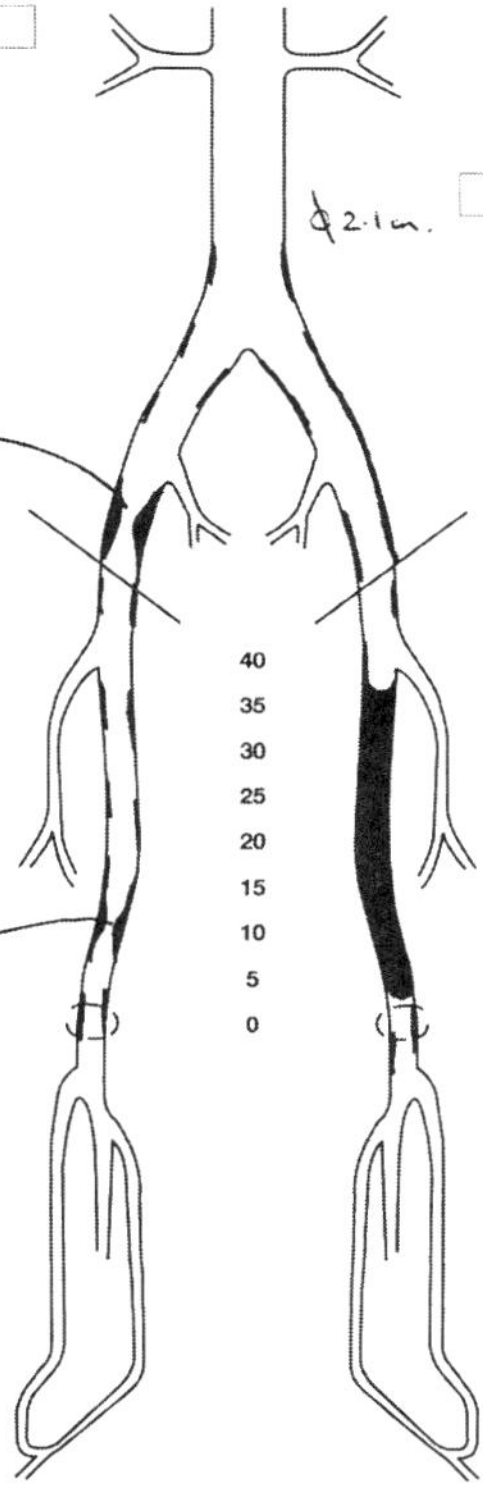

L	PSV	PSV^R	RATIO	% STENOSE
AIC	70			
	80			
AII				
AIE	220			
	130			
AFC	160			
AFP	210			
AFS	—			
CM	—			
CM	—			
CM	—			
CM	—			
CM	—			
CM	—			
CM	—			
CM	—			
APOPL	15			
ATA	9.			
TRTP	20			
ATP				
AP				

Opmerkingen en conclusie: - [illegible] wandonregelmatigheden.
Re: AIE stenose < 50%, AFS stenose ± 50%.
Li: AFS geoccludeerd.

9417053 (7-95)

が「閉じている」といい、超音波検査が「開いている」といっているケースでは、何を信じるべきですか？」二人の外科医が同時に言う。「超音波検査」。それから、二人のうちの一人がかつてこれに類似した一七のケース（血管造影が閉塞を示し、超音波検査が血流を示す患者）をどのように研究したかを語る。一七のすべてのケースにおいて、超音波検査が手術の際の発見と一致していることが判明した。「一七ケースだけだったから、出版はできなかった。しかし、例外はなかった」。

ここで超音波検査の肩を持っている二人の外科医は、この技術について多くの研究をしてきていた。その研究のおかげで、ときには、血管造影が閉塞を示し、超音波検査がそうでないときのような場合には、超音波検査を勝たせることができるようになった。超音波検査を勝たせるために裁定者が引き合いに出された。それは、圧倒的な外科の実在である。すなわち、手術においてひとたび患者の身体が麻酔を打たれ、メスで切開されると可視化される血管の実在であり、そのなかを血が流れていない限りにおいて、外科医が直に内側から見ることができる血管壁の実在である。

取りまとめ

「疾病」を**身体**の皮膚の下に隠された普遍的な客体であるともはや想定せず、身体と疾病が日々の病院の実践において実行されていることを研究する実践誌に移行するならば、それに続くのは多重化である。実践においては、疾病は、動脈硬化は、もはや**一つ**ではない。実行されている間に追跡された動脈硬化は多重化する。実践がたくさんあるからだ。しかし、何で**ある**のかと、何が**行われた**のかを同一視する存在論は、多元主義的なものではない。実行された客体の多重性は、客体の断片化を意味しない。病院における動脈硬化は様々なヴァージョンで出現するが、それらは何らかの形でまとまっている。一人の患者には、単一の疾病ではないとしても、少なくとも単一の治療の決定を提供される。臨床所見、血圧測定、社会的問診、超音波検査の結果、血管造影はすべて患者ファイルにまとめられる。それらはともに侵襲的な治療をする決断や、あるいはそれをしないという決断を支持する。これが、私が多重的《マルチプル》という用語で伝えたいことだ。多くの折り畳みがあるが、多元主義ではない。病院では、(単数形の)**身体**は**多重的**(たくさん)だ。単一の名前で通っている複数の客体の一連の多様性を結びつけることには、様々な取りまとめの様式が含まれる。本章では、これらの取りまとめの様式のうちのいくつかが提示された。要約しよう。

緊張のなかの一貫性を取りまとめる第一の形式は、検査結果を**加算する**ことに依存していた。加算は二つのヴァリエーションをもって現れる。加算の第一の形式は、様々な検査結果の背後に一つの共通した客体である「単一の疾病」を投影する。投影が重なり合わないならば、そのうちの一つが勝たされる。序列が打ち立てられ、検査の不一致は釈明される。加算の第二の形式は、不一致を恐れることはない。それは、検査が共通した客体を持っていると主張しない。代わりに、それは検査を行為への提案として受け入れる。一つの悪い検査結果は治療する理由になるだろう。二つや三つの悪い検査結果は治療するためにより多くの理由を与える。

取りまとめの第二の形式は、検査結果の**較正**だ。検査結果がそれぞれ独立に話しているとされるならば、それらの検査は別々のパラダイムに限定される。様々な検査が同じ物について語っているのか、異なる何かについて語っているのかという問いには回答できない。実際、ほとんど問われることもない。臨床記録、血圧測定の数値、超音波画像、血管造影画像、これらが交渉する可能性は、積極的にそれらを互いに比較可能にする相関研究によってはじめて生じる。共約不可能性の脅威は、実践において共通の基準を打ち立てることによって無効化される。相関研究は(つねに摩擦を伴いながら)**翻訳**の可能性をもたらすのである。

第四章　分配

切り離された場所

病院を分割する棟の間の扉は、開かないわけではない。とはいえ、確かに各棟に分割されて**いる**。Z病院で実行される様々な動脈硬化は、ときに取りまとめられ、何らかの形でまとまった一つの疾病をともに形作る。しかし、つねにそうなるわけではない。動脈硬化を実行する異なる方法の間の一貫性のなさは、取り除かれてなだらかにされないこともある。それらは共在している。では、どうやって？　それが、本章で取り組む課題である。「客体」としての動脈硬化が一つに取りまとめられず、一貫性がないままにされるのは、いつ、どこで、より正確にはどういう方法によってなのか。実践においては、隔たりが生じることがある。隔たりは衝突という形をとるかもしれないが、それは必然ではない。そして、もし衝突が起こったとしても、つまり、ここで提示する一貫性のなさが論争を引き起こすとしても、それは局地的なものだと言えるだろう。論争はまれにしか広がらないが、消え去るものでもない。Z病院において、差異化は、必ずしも対立と同意のいずれかを示唆しない。単純に、つねに共通の土台を探し求める必要はないからである。緊張は、穏やかな形で長引くこともあるだろう。

長い間、科学論は、**いかに**論争が終結し、**何が**そうさせるのか、という問いに労力を注いできた。終結は新しい事実の発見によるものなのか、それともすべての事実は終わりのない交渉に開かれているのか。終結とは、理論の間の矛盾を解決することなのか、それともそうした理論を推し進める集団間の社会的闘争を解決することなのか？　こうした議論の共通の地平は、差異が解決するところが終着点であり、そこで実際に論争が止まるという想定であった。これは、研究出版における終結のレトリックを模倣したものだった。出版物は、最終的には、すべての人が同意することが可能な、一つの実在があるかのように書かれる。しかし、病院では、目の前であからさまに展開している不整合《インコンパティビリティ》を追うことは、より容易である。そこでは、介入の技術的な詳細の方が、事実の一貫性より重要とされる。互換不可能性《インコンパティビリティ》は、患者が診察され、治療されることを止めはしない。立場の異なる人々が同じ場所を占有しようとしない限り、つまり、ある種の**分配**のなかで、異なる場所に切り離されている限り、仕事は続けられるだろう。

　これは分配についての章で、空間的なメタファーを用いている。このメタファーによって、異なる「場所」が離れていれば、差異は単一性に還元される必要がないことを示すことができる。ここと、あそこ。Z病院における動脈硬化は、いつもスムーズに一つの客体として結びつくわけではない。**ここ**では、少し先の**あそこ**とは異なるヴァージョンの疾病が実行されているのかもしれない。私は、そうしたヴァージョンのいくつかを追っていく。その一貫性のなさは、私のインフォーマントが指摘したものであり、かなりあからさまなものである。さら

論争

　差異は、取りまとめる試みとともに現れるのかもしれない。あるいは、論争や闘争という形をとるのかもしれない。私たちがこのように考えるに至った道筋についてよりよく理解するために、再び、文献を探究することと、時間を遡ることが役に立つ。しばらく付き合ってもらえたら、長い間、論争と闘争が、**科学**に関する多くの理論的議論の中心にあったことがわかるだろう。本章のサブテクストでは、こうした議論の概要を提示することを試みる。ただし、すべての強調点を網羅したり、これまでに起こったことや書かれたことの大部分を要約しようとするのではない。ポイントは、ここでも単純に、本書のメインテクストで行われていることを位置づけるためのいくつかの目印を作ることだ。とくに、メインテクストにおける科学的闘争の扱い方について、より厳密には、病院の実践においては、闘争が比較的まれだということの位置づけについてである。

　論争は、一九六〇年代と一九七〇年代の**科学哲学**の要となっていた（簡潔で信頼できる論文を集めたものにラカトシュとマスグレーブ二〇〇四（1970）がある）。多くの問いが提示されたが、それらはすべて、次の点に関連している。二つの科学的理論が相互に矛盾していたら、どうなるのか？　**データ**が

には、多くの場合は争いが避けられているものの（そしてしばしばほとんど目立たないものの）、ときおり衝突する緊張についても述べていく。そして、動脈硬化の診断と治療の風景がこの先どのように変化し得るのかについて、仮に実現するとしても、口論を伴わないものであるだろうその可能性についても、指摘する。動脈硬化の実在が分配されている**場所**は、病院の棟だったり、その疾病の模式図がかけられたライトボックスだったりする。分配の複雑さのいくつかに目を向けることで、実在を実行するさらなる様式と動脈硬化のさらなる変異体も明らかになっていくだろう。

診断と治療

病理部における動脈硬化の実行は、身体組織に医学的なまなざしを向けることだけではない。それは、触れることでもある。病理医は、切断された足をビニール袋から取り出す。彼は適切なメスを探して、血管を切る。もし手袋をはめていなかったら、手が汚れてしまう。物質的な問題に関わっているのは彼だけではない。検査技師が標本を液体で染色する。光線は彼の目に届く前に、レンズやスライドを通り抜ける。実在を実行することは、**操作**を必要とする。それでも、病理部における動脈硬化の実行は、血管壁の肥大が医師の目にとまったときに到達点を迎えることになる。それは、疾病がベールをとり、**知識**が

どちらの理論がよりよいのかを決めるのか？　あるいは、それぞれの理論は独自のデータを生み出し、他の理論に合うデータを排除するのだから、データに頼ることは不可能なのか？　もう一つの問いは、科学が理論間の闘争に直面するのは、通常の、日常的実践の一部としてなのか、あるいはたまにしかない革命的な状況に限られるのか、というものである。さらには、**理論**は科学の進展に沿って相互に天秤にかけられるようなものではないと示唆した人もいた。そうした選択は、**研究計画**というより高次のレベルで行われるものであり、個々の理論はその一部分でしかないというのである。

同じ時期、**科学社会学者**たちは、科学的知識の社会的前提条件や社会的効果の研究にはもはや満足せず、知識そのものについて問いはじめていた。その際、彼らは哲学に**背を向けて**、自分たちの方が科学を理解するために有利な立場にあると主張した。哲学に背を向けたとはいえ、科学社会学者たちは哲学に依存してもいた。というのも、同時代の科学哲学者によって研究されていたのと同じ根源的な場面である論争を輸入したからである。それは、二つの理論が相互に矛盾するような場面である。この動きは、論理的根拠についての議論を戦争のメタファーに落とし込む哲学者の慣習によって促進されてきたのかもしれない（レイコフとジョンソン一九八六

確立される瞬間である。

　診察室でも、動脈硬化を実行することは知識と関連している。血管外科医は、患者の足の痛みの説明を聞いたとき、あるいは足の冷たさや脈拍の弱さを感じたとき、動脈硬化を**知る**。医師は、患者のファイルに、身体診察の所見とともに「間欠性跛行」と書き留める。そうした知識によって何がなされるのかは、場所によって異なる。病理医は、他の医師の行為を**判定する**ために、動脈硬化を知る。血管外科医は、次の行為を**計画する**ために、動脈硬化を知る。つまり、様々な活動に埋め込まれた、様々な知る方法がある。しかし、その中心にはいつも客体の表象の一つである診断という、記入用紙やファイルや論文に書くことができる事実がある。**データ**は加算されたり、他のデータに翻訳されたりするし、必要があれば、旅をする。

　介入の場合は違う。治療的介入は、そもそも事実を生み出すものではなく、扱う客体を**変える**ためのものだ。介入は、患者の症状を**改善**しなければならない。介入は、手を加えることで客体を実行する。その後に記録を残すのは、副次的な問題だ。さらに、介入記録では、介入された客体の表象にではなく、介入「そのもの」に焦点が当てられている。診断において、話すこと、触ること、切ること、染色することは、知識を集めるために必要不可欠な手段である。治療においては、物質的な効果が積極的に求められる。診断において最小化されていた

(1979) の古典的研究でとても適切に実演されているように)。社会学者は、科学的な場面を新しい方法で解釈するにあたって、このメタファーを真剣に受け取った。彼らは、論争は**闘争**だと主張した。どの理論が勝つのかという問いは、社会的なものだというのだ。

　したがって、論争はもはや**理論**が相互に矛盾する契機ではない。社会学者は、**人々**のみが、そのような能力を持っていると理解したのだ。生物学における論争の事例研究の結論部で、マッケンジーとバーンズは次のように述べている。「[この事例研究における] 二つのコミュニティは、分離したままに留まることを集合的に「決定」したように、彼らの理論は相いれないものであると定義することも集合的に「決定」したのである。彼らは、何らかの「内在する論理」によって、これを強いられたのではない」(MacKenzie and Barnes 1979)。マッケンジーとバーンズが「形式的なモードの思考」と呼ぶものを追っている人々に**論理的矛盾**と映るものは、マッケンジーとバーンズ自身によって異なる用語で記述されている。彼らは、互いに分離している「二つのコミュニティ」について語っている。二つのコミュニティは、融合するか、でなければ妥協に向かおうと「決定」するかもしれない。でも、そうはしない。彼らは、**闘争**に従事する方法として、彼らの考えを矛盾

物質的な効果が、まさに治療の目的そのものとなるのだ。したがって、診断検査後に実践的な詳細を括弧に入れて客体に集中することは可能だが、これは治療の実践には当てはまらない。実践的な詳細こそが治療なので**ある**。

「侵襲的な治療が必要な」動脈硬化の患者がいるとしよう。血管外科医は手術を行うことを決めた。患者は同意し、入院し、食事を禁止され、鎮静剤を投与され、手術室に運ばれ、麻酔をかけられ、切開される。この時点で、外科医は動脈硬化した血管を肉眼で見ることができる。動脈が切開されているとき、足には血が流れない。血液を送る動脈がクランプで閉じられているからだ。手術中、患者は痛みを感じない。そのため、手術室における動脈硬化は、血圧低下や臨床症状を示さない。代わりに、もっと生々しいことが、そこにあるべきではない、内腔にプラーク（粥腫）のある動脈が、問題となる。この事実は、表象するためではなく、剥ぎ取るために明るみに出される。

脂肪の多い足だ。看護師が太ももの内側をポピドンヨード消毒液で黄色く染めた。外科医が、鋭いまっすぐな切込みを入れて、皮膚を開く。下にある脂肪を専門研修医が慎重により分けていく。血で視界が何度もさえぎられる。血を吸収するためにガーゼが使われる。小さな血管は電気メスで焼灼される。大きめの血管は、

したものとして提示するのだ。

科学哲学者が論理的な矛盾が実践においてどのように扱われるのかに関心を持っているのに対し、社会学者は「論理的な」矛盾はそれを定義するという実践の外には存在しないと主張した。社会的闘争が矛盾を**生み出す**。**論争**という用語が、論理から社会学へ微妙にスライドする動きを（そして、必要なら、元に戻すことも）可能にした。一九七〇年代後半から一九八〇年代にかけて、多くの**論争研究**が、科学を研究する社会学者によってなされた。彼らは、論争の終結を社会的な現象として描写した。すなわち、権力、力、数によって左右されるものとして。何であれ、理性は決定的なものではありえず、理にかなっているというのは一つの結果に過ぎない。論争の終結は、とある真実が勝利し、それを支持する議論が遡及的に理にかなったものになるということを意味する（少なくとも、こうした研究をする社会学者はそのように見せようと多くの労力を費やした）。

しかし、科学における論争に関与した研究者のすべてが、「形式的思考」を社会関係に従属させたわけではない。論理と社会集団間の利害闘争を切り離すことができた研究者も多くいた。例を挙げよう。論文集、『科学的論争』の序論で、トリストラム・エンゲルハートとアーサー・キャプランは、終結の要因となりうるものについての魅力的な**リスト**を

青い糸で結紮される。血液の凝固を防ぐためヘパリンが加えられる。外科医が必要とするものはすべて看護師が手渡す。状況が複雑になると、手術器具はほとんど気づかれないほどスムーズに専門研修医から外科医の手に渡る。これが神経だろうか？　そのようだ、クランプで片方に固定されている。それから、切開部がもっと大きな、ハサミのような形で二重になっているクランプで広げられる。あった、ついに動脈が見えた。オレンジ色のプラスチックの紐が動脈の周りに目印としてつけられる。膝のすぐ上のあたりでも、同じように動脈を探す作業が繰り返される。両方の場所でアクセスが可能になると、動脈は鼠径部のあたりで別のクランプで閉じられる。「もう足はないですよ」。外科医が、患者の血圧を絶えず確認している麻酔医に注意を促す。

　私は小さな踏み台の上に立っている。外科医の真後ろから、肩越しに手術の現場を見ている。他の皆と同じように、緑色の服を着て、マスク越しに息をしている。手は徹底的に洗ったけど、何にも触れてはいけないと看護師に言い渡されている。室内は暖かい。外科医は、血管壁の二カ所、太ももと、もっと下の膝の上あたりに切込みを入れる。すると、一人の看護師がビニール袋を開き、もう一人がそこから驚くほど原始的な道具を出す。それは、細長くて堅いワイヤに四五度の角度で取りつけられたリングだ。

作っている。（1）興味が失われたことによる終結、（2）力による終結、（3）合意による終結、（4）十分に妥当な議論による終結、（5）交渉による終結（Engelhardt and Caplan 1987: 14–15）。リスト。まるで、これら五つの可能性が、隣り合わせに並んで存在しているかのようなリストである。理論的な対立は避けられている。その代わりに、様々な経験的な可能性があるとされているようである。極端に言うと、論争は、問題となっている理論の一つを支持する十分に妥当な議論があるために、終結することもある。あるいは、関与している社会集団のなかの一集団の力が一番強いことがわかったために、終結することもある。

　しかし、終結のメカニズムを、波風を立てず中立的に、単純にたくさんの可能性としてリスト化すると、理論的な対立に賭けられていたことのすべてを見逃すことになる。まず、社会学者の政治的メッセージを見逃してしまう。科学社会学者が、社会的闘争は論理的議論に先立ち、それを生み出すのだと主張したとき、彼らにとっては、それが五つからなるリストのなかの一つの選択肢ではないと強調することが重要だった。科学的な論争の終結が**つねに**社会的要因に依拠している場合にのみ、「科学的な論争」は本質的に社会的な出来事と認識されるようになるだろうからである。その場合に限って、社会学動脈が切開された二カ所で、臨床医がメスを使って動脈壁からプラークをはがす。それから、彼はプラークの周りにストリッパーのリングを差し込む。外科医が触って確認する。大丈夫だ。ストリッパーは上方に動かされる。ゆっくりと。ストリッパーが鼠径部にたどり着くころには、プラークの塊はすべて血管壁からはがされている。外科医がそれをピンセットで取り除く。そして、小さな容器に入れる。入れられたのが肥厚した内膜だ。いろいろ余計なものがついているけど。その白は、再び閉じられた灰色がかった動脈とは対照的に明るい。縫合した場所が狭窄しないように、切開部には患者の血管壁の一部から作られたパッチが挿入される。

ここで行われている行為は、動脈内膜切除と呼ばれる。実行されている疾病は、下肢動脈の侵食だ。ここには、切るためのメス、血流を止めるクランプ、熟練した動きをする手、薬、人工呼吸器がある。これらのアクターが一緒になって動脈をむき出しにして、上の方と下の方に二つの穴をあける。そして、リング・ストリッパーがある。リング・ストリッパーによる動脈硬化の実行は、それを露わにすることではなく剥ぎ取ることである。

多重性は複雑だ。どの病院一つをとっても、異なる複数の「動脈硬化」が実行されているだけではなく、それらを実行する多様な様式も

は新しいメッセージを有することができる。そのメッセージとは次のようなものだ。現在の科学的理論は自然を理性によって捉えることに依拠しているのではない。なぜなら、それらが唯一可能な「理にかなった」理論ではないからだ。他の可能性はごく最近まで存在していたし、尊敬されている人々の集団によって承認されていた。だから、他の可能性の問題は、理にかなっていなかった(あるいは、いない)ことではなく、負けたことにある。

すなわち、今日の専門家は「理性」を代表しているのではなく、ライバルを支配することに成功した先達の考えをたまたま受け継いでいるという社会的メッセージが示唆されている。このことは、あまりに多くの権力を専門家に委ねる社会には問題があるということを意味している。専門家は、解決を依頼されている闘争に対して中立的であるとは限らず、むしろ闘争の一部である可能性が高いからだ(気分転換に、ここでは本ではなく雑誌に関連づけてみよう。『ソーシャルスタディーズ・オブ・サイエンス *Social Studies of Science*』誌は、すべての専門家を等しく疑うことで、中立的なトーンで論争を分析する研究を出版してきた長い歴史がある)。

専門家の部分性《パーシャリティ》=党派性からは、よりラディカルなメッセージも引き出されている。それを掲げたのは、完全に異なる、よりよい、オルタナティヴな社

存在している。診断においては、「問題は何か」と「どうすべきか」という問いが交互に現れ、絡み合う。治療は違う。治療においては、何かをするということは、元に戻すということである。疾病を**実行する**ことは、**実行させない**という形式を取る。しかし、実在に関与する様式がどれだけ違おうとも、治療されるべき「動脈硬化」という客体は、前もって診断された「動脈硬化」と似ている**かもしれない**。

手術室の壁には、ライトボックスがある。今まさに手術をしようとしている外科医が、手術台の足から目を離してライトボックスにかけられたX線写真を見る。ここに黄色い皮膚があって、白黒の影がそこにある。「見てください」。外科医が、手袋をはめた指で画像を指さしながら私に言う。「あれが狭窄ですよ。見えますか？　ここに、簡単に見えるでしょう？」そして、手袋をはめたその手を下の足の方に持っていく。「さて、今からここに上の切込みを入れます。下の切込みはあそこです。その二カ所の間の内腔をきれいにはがしていきます」。彼の手は、「ここ」と「あそこ」を二回ずつ指さす。ライトボックスと足のそれぞれを、まるで、一致する場所を指し示しているかのように。白黒の画像と生身の血管が同じものかのように。

会を望む人々であった。その人々は、異なる専門家について中立的なやり方で語る（ことによって勝者の肩を持ってしまう）のではなく、公正な社会への自分たちの希求にもっともうまくつながる専門のあり方を追求した。彼らは、オルタナティヴな科学を発見し、発明し、そこに投資しようとしていた。彼らの議論は、社会を変えるためには、社会を築くために私たちが用いている科学も同様に変える必要があるというものだった。そして、逆もまた同様に、オルタナティヴな科学は、「現在のものとは」異なる社会関係の一部としてのみ立ち現われることができるという。社会とそこにおける科学の産物は絡み合っているので、一方を変えることは、もう一方を変えることを含むプロセスにもなる（これについては、今は亡き『ラディカル・サイエンス・ジャーナル *Radical Science Jarnal*』誌の様々な号を参照）。

専門知識への警鐘とオルタナティヴな科学への訴えというメッセージは両方とも、「理性」と「力」（あるいは、合意や交渉といったその他の社会的メカニズム）が、論争の終結の理由として、同じようにもっともらしいメカニズムとして横並びにリスト化されたときに、道に迷ってしまう。そうしたリスト化は、「理性」と呼ばれる現象が、独立した資源、つまり社会とは無関係な現象であることを示唆し、また、この「理性」が社会的なものから**逃れるため**

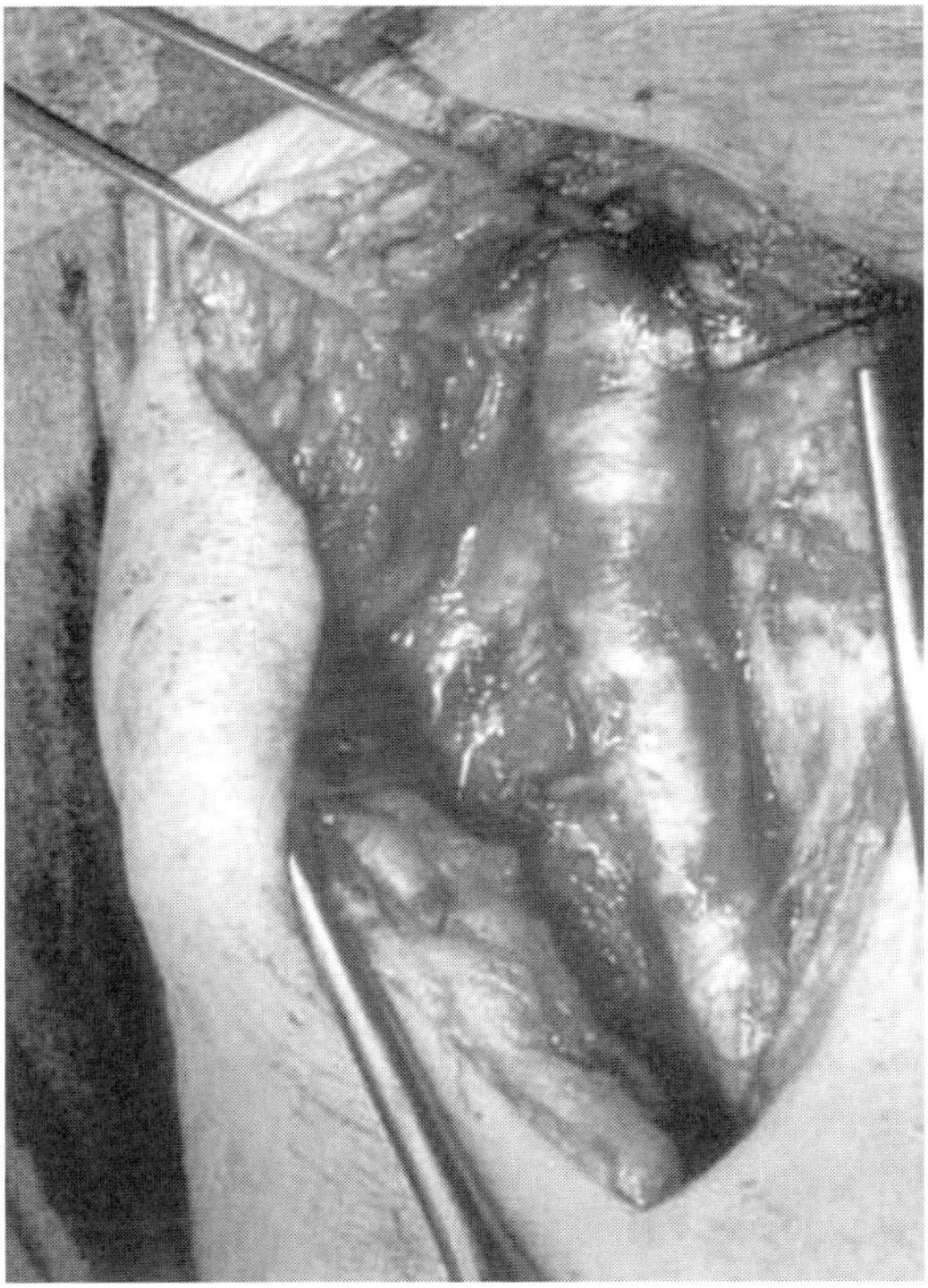

血管造影図は、定着液の臭いのする二次元のプラスチックの写真で、手術室で動脈から剥ぎ取られたプラークは、ねじ曲がった血だらけの構造物である。だから、その二つは同じものではない。しかしどちらも、動脈硬化を、血管内腔の閉塞として同じように実行する。両者の距離は、指を動かすことで架橋できるほどに小さい。

Z病院の血管外科医は、手術中に血管造影図を地図として用いる。画像は、彼らがどこをどうやって切るのか決断するのを助ける。したがって、血管造影図は診断の一部である。しかし、画像は、治療するべきかどうかの決断において、重要な役割は果たさない。この決断は、前もってすでになされている。Z病院の外科医は、手術を行うことが決定されてはじめて、放射線科医に血管造影図の作成を依頼する。Z病院では、悪い〔兆候を示す〕写真が治療の理由として用いられることはない。しかし、〔具合が〕悪いという訴え、足関節の血圧の低さ、深刻な悩みは理由になる。

血管外科医：X線写真を使って、手術するかどうかを決める病院もあります。内腔がどれだけ残っているのかのパーセンテージで判断するのです。でも、私たちはそうはしません。私たちにとって、血管造影図はむしろ道路地図のようなものなのです。写真は、血管へのアプローチを容易にします。でも、患者を治療するのは

の手段であることを示唆している。社会的なものの乱雑さからきれいさっぱり逃れるための方法——当時の哲学者は、理性をこのように描いた。「理性」の擁護者として、彼らは決して力による終結が経験的に起こりえないとは言わなかった。それは起こりうる。しかし、良くないことである。力ずくで閉じられた論争の結果としての知識は、単純に、「科学的」と呼ばれるに値しない。このことは、哲学者によって賭けられていたものを指し示している。これもまた、エンゲルハートとキャプランのリストが、社会学者の政治的メッセージを安易に省いていたのと同じように、平然と無視していたものである。これが、迷子になった二つ目のメッセージである。「理性」を擁護する際、哲学者は経験的な主張を行っていたのではなく、規範的な基準を設定していた。彼らは、社会的な権力が論争を終結させることは決してないと言ったのではなく、それは危険なことだと言ったのだ。科学的な論争は「十分に妥当な議論」によって解決される**べきである**。もし他の要因が介入したとしたら、それは、政治に利するために、科学の領域が放棄されているということになる。そして、両者を切り離しておくことは重要である。そうすることでのみ、科学（そして理性の権利）が社会的な権力の恣意性から守られるからである。

このことがいかに重要なのかは、ルイセンコ事件

私たち医師であって、写真ではないんです。ときどき周辺の病院からX線写真が送られてきて、見てください、悪いでしょう、と言われることがあります。何とかしないと、でも難しそうです、どうか代わりに対処していただけませんか、と。でもね、当然ながら、私たちはまず患者と話をしますよ。そのうえで、患者からの深刻な訴えがあったときに、はじめて手術に踏み切ります。さらには、手術をする前に、患者本人が積極的に手術をしたいという気持ちになっていなければいけません。

Z病院では、手術をするかどうかの決断を血管造影図に基づいて下すことはない。もちろん、血管造影図に狭窄が見あたらなければ、血管外科医はどこに介入すればいいのかわからないだろう。しかし、そもそも血管造影図が作成される以前に、患者が悪い症状を訴えなければならず、その症状によって著しく「日常生活が」阻害されていなければならず、手術のリスクを冒すほどに乗り気になっていなければならない。つまり、診断された疾病は治療される疾病と同じ**かもしれない**が、そうである**とは限らない**。Z病院ではそうではない。手術的介入を行うことが決定されるプロセスで実行される動脈硬化は、手術中に実行されている動脈硬化とは異なっている。「歩行時の痛み」は介入する**理由**であるが、「血管腔を狭めているプラーク」は手術的介入

によって例示されている。ルイセンコのラマルク派生物学がソビエト連邦で支持を得たのは、その場所で支配的だった政治的イデオロギーにうまく適合したためだった。それは、簡単に言うと、植物は環境に適応することができ、適応した形質を子孫に伝えることができるというものである。この理論に基づいて、大規模な農業計画が策定された。「誤った」ラマルク派の「事実」は、ソビエト連邦の生物学コミュニティと集団農場に、力ずくで押しつけられた。しかし、このような生物学的思考への政治の押しつけ（と論じられてきたもの）は、必ず大惨事を引き起こしてしまう。そして、実際そうなった。収穫が幾度も失敗に終わったことが明らかになったころには、多くの人が飢餓で亡くなっていた（すべてをスターリン主義のせいにすることで、科学とマルクス主義の両方を救おうとした、この歴史の一ヴァージョンについてはLecourt 1976を参照）。

　エンゲルハートとキャプランが、論争を終結させうる五つの方法についてのリストを作る際に、自分たちの相対的な価値、あるいは自分たちの関係性を考慮に入れていないとすれば、彼らは理論的選択肢を経験的事例に**分配**している（このことは、最初にリストを見たときに私を強く捉えた。**分配**は、理論家のテクスト内部の理論的な緊張関係を解決するための（あるいは解決しないための）方法としては珍

の**標的**である。

これが不整合《インコンパティビリティ》だ。診断される疾病と治療される疾病は異なる客体であり、これまで見てきたように、一致することもあるがつねにそうではない。こうした不整合《インコンパティビリティ》が混乱を招くものとされているならば、それでも受け入れられなければならない必然性はないだろう。診断と介入における複数の客体を協調させる可能性もある。一つ目の可能性は、「血管閉塞」を優勢にすることだ。その場合、レントゲン画像の狭窄が治療の理由になり、手術室で確認される閉塞した血管が治療の標的となる。二つ目の可能性は、「歩行時の痛み」を優勢にすることだ。その場合、手術による治療は破棄されるかもしれない。代わりに、「歩行時の痛み」が治療の理由であると同時に標的にもなる。「歩行時の痛み」に直接介入する治療実践は存在する。歩行療法と呼ばれるものだ。

脈管専門医：「言われてみれば、そうですね、ええ、歩行療法については知っていますよ、当然ながら。文献で読みました。文献では好意的に取り上げられていますね。臨床試験の結果もかなりいいようですよ、はい」。**質問者**：「ではなぜ、ここではやられていないのですか？」**脈管専門医**：「ええ、思い出していただきたいのですが、ここで診察する前に、そうした患者にはすでに家庭

しいものであるが、病院のようなより実践的な環境では、日常的でありふれた方法だからである。これは、Z病院と、私がここで関連づけている文献から取り出したテクストとのもう一つのつながりを、すなわち、差異を扱う複数の方法の間のアナロジーを、読者に提示している）。しかし、この争いを避ける身振りによって隠されているのは何だろうか？ 科学と政治の関係について、どのように考え、取り組むことができるのかという問いである。政治から科学を守ろうとすることは賢明なことだろうか？ **それとも**、科学の専門家が政治的に中立だと信じるのは危険な幻想なのだろうか？ ときの権力が科学に立ち入ることは防がれるべきだろうか？ **あるいは**、専門家とは新しい権力を有した社会集団で、何らかの形で民主的な統制下に置かれるに値するのだろうか？ 科学は独自の自己決定的規則に沿って運用することが許されるべきなのか、それとも、内部と外部の境界にはつねに穴が開いていて、何らかの要素や問題を切り離しはするものの、すべてを分離するようなものではないのだろうか？

これらの問題に加えて、どのような政治に関与すべきなのかという問いがある。基準を設定するような政治か、あるいは、私たちが生きている世界の規格化できない乱雑さを受け入れて、その扱い方を探究するような政治だろうか。

医が歩くよう勧めていることが多いのですよ。それでもあまり成果は見られない」。**質問者**：「でも、それは同じではないですよね？」**脈管専門医**：「ええ、違うかもしれませんね、いや、違いますね。歩行療法は、なんらかの構造があって、しっかりした監督の下ではじめて成果を上げるものです。そうですね。ここではそういう準備を整えていません。なぜかというと、私が思うに、これは理学療法士の仕事だからで、理学療法士の予算が削減されたからです。最近では彼らに何を頼んでも、すみません、と言われるんです。彼らには仕事を増やすことが認められていなくて、減らさないといけないのです。だから、新しい試みに乗り出すなんてことはしないと思うのです」。

歩行療法は、患者に長い距離を定期的に歩くことを求める治療戦略である。足が痛くても歩き続けなければならないというものもあれば、痛みを感じそうになったら事前に休むことを認めるものもある。室内のトレッドミルを使う場合もあれば、屋外に行くことを薦める場合もある。しかし、どのような特定の形態を用いる場合でも、歩行療法は、歩くときに痛みを感じさせる動脈硬化と戦うものである。それも、**歩くことによって**。

このように、一貫性を追い求めることもできるだろう。つまり、動

終結の不在

一九八四年に、フランシス・マックレアとジェラルド・マークルは、エストロゲン代償療法（ＥＲＴ）についての興味深い論文を出版した。マックレアとマークルによれば、一九八〇年代初頭のアメリカとイギリスの科学者はこの治療について異なる助言を与えていた。「アメリカの研究者の多くは、がんのリスクを高めるという理由で、この療法を薦めていない。しかし、イギリスでは、ほとんどの研究者ががんとの関連性を最小限に評価し、ホットフラッシュから骨粗鬆症（骨量の喪失）までの様々な症状に対してＥＲＴを推進している」（McCrea and Markle 1984: 1）。このように、ここには差異がある。しかし、論争はない。言葉の壁がないにもかかわらず、大西洋の両側の研究者たちは、お互いの文献に関連づけないで済ませることができている。研究者も、そしてやはり同意していなかった医師たちも、戦わなかった。アメリカの医師はエストロゲンをたくさん処方し、イギリスの医師はそうしなかった。著者たちはさらなる差異を提示する。アメリカのフェミニストや健康活動家は、更年期の症状に対する医師によるエストロゲンの処方に抵抗したが、イギリスにおいては、そうした人々が、渋る医師に対して処方を要求した。

脈硬化の本質、疾病の原則を確立して、それに基づいて実践を組織することは可能かもしれない。たとえば、動脈硬化は、歩くときに痛む足**である**、とする。そして、それを基にして実践を行うとしよう。そうすると、診察室での会話に基づいて疾病を診断し、屋外の長距離を歩くことで治療するということになる。あるいは別の原理を確立して、動脈硬化は血管内腔の閉塞**である**、とする。そして、そのうえで実践を組み立てるとしよう。そうすると、画像に基づいて診断し、外科手術で治療するということになる。しかし、病院では、すくなくともZ病院では、物事はそのように進まない。そのような一貫性は達成されないし、そもそも求められていない。実践に先行して原則に基づいた議論があるのではない。そうではなくて、異なる実践が、それぞれ独自の原則を内包しているのだ。一見、論理的な不整合《インコンパティビリティ》のように思えても、混乱は起きない。それは人生をより困難にするものではなく、容易にするものである。Z病院の動脈硬化は、ここではあるもので**あり**、もう少し先では何か別のものなので**ある**。それは、痛み**と**詰まった動脈の**両方**であるが、同じ場所でその両方であるわけではない。診断においては痛みであり、治療においては詰まった動脈である。実在は**分配されている**。

マックレアとマークルは、こうした論争の不在における様々な立場を、この二国における様々な集団の状況と結びつけることで、説明しようと試みた。この領域のアメリカの研究者のほとんどは公的な研究資金を得ているが、イギリスの研究者は製薬産業から資金を得ている。アメリカの医師はエストロゲンを処方することで収入を得るが、イギリスの医師にとってそれはたんに余計な仕事を意味する。アメリカのフェミニストは「宿命としての生物学」を宿敵としてきたのに対して、イギリスのフェミニストは女性の不利な立場を構造的な要因と結びつけて「放置《ネグレクト》」を問題の一つとする。こうして、すべての立場についての**社会的な説明**が提供された。「様々な利害関心の立場と、それらの体系だった対立が、政治的、イデオロギー的、経済的関係の帰結と捉えられる」(McCrea and Markle 1984: 18)。しかし、社会的な説明が含まれていることは、私がここでこの論文と関連づけている理由ではない。一九八〇年代初頭には、科学についての社会的研究の多くが、科学と医療について語る際に、「政治的、イデオロギー的、経済的関係」に言及していた。

驚くべきことに、マックレアとマークルは、終結するまで論争に参加している集団について語っていない。むしろそこでは、解決に向かわない様々な摩擦を伴った並置の連なりというイメージが示される。

適応基準

手術室で剥ぎ取ることによって動脈硬化を治療することは、Z病院の血管外科医にとって唯一の侵襲的な治療ではない。他の治療もある。たとえば、経皮的血管形成術（PTA）だ。外科医は治療に関するすべての決断に責任を持つが、この治療は外科医自身が行うものではない。放射線科医によって、放射線科の侵襲治療室で行われる。そこは、血管造影図が作成される部屋でもある。

オレンジ色のシャツだけを着た女性患者が、放射線科の高い台の上に横たわっている。鎮静剤を打たれた患者の身体の上に、大きなX線装置が覆いかぶさっている。台の周り、私たちの頭の上には、モニターがある。そこには、患者の動脈のX線影があいまいに写し出されている。動脈に含まれている造影剤の量が少ないのだ。とても不明瞭ながら、カテーテルも見える。モニターを見ながら、放射線科の専門研修医が、患者の鼠径部の穴から大腿動脈に向けて、カテーテルをゆっくりと押す。カテーテルのどこかに、先端より下に、二つの点が見える。ある瞬間、それぞれの点が狭窄の両端に来る。「見てください。あれがバルーンです。ちょうどあるべき場所にある」。放射線科医が言う。

距離を維持することは、マックレアとマークルの主張によれば、関係者にとって有益ですらある。たとえば、フェミニストの場合、政治的敵対が戦略となる。「したがって、いずれの国でも、女性は更年期のスティグマを無効化しようとした。アメリカでは、フェミニストは、更年期は正常なことで病気ではないと主張することで、スティグマの無効化を図った。イギリスの女性は、更年期の症状は「本物」で、単なる妄想ではないと主張した」（McCrea and Markle 1984: 16）。差異は必ずしも乗り越えられるものではない。それに見合う労力によって、開かれたままにされるかもしれない。差異は、合意によってであれ、力によってであれ、克服されなければならないものでもない。ただそのまま続いていくかもしれないのだ。だとすると、ここにあるのは、結論に至ることのない緊張である。アメリカでもイギリスでも、フェミニストは医師に対して怒り、研究者を引き合いに出す。しかし、すべてが集まるような一つの場所はない。最後に勝つ一つの「理論」はないし、対立する立場が妥協によって融合されることもない。

これは著者たちによって強調された点ではないし、**文献上**で話題になったのはずっと後になってからのことだ。しかし、遡及的には、今引用した論文は非常に興味深い移行を見せている。この論文は、哲学二人目の専門研修医が、小さなポンプをラインにつける。まるで、自転車のタイヤの空気を入れているように見える。二つの点の間でバルーンが膨らんで、血管壁を広げる。バルーンは、しばらく膨らませ続けられる。「センハさん、痛みますか？」専門研修医の一人が聞く。少し前に同僚に話しかけたときよりもずっと声が大きい。「痛かったら言ってくださいね。かゆいときではないですよ。痛いときですよ」。鎮静状態の患者は、闖入され、放心し、年老いているように見える。「これくらいでいいだろう。膨らませてから今でどれくらいになる？」放射線科医が専門研修医たちに聞く。空気が抜かれる。そして誰かが言う。「これでいいだろう。造影剤を注入しよう。内腔がどれくらい大きいか見てみよう」。

動脈内膜切除術のように、この介入、ＰＴＡも、動脈硬化を血管へのプラークの侵食として実行する。しかし、動脈内膜切除術では、動脈硬化は、剥がされて、身体から**取り出される**。そして、最終的には容器のなかに入れられる。他方、バルーンで横に押しつけられたプラークは、体内に残る。ただ、**わきに押しやられる**のだ。

さらには、Ｚ病院には第三の重要な侵襲的技術がある。これもまた、手術室においてメスで足を切り開くものである。しかし、動脈内膜切

者も社会学者も同様に研究してきた根源的な場面である（理性によってであれ、力によってであれ）終結を迎える論争は、実際には珍しい出来事なのかもしれないと示唆しているのだ。なぜなら、物事がかみ合わないのは、「革命的な」状況に限られるのではなく、むしろ、そもそも物事がかみ合うことはほとんどないからである。注目する範囲を少しずらして、滑らかに見える結果ではなく混乱した詳細に目を向けるなら、あるいは小さな場所からより大きな場所に視点を移すなら、物事はより複雑になる。アメリカの研究のみに焦点を当てるのではなく、イギリスの研究も含めるのなら、相違は可視化される。さらに、研究者だけではなく、医師や活動家も考慮に入れるのなら、事態はさらに変化し続けていく。そこには、闘争なき差異があるかもしれない。そして、決して結論に至ることのない闘争も。

政治理論では、これは古い比喩であり、解決しない闘争は驚くべきことではない。戦争がいかに戦われ、いかに避けられるのかを主題にした文献でいくつもの本棚が満たされている。世界のいくつかの場所でいかに民主主義が差異をうまく扱うための方法として存在するようになり、他の場所では差異はどのように扱われているのか。様々な種類の抑圧が、様々な方法でどのように生きられているのか（ムーア 一九八六（1966）のずっと前から、Benhabib

除術や血管形成術とは異なり、血管内腔の侵食が生じた場所の「栓抜き」はしない。その代わりに、血が狭窄を迂回して流れていけるように道を作る。内腔への侵食が生じた場所の上流にバイパスが取りつけられる。下流にもバイパスのもう一方の端が取りつけられる。こうして、バイパスは動脈硬化を**迂回**されうるものとして実行する。

右足上部に狭窄がある。しかし、左足下部が最初に切開される。静脈が一本取り出される。静脈弁が丁寧に破壊される。全部破壊しないと、血流の妨げとなり、新しいプラークが付着するための格好の場所になってしまうからだ。「大変な仕事ですよ」。外科医は言う。「二本の足を切るというのもまた、なかなかのことです。私たちにとっても、患者にとってもね。でも、結果は人工血管よりずっといいのです。そっちも使いますよ。それしか選択肢がない場合もありますから。でも、人工血管は詰まるのが早いのです。静脈の方がずっといい。異物ではないですからね」。右足上部が切開される。動脈が剥き出しになる。今度は二点ではなく、バイパスが動脈全体を迂回する。狭窄の上流にあたる動脈に小さな穴が開けられそこにバイパスが細かく縫いつけられる。これが下流でも行われる。こうして血管が一つ追加された後に、足は閉じられる。糸と針。糸を引っ張るピンセット。肌は堅くこわばってい

1996の後まで）。ここで、この文献の伝統と真剣に関連づけることはできないが、そうした関連づけが可能かもしれないということを示すために、ちょっとした、よく知られていない事例を紹介したい。一九六八年に、政治学者のレイプハルトは、一九一七年から一九六七年にかけてのオランダの政治文化において差異がどのように扱われたのかについての本を出版した。差異はなだめられ、調停されていたというのだ。オランダの社会生活（政治参加からスポーツまで）は、いくつもの、共在しながら重なり合わないコミュニティ（「異なる宗派の」プロテスタント、ローマカトリック、リベラル、社会主義者）によって編成されていた。オランダの多元主義は、人口を複数の**柱**に分割するという形をとった。柱の頂点に位置するエリートは、国会やその他の決定を行う場所でお互いに会って、話をした。その他の私たちには、関係のないことだった。私たちには、戦ったり、妥協点を探したりする必要はなかった。そして、失望した急進派がレイプハルトの用語を用いて指摘したように、柱の底辺に位置する者たちは決して出会うことはなく、力を合わせることがないよう分断されていた。

　私がこの本に言及したのは、今すぐ読むべき本だと思っているからではない。私がそうしたのは、論争に向かうことなく異なる場所に「分配される」緊

る。

三つの侵襲的治療は、すべて動脈硬化を動脈の狭窄として実行するが、それぞれの方法は少しずつ異なる。動脈内膜切除術は血管の侵食を剥ぎ取り、血管形成術はわきへ押しやり、バイパス手術は迂回する。一人の患者が、つぎつぎ積み重ねるように、三つの治療を受ける必要はない。一つで間に合う。一つで間に合わせなければならない。でも、どれで？　ここで、この質問にまつわる論争が頭に浮かぶかもしれない。つまり、「三つの治療戦略のうち、どれが一番よいか」という問いを解決するための論争である。その論争が収束した後には、動脈硬化は三つのうちの一つの方法で実行されることになるだろう。剥ぎ取られるか、押しやられるか、迂回されるかのいずれかの方法で。

フィールドワークをしているとき、私は侵襲的治療に関するまさにこういう論争の例に出くわした。それぞれの治療戦略を完全に廃止することが、別の治療のスポークスパーソンによって予告されたのだ。

Ｚ病院と提携している医学部の大きな講義室で、ＰＴＡなどの血管内治療についての小規模な国際会議が行われている。最後の発表者は血管外科医だ。彼は、自らが専門家として愛着を持っているからこそ、血管外科手術の終焉を告げる権威があるのだと宣

張というイメージは、むしろ、オランダのイメージでもありうるということを、知らせておくべきだと思ったからだ。このイメージは、とても多くの差異が分配されているオランダで育った私が、フィールドに持ち込んだものだった。それらの差異は、伝統的な「柱」がもはやそこまで重要ではなくなったとしても、今も分配されている（たとえば、オランダのゲイ運動が、いかにサブグループに分断されていて、互いに出会わずに「柱」に分配されているのかを記述したDuyvendak 1994を参照）。あるいは、私がこのイメージを持っていたのは、レイプハルトのような、間違った政治理論を読んでいたからかもしれない。レイプハルトは、一九六八年からずっと後に、「柱に分割すること」は差異を扱うための**よい**方法だと明確に主張するようになったのみならず、彼が心から推進する南アフリカのアパルトヘイトと結びつけたのだ。彼の仕事が、オランダの政治科学において、決して閉じられることのない激しい論争の対象となったことは、不思議ではない。

矛盾の不在

哲学的な論考である「非還元（*Irreductions*）」において、ラトゥールは、論理を社会学的論理《ソシオロジクス》に従属させようとする社会学者を雄弁に支持している。

言した。「その日は近いでしょう。血管内治療は勝つのです。解決するべき問題はまだいくつか残っています。しかし、PTAは大きな手術を必要としないため、治療中に亡くなる患者の数は大きく減るはずです。これはより洗練された技術なのです。だから、どんな問題が残っていようとも解決されます。そして、血管外科は時代遅れになるでしょう。私の言葉を記録しておいてください」。私は、彼の言葉をノートに記録した。だから、私は彼の言葉を、数カ月前にメモしたずいぶん異なる言葉と比較することができる。それは、血管内治療の来たるべき勝利ではなく、別の登場人物である血管外科の勝利を宣告するものである。

私たちはエレベーターに向かって歩いている。いつもと変わらぬ月曜日、ちょうど意思決定会合が終わったところだ。血管外科医の一人が脈管専門医に話しかける。「私に言わせてもらえば、このPTAってもの自体に疑いを持ちはじめています。あまりにも問題が多すぎる。動脈はまた詰まってしまうし、血栓症のような副作用も待ち受けている。最近、文献でも否定的な報告をいくつか目にしましたよ。おそらく、そんなにいい技術というわけではないでしょうね。簿記でもしたほうがいいかもしれませんね。

「もっとも強い理性は、もっとも強い者の理性につねに屈する」。これが、私が取り除きたい善き補足である。もっとも強い者の理性は単純にもっとも強い。「この地上の世界」は、この実際には存在しない補足を取り除いたら、このちょっとした追補を勝者から奪い取ったら、まったく違うものになるだろう。まずもって、それはもはや卑劣な世界ではなくなる」(Latour 1988: 186)。しかし、同じテクストの別の場所で、ラトゥールは、少し異なる方法で論理から距離をとっている。論争における様々な命題を「勝者」と「敗者」に結びつけるのではなく、実践の問題に、行為の仕方や取り扱い方に埋め込むことによって。人を異なる方向に導く**実践**において、「そのもの自体で論理的なものも非論理的なものもない。道はつねにどこかにつながっている。知るべきことは、道がどこにいくのか、そこにはどのような往来があるのかということのみである。高速道路が「論理的」で、道路が「非論理的」で、ロバの足跡が「不条理」だなどというばかげたことを誰が言うだろうか」(Latour 1988: 179)。異なる道路は、互いに矛盾せず、異なる往来物を異なる場所に運ぶ。もし「理論」が、非Aを排除するAについての声明として捉えられるものではなく、実在を扱うための様々な方法だとしたら、理論の間の差異も矛盾である必要はない。

ちゃんと帳簿をつけた後で、まだこれを続けたいと思うとは考えにくいですよ」。

一人の外科医が近い将来にすべての外科治療が廃止されると公言する一方で、別の外科医はちゃんとした簿記はPTAを一掃するという。これ以上ない激しい論争が繰り広げられているようだ。ただし、こうした論争的な発言が会議や非公式の会話のなかでなされている一方で、その発言をしている当人たちが、病院での日々の実践においては、外科手術とPTAの両方の指示を出しているのである。したがって、全面的な論争によって、ある技術が実際に消滅するということがあるとしても、小さな論争が同じことをするわけではない。これらの事例は、長年くすぶっている緊張を指し示すものかもしれない。その間ずっと、これらの技術は共在し続けている。分配されることによって。

病院での日々の実践においては、患者への治療の分配に多くの労力が割かれている。日々のありふれた問いは「**一般的に**PTAはよいか」ではなく、「PTAは**この特定の患者にとって**よいか」である。日常的な交渉が焦点を当てるのは、後者の問いである。

年長の外科医が若手の外科医に話しかけている。血管造影図が掛けられたライトボックスの前で、画像を指さしながら言う。

このように実践を喚起することは、哲学のより古い伝統である**プラグマティズム**と共鳴する。医療**実践**についての議論においても、プラグマティズムは、しばしば持ち出されてきた。そこでは、医療の様々な専門分野が主張する疾病の異なる特徴は、科学的論争の単一の領域で互いに出会うようにはなっていないことが指摘されている。むしろ、それらの異なる特徴はそれぞれに異なる目的に合致している。エンゲルハートは、先述した終結の要因についてのリストをキャプランとともに作るずっと前に、結核についての異なる理論を同様にリスト化していた。そこで彼は、それらの理論を、この疾病を実践的に取り扱う無数の方法として提示していた。それらは互いに矛盾することはなく、「たんに」異なる目的を持っていたのだ。エンゲルハートによると、細菌学者は菌と戦っていて、彼らにとっての結核はそれを引き起こす病原菌によって特徴づけられる。内科医は、肺の問題を図表化して治療する。社会医学に従事する人々の任務は人口の健康に対処することなので、彼らは結核を感染症とみなす (see Engelhardt 1975: 125–141)。

しかし、結核についての様々な**理論**と、異なる医師の**課題**を結びつけることは、重要なことを省いてしまうことになる。課題は、その達成を助ける医学理論と同様、所与のものではない。課題は、問題と

「なんだって？　この患者にＰＴＡを提案したい？　頭がおかしいのか？　冗談じゃない、ろくな結果にならない。ほとんど閉塞しているだろう。ここのあたりだよ。カテーテルを通すことは絶対に無理だ」。

この年長の外科医は、彼が閉塞していると考えている動脈へのＰＴＡに反対して、かなり率直に意見を述べている。手厳しい。とはいえ、この口論は、一人の患者についての、ローカルなものだ。そして、特定の患者についての意見の不一致が生じることがあっても、生じないことも多い。心の平安を揺るがすほどの衝突はほとんどないが、「どうするべきか？」という問いに直面する医師は、不安になり、ためらう。

意思決定会合。若手の外科医が、患者であるレターマンさんの報告をしている。彼は深刻な症状を訴えている。彼の足関節上腕血圧比は〇・六である。超音波検査はかなり長い狭窄を示している。およそ一〇センチのようだ。左浅大腿動脈。どうするのが賢明だろうか。これは完全な閉塞ではないので、バイパスを行う必要はないと彼は考えている。この病変は血管形成術の対象として相応しいものだろうか？　それともレターマンさんを動脈内膜切なる理論に依拠しているし、理論によって姿を変える。そして、そこには衝突があるかもしれない。介入の目的そのものも衝突しうるし、それらの目的に至る手段も衝突しうる。細菌学者、内科医、社会医学に携わる者が達成しようとすることは、補完的かもしれないし、不整合《インコンパティブル》かもしれない。あるいは、（本書が記述している下肢血管の動脈硬化の扱いと非常に類似したやり方で）その両方であるかもしれない。様々な医療の理論／実践のリストを作りながらも、関係の特徴に踏み込まないことで、エンゲルハート版のプラグマティズムは、分配のプロセスを、分析するというよりは**再現**するのだ。

こうした問題を持たないテクストもある。たとえば、ニコラス・フォックスは、目的の違いを所与とするのではなく、分析対象としての差異化の**一部**だとする。彼は、手術の研究をすることによって、患者の全体的な健康状態に配慮する麻酔医と、特定の疾病を除外しようとする外科医との間に緊張があることを示す。プラグマティストは、この差異を専門家の課題の違いと結びつけることで飼い慣らすかもしれない。しかしフォックスは、この緊張を掘り起こす。彼は、たとえば、課題、疾病概念、技術的ツールの絡み合った歴史に踏み込んでいくことで、緊張の中身をもっと知ろうとするのではない。その代わりに彼は、専門家についての社会学へと結びつけ除術のリストに加えた方がいいのだろうか？　何人もの人がいずれかの立場に立って議論に加わり、治療を担当している外科医はすべての意見にうなずいている。それぞれに的を射た意見だ。では、どうやって結論を出せればいいのだろう。

レターマンさんをどうやって治療するべきか。この問いを、担当の外科医が血管チームの同僚である外科医、放射線科医、脈管専門医に提示する。担当の外科医は論争において主張する立場があるわけではなく、彼自身どうすればいいのかよくわかっていない。どの療法が患者に最適だろうか。

　どの治療法が特定の患者にとってよいのかという問いは、ある治療法が別の治療法に勝った決定的な論争の後にも消えることはなかった。しかし、これは何度も繰り返される完全にローカルな問いでもない。そうではなく、患者への治療法の分配は、**適応基準**に助けられている。適応基準は、患者の特徴を手持ちの治療戦略につなげる、分配の道具だ。Z病院では、適応基準は血管チームの科学的成果の一部である。文献が消化され、言い換えられ、補足される。例を挙げよう。「一〇センチ以上の病変」には、PTAは用いられるべきではない。

　ザイトラー他の研究や、ケイペックらは、PTAの失敗率は、

る。彼は、「健康状態」対「疾病の除外」という緊張が、当該の二つの専門家集団の問題含みの社会関係にいかに関わっているのか、そして、その緊張がいかに手術の組織を乱すものであるのかを示す(Fox 1994)。

　このように、フォックスの社会学は、先に言及した多くの科学社会学者と同様に、論争を理解しようとするために、**社会集団**の間の（集団の利害関係の間の、社会的な位置づけの間の）闘争に着目している。一方、医師が日常的実践において活用する、異なる手続き、形式、質問の仕方を伴った様々な「参照枠組み《フレーム・オブ・リファレンス》」に関連づける社会学もある。そうしたフレームは、他者を排除する何らかの社会集団の独占的な所有物ではなく、誰もが（あるいはほとんど誰もが）利用するような、伝統やレパートリーや論理である。個々人が、一つ以上のフレームに関与していることは容易に想定できるだろう。人々は一つのフレームと別のフレームへの間を移動するかもしれない。ニコラ・ドディエが、職業病医学についての研究で記述したのは、このことであった。当該の医師たちの間を、関連性のある差異が通り抜けていく。ある日のある患者にまつわる一つの事例では、医師たちは**臨床的な**専門知識と説明を利用するが、別の事例では、彼らは**管理するための**仕事に吸収される。つまり、ある所では、医師た

一〇センチ以上の病変が治療された場合に劇的に増加することを示している。そのような場合、PTAは使われるべきではない。
(van der Heijden FH, Eikelboom BC, Banga JD, Mali WP: The management of superficial femoral artery occlusire disease (浅大腿動脈閉塞疾病の管理). *British Journal of Surgery* 1993; 80: 959–96.)

適応基準は、立証することがたやすい疾病の特徴を掻き集める。狭窄の長さがその一例だ。この引用は、一〇センチを基準値としている。一〇センチ以上長い損傷においては失敗率が高く、やる価値がない。しかし、一〇センチより短い損傷においても、PTAの失敗率は動脈内膜切除術よりも高い。それでも、PTAは行われる。なぜか?

動脈内膜切除術の開存性はPTAよりも相当に優れているが、PTAは死亡率が比較的低い、非外科的な技術である。さらに、患者の入院期間が短期で済む。
(van der Heijden FH, Eikelboom BC, Banga JD, Mali WP: The management of superficial femoral artery occlusire disease (浅大腿動脈閉塞疾病の管理). *British Journal of Surgery* 1993; 80: 959–96.)

動脈は、剥ぎ取られた後の方が膨らまされた後よりも、ある程度長

ちは、特定の特異体質、特定の正常値、特定のスタイルや問題を有する個人と関わり合うものの、別の所では、個々人をスロットにはめ込んで管理するための基準と関連づける。ドディエが差異化する複数の**参照枠組み**は、どの一つの状況においても互いに**不整合**《インコンパティブル》なのかもしれない。しかし、個々人の医師は、なんの問題もなく、ある状況で一つのフレームを持ち出し、別の状況で、ほんの少し前か後に、別のフレームを使うのである(Dodier 1993)。

だとすれば、ここで私たちは、論理的な**矛盾**に魅了された哲学に引き戻されることなく、**闘争**に焦点を当てる社会学から離れることができる。では、さしあたり、私たちはどこにたどり着いたのだろうか? 答えは、緊張のある場所、衝突が起こるかもしれない場所である。あるいは異なるやり方は、異なる場所や状況、建物、部屋、時間、人々、問いに拡散しているかもしれない。物事が、たまたまそうなったものとしてあり、そうではなかったかもしれないような場所である。そうではないというのは、過去にそうではなかったからというだけではなく、実際に今も、少し行った先では(他の場所や状況では)、異なる存在で**ある**からである。これは、シャンタル・ムフが、政治理論において**差異**はもっと真剣に捉えられなければならないと警告するときに、喚起するような場所でもある(ムフ 一九九八

く開いている可能性が高い。しかし、手術は血管形成術よりも具合が悪くなることが多いし、病院での滞在も長くなる。さらには、死亡するリスクも高まる。だから、患者に治療を分配するのを助ける計算は、不均質なものになる。そこには、病変の長さとともに、入院の長さも含まれるし、診断的な事実とともに、診断と治療の実践にまつわる詳細も含まれる。

治療実践において、動脈硬化は、迂回されるもの、削り取られるもの、わきに押しやられるものの、いずれの単一の実在にもならない。それら三つの実在のすべてである。しかし、三つ同時にではない。それらの実在は、異なる患者集団に、適応基準に従って分配されている。各患者集団に、異なる治療法が、それはつまり異なる疾病が適応されている。適応基準は、「実在」が実践に情報を与えると同時に「プラグマティクス」が実在を形成していることが可視化される場所である。二者は相互に依存している。手術が、疾病を効果的に剥ぎ取ったりバイパスで迂回したりするからという**理由で**好まれるとしたら、「侵食された血管」という実在の後を、実践の配列がついて来ることになる。患者は麻酔をかけられ、切り込まれ、手術される。しかし、もしPTAが、患者へのリスクと負担が少ないという**理由で**選ばれるとしたら、そうしたプラグマティクスが優勢となる。実在は後からついて来る。動脈硬化はバルーンでわきに押しやられうるものとして実行されるこ

(1993))。真剣に——社会を孤立した諸個人に分断する多元主義としてではなく、私たちは何らかの形で世界を**共有**しなければならないという事実から不可避的に生じる緊張として。私たちがすべての差異を滑らかに合意させなくてもよいのなら、たちまち、単一の勝利者は必要なくなる。差異を真剣に受け止めることは、ムフによると、距離を取ることと物事を混ぜ合わせることの間の継続的な運動である。それは、他者性をそのままにしておくことと、関連づけることとの間の運動でもある。ここで重要なのは、摩擦は［いずれの］**全体性**（wholes）にとっても不可欠な要素であるという認識である。

ムフが描くのは、異なる有権者集団の関係のイメージであるが、それは、本書が描いている、別様に実行された客体間の関係のイメージに接近する。そして、この点は、より一般的な移行でもある。ここで、近年の多くの研究と同様に、**政治**は、もはや**科学**の領域から切り離された領域としては捉えられていない（see, e.g. Haraway 1997）。だとすると、二者の関係も同様に、ある領域から別の領域への起こりうる**侵入**の問題としてはもはや想像されえない。そうではなく、注目されるのは、たとえば、関連づけ方の**力学**の間における共鳴や類似性である。**異なるとは何か**？　差異化にはいくつの様式があるのか？　異なる存在者やアクターはどのように同時に衝突し

とになるのだ。

ステージとレイヤー

血管外科医は、悪い状態の人々を治療する。その人たちの疾病とは何か？　足が痛む。皮膚の色が悪い。足関節の血圧が低い。血流速度が局所的に上昇している。血管造影図が狭窄を示している。動脈にはプラークがある。これまで、私はこれらの各事例において実行された複数の動脈硬化の間に差異があることを強調してきた。しかし、そこには共有されたものもある。血管外科において、動脈硬化は**状態**として実行される。それは今ここにある問題であり、患者を悩ませていて、侵襲的な方法や他の方法で、治療されるであろうものである。しかし、Z病院には他の棟もある。内科では、動脈硬化は**プロセス**である。

この年長の内科医には、血液中のリポタンパク質と動脈硬化の発達の関係を調査するという進行中の研究プログラムがある。彼は、血管外科に批判的である。彼の考えでは、血管外科医がすることは、たとえうまくいったとしても、つねによいことであるとは言えない。「彼らはリスク要因をなおざりにしがちです。そういうことは問題ではないかのようにふるまう。管がまた開通した？　これで大丈夫、患者は救われました。そうやって、自分たながら相互依存を示しているのだろうか？　関わっている「味方」の特徴とは何か？　それらはどのような物質《マテリアルズ》（あるいは社会的なもの《ソーシャルズ》）からできているのか？　これらの問いは、国家レベルの出来事に直結するのと同じように、一人の人間の生身の生命にとっても意義を持つ。遺伝子の特許についての国際的なルールが制定されるのと同じくらい、病棟の建築的、組織的デザインにとっても差し迫った問題である。いくつかの場所を**政治的**と呼び、他の場所を**科学**と呼ぶことにほとんど意味はない。すべては、人間の生命の組織化とそれに付随する世界に関わっている。そして、すべての場所において、ルール、規制、理想、事実、摩擦、フレーム、そして緊張は傑出している。

このことは、すべての場所や状況が似ているとか、場所が変わっても差異化のパターンは同一に保たれるということを示唆しているのではない。第一線の科学雑誌では、提示された諸事実の差異を論争として設定することには意味があるが、病院という環境においては、取りまとめと分配が差異を扱うためのより適切な方法であることが多い。政府の委員会の会議では、合意に達するために潜在的な緊張を抑え込むことは賢明だろうが、哲学的分析では緊張を明示化することが美徳とされる傾向にある。これは、**政治**と**科学**がもはや別領域ではなくなった今、均質ちが困難な救出を行った英雄かのような気でいるのです。新聞で見た、決して忘れられない写真があります。今や古いものですが、それでも重要です。それは、初期に心臓移植を受けたある男性の写真でした。手術の三日後に、病院のベッドに座っている。まだとても辛いだろうに、写真家の前で笑顔を作っている。そして、見出しにこうあった。彼は回復しました。なぜって、見てくださ い、いつも通りの朝食を、ベーコンと卵を採っています」。

ベーコンと卵は血液中の脂肪バランスに悪い。動脈硬化の発現にもつながるし、管を塞いでしまう。つまり、心臓移植を行うことは英雄的に思われるかもしれないし、それを行うことができた人は命の恩人を気取るかもしれない。彼らは管を開いた。でも、患者がベーコンと卵を朝食に取ることを許す限り、管はまた塞がれていく。だから、そこに関わる外科医は、殺人者としての正体を暴かれるに値する。「殺人者」は強い言葉だ。私のインフォーマントは誰も、この言葉を使うそぶりさえも見せなかった。しかし、今引用したインタヴューには、こうした告発を裏づけするために必要な知的材料がすべて揃っている。理論上は、〔外科と内科は〕全面的に衝突している。実践上は、しかしながら、ここでもまた、より複雑なのである。

化を求めているということではない。むしろ、様々な場所や状況において、差異が扱われる様々な方法に注目しようという訴えである。そして、いつ、どこで、私たちはよりよいやり方をするのかについて考えを巡らす方法でもある。

ある人が、若手の内科医の行っている研究に、私が興味を持つのではないかと教えてくれた。動脈硬化に関する研究だからだ。そこで、廊下で彼に会ったとき、少し時間を割いてもらうことはできるか尋ねた。「もちろん、どうぞいつでも話に来てください。でも、私の研究についてお話しできることはあまりないのです。というのも、私はかなり珍しいリポタンパク質の異常と動脈硬化の関連性を解明するよう頼まれています。でも、これまであまりにも患者数が少なかったので、まだ何か言える段階ではありません。患者がいないのです。要するに、リポタンパク質の異常の症状はとても少ない。患者の主な症状は早発性で発現の早い動脈硬化です。だから、彼らは病院には来ますが、私のところには来ません。血管外科医や神経科医や心臓専門医のところに行きます。私は患者のリポタンパク質レベルが計測されているかどうかさえも知りません。そうだとしても、患者は食事療法士のところに送られるか、薬を処方されるのでしょう。私は知りませんけど。わかっていることは、患者を私のところには送ってくれないということ。だから、正直なところ、実際行き詰っているんですよ」。

リポタンパク質の異常に苦しむ患者を診察することができなければ、患者の治療法について論争を起こすことは難しい。当の患者が内科に紹介されなければ、血管外科医と論争を起こすことは難しい。内科医にとって、外科医が**血管侵食**のプロセスを無視して**侵食された血管**という状態に介入することがいくら気がかりだとしても、内科医は論争を起こす立場にないのだ。

ここでは、動脈硬化は現在の状態として実行され、あそこでは、歴史のあるプロセスとして実行される。疾病の実在を実行するこれらの複数の方法の間の緊張は、明示されている。しかし、全面的な戦いには至らない。その代り、動脈硬化という状態と動脈硬化のプロセスは分配されている。この分配を、専門性に関わるものとして記述することもできるかもしれない。動脈硬化は、血管外科では動脈への侵食として、内科では侵食のプロセスとして成立している。しかし、［実際の分配は］もっと複雑だ。これら二つの専門領域は、お互いの実在をそれぞれに分配して終わりというわけではない。たんに他の場所に、外に、押しやるのみならず、実在のための場所を作る。外科や内科は、異なる実在のための場所を自分たちの内部に自分たち自身の用語で作るのである。したがって、「血管の侵食」という状態は、侵食のプロセスにおける後期の**ステージ**になるし、「侵食のプロセス」は、患者の悪い状態を支える**レイヤー**になる。

このような複雑な分配は、実践においてはどのように見えるのだろうか？　内科の外来診察室に目を向けてみよう。自分たちの外来診察室で、内科医は外科医と戦うのではなく、動脈硬化と戦う。内科医は、リスクの高い患者の動脈硬化のプロセスの発現を遅らせようと試みる。内科医による予防対策が失敗すると、動脈硬化のプロセスは進展する。これが続くと、跛行の訴えや血管の侵食にまで至る。したがって、内科外来診察室では、状態の悪い血管は、早期の介入に失敗したことの結果として実行される。それが生じてしまったならば、その場合に限って、外科手術が要請される。

内科外来診察室。私は、糖尿病の患者を診察している内科医と一緒に座っている。診察室は、いくつかの廊下を挟んだ場所にある、外科医が働いている部屋に似ている。窓のない小さな部屋。待合室には窓がある（建築家がずいぶん騒ぎ立てたのだ。患者には当然窓が必要だ、と）。三〇代前半の女性が入って来る。「あぁ、いらっしゃい、ダムさん。どうぞお入りください。今日はお客さんが来ていますよ。彼女は医師の調査をしているんです。私がしていることを全部見ているんですよ。さて、調子はいかがですか？」ダムさんは、調子はいいです、と言う。でも、彼女は気になっている。前回も大丈夫だと感じていたのだ。でも、そのときの検査結果は悪かった。今回の結果はどうですか？　内科医はうなずく。「ここにありますよ。見てください。ずいぶんよくなっていますね。これまでで一番いい状態みたいですね。どうしてでしょうね？」二人は一緒にルーチンの血液検査の数値をのぞき込む。血糖値、総コレステロール、高比重リポタンパク質と低比重リポタンパク質の割合。そして、ダムさんがどうやって血中濃度を抑えることができたのかを話し合う。「今回、できる限り規則正しい生活を送ったからかもしれません。がんばりました。夜遊びもやめましたし。毎日、すべての食事を同じ時間にとりました。きちんとした食事です。インスリン注射の時間を変えないようにしました。頭がおかしくなりましたよ。でも、私にはできるはず、そう思ったんです」。

内科において、動脈硬化は症状に関わるものである必要はない。それは、未来に関わる問題なのだ。現在の血中濃度が計測される。糖尿病の患者は、動脈硬化を患いやすい。しかし、血糖値とリポタンパク質の数値が良ければよいほど、動脈硬化の進行の確率は低くなる（と、最新の臨床試験のほとんどは示唆している）。したがって、今、血液を効果的にコントロールすれば、未来の手術を回避することができるかもしれない。もしプロセスを最初から綿密にモニタリングしていれば、動脈硬化は問題を起こすレベルまでは到達しないかもしれない。でも、これは確かではない。物事は、つねに想定通りとはいかない。なかには、おかしな動きをする身体もあるし、おかしなことをする患者もいる。そして、内科医もときには失敗する。すると、外科医が要請されるのだ。動脈硬化がプロセスとして実行される場合、それは時間に位置づけられる。そして、未来のいつか、時間軸の先で、物事がうまくいかなかったら、悪い状態が発現するかもしれない。外科治療を必要とするような状態が。

〔同じように、〕血管外科において、悪い状態として動脈硬化を実行するときにも、発現プロセスのための場所は残されている。血管外科医は、糖やリポタンパク質の血中濃度の検査と争うわけではない。それどころか、外科医たち自身も検査を実践している。たとえば、若い患者が動脈硬化を発現している場合、リポタンパク質の血中濃度に異常がある可能性がある。その場合、外科的に治療を受けるのみならず、内科にも送られる。基礎的な《アンダーライング》プロセスにも同時に介入しないと、数カ月のうちに新しい症状を訴えて患者が戻って来る可能性が高いからだ。

血管外科医：何だって？　イェナーさん？　でも、そういう患者の場合は、血液検査をするだろう。確かにしたはずだ。若い人の時は、いつも血液検査をしているんだから。もちろん若いという意味は、状況によるけどね。でも、この男性、いくつだった、四五歳くらい？　彼のファイルに何も書いていない？　おかしいな。検査はしてあるはずだ。私が見てみるよ。

血管外科にも、プロセスとして動脈硬化を実行する場所はある。若い患者の場合、リポタンパク質の血中濃度は計測される。脈管専門医は血液検査をすべての血管病患者のルーチンに組み込もうとしている。いつ行うべきか？　最初に外来診察室に来たときだ。

脈管専門医：私は、外来診察に来る血管に問題のある患者のすべてに、ルーチンとして血液検査を行うことを提案しています。現在の診断に加えてです。若い人だけでなく、全員です。血管外科の教授も賛同しています。でも、実行するのは難しいでしょうね。外科医にとって、大した問題じゃないんですよ。だから、今看護師に話をしています。外来診療で書き仕事をするのは看護師ですからね。一枚用紙を追加してくれたら、いいやつをね、うまく行くかもしれません。

血管外科において、悪いリポタンパク質レベルに対応する場所は、患者が外来診察室に来る前や後ではない。それは、同一の時間に位置づけられる。これは予想通りかもしれない。血管外科の外来診察室における動脈硬化は、時間に関するものではないからだ。それは状態である。もし血中濃度の異常に場所があるとすれば、それは、その状態と関連している。そしてまさに、血中濃度はそのような場所に位置づけられる。血管外科で悪いリポタンパク質が実行される場合、それは、もう一つの**レイヤー**である「基礎的な＝下層《アンダーライング》のプロセス」としてである。それは、外科医が診断して治療することのできる客体の**下に**ある。

血管外科医：当然、私たちが治療するのは症状だけですよ。動脈硬化は継続します。そういう人たちが何度も帰って来ることは良くありますよ。数カ月後か、数年後か。憂鬱になることもありますよね。とは言っても、です。本当に悪い状態が発現している人たちを、ただ家に帰すことはできません。足がもげるまで放っておくわけにはいかないでしょう。壊疽というのは本当にひどい死に方ですよ。じゃあ、どうすればいいのか？　食事に気をつけてください、と言うのです。なるべく歩いてください。煙草を止めてください。そして、手術を続けてください。

この引用では、一方のプロセスとしての動脈硬化が、下層《アンダーライング》の疾病になっている。もう一方である状態は、表面に見えているレイヤーであり、症候を示すものである。この移行は、下肢動脈の手術を表面にしか触れない介入へと変える。手術は、深部には届かない。しかし、いくら下層の疾病に対して対症的であろうと、手術は命を救うかもしれない。あるいは、少なくとも、患者が数週間後に壊疽のようなひどい死に方をするのではなく、数年後に心臓発作で死ねるようにはできるだろう。

異なる疾病は衝突し合うかもしれないが、お互いのための場所を作る。そうした場所に与えられる名前そのものが、疾病の特異性に依拠している。これは、動脈硬化においてはこうなる。内科では、動脈硬化はプロセス**である**が、症状のもととなる侵食された血管内腔の悪い状態は、このプロセスの一部である。それは、最終段階に見受けられる。そして反対に、血管外科では、動脈硬化は悪い状態で**ある**が、血中脂質濃度の異常は、侵襲的に治療される疾病の症候を、深く下から支える基礎的なレイヤーであるかもしれない。グローバルな論争や合意の代わりに、異なる場所へ実在は分配される。ここでは、動脈硬化という実在のなかの異なる場所への分配である。

血液の場所

Z病院は大学病院である。患者が決して行かないような病棟や廊下がある。そうした場所には、動脈硬化が行くことはあっても、患者が訪れることはない。血液学研究室では、医師さえもあまり見かけない。研究は主に、生物学者、生化学者、そして検査技師によって行われる。Z病院の血液学研究室の客体は、血液である。もっと言えば、血液凝固メカニズムである。血液学研究室において、動脈硬化は血液凝固に関わる異常として実行される。肥厚した血管壁内膜の断裂が、血液凝固を引き起こす。血小板が、それを治療しようとするかのように、断裂に付着する。そして、残屑物も付着してしまう。

Z病院の血液学研究室の自慢の装置は、フローチャンバーだ。この装置の中心に、スライドが挿入される。液体が装置のなかのスライドの上を通り抜け、プラスチックのチューブに入り、そこから出ていく。ポンプが液体に脈拍のような流れを与える。血液のように見えるが、この液体は、一人のドナーの細胞と、別のドナーの血《けつ》漿《しょう》からできている。これは人の体内の血液とも異なる。チューブにすぐに詰まってしまう脂質などの物質が、研究を可能にするために取り除かれているからだ。しかし、pHは七・四に調整されており、温度も人間の体温と同じである。フローチャンバーは三七度の水を張ったボールに入れられている。フローチャンバーのなかのスライドには、「新鮮な」冠動脈から摂られた小さな血管壁が注意深く広げられている。ここで研究されているのは、血管壁の幾十もの層に、いくつの血小板が付着するのかという問いだ。この問いは、何度も何度も調査される。そして、その都度、研究者は液体の変数を変える。

この研究の客体は、下肢動脈の動脈硬化ではない。そのような局所化は、実験室の論理にそぐわない。そもそも体内においても、血液は下肢に留まることはなく、どこにでも流れていく。さらに、研究室で調査される血液は、動脈ではなく、静脈から取り出される。二人の異なる人の静脈から採取されて、ビニール袋に入れられて研究室に持ち運ばれる。つまりここでは、血液の解剖学的な位置は、完全に失われている。

血液学研究室では、動脈硬化は、血液の構成要素と血管壁との相互作用として実行される。実験は、血液凝固に関わる血液の様々な変数を操作する。終わりなく続く実験のなかで、毎回、一つずつ。これは、血管外科医が手術室や外来診察室で行うことから、遠く離れている。

血液学の教授：血管外科医が、今日お話ししたような、動脈硬化のプロセスについての生化学的な詳細のすべてを知らないからと言って、責めたりはしませんよ。彼らは知らなくてもいいでしょう。彼らの得意な管の栓抜きをしてもらえばいいのです。

外科医は血液を見ない。いや、手術中にたくさんの血液を**見る**が、見ないですむようにしている。なるべく多くの血液を血管系のなかに留めておくようにするのだ。一方で、血液学者は、患者を見ない。

質問者：「動脈硬化の患者をご自身で診察したことがありますか？」血液学の教授は驚いた表情を見せた。私はバカな質問をしたと思った。話を聞きに来る前に、この質問への答えは知っておくべきだった。「いいえ、私たちは血液疾患のある人々を診ます。出血性疾患やがんなど、そういう類のものです。動脈硬化だからという理由で、患者を診ることはまずないですね。今のところ、私たちが提供できることは何もないですから」。

血液学者は血管病の患者になにも提供できないので、彼らは患者を診ることができない。その代わり、袋に入れて運ばれてくる血液を洗い、遠心分離機にかけ、実験をする。彼らは、血小板の付着を観察する。そして、血液凝固メカニズムにおけるカルシウム拮抗薬の役割を知ることになる。

動脈硬化が「本当は」血液凝固メカニズムの問題なのか、あるいはむしろ、狭窄のある動脈の問題か、日々の生活のなかに困難を抱えている患者の問題なのかについての論争は、存在しない。この問題は、議論によって解決されるべきものではない。それは、分配されている。Z病院の日々の実践において、血液学者と血管外科医が会うことはほとんどない。両分野の教授は、連名で研究費を申請する。血液学研究室の研究者のほとんどは、動脈硬化についての月例研究会議に出席するし、外科医の何人かもときどき出席している。しかし、血液学の研究者と外科医が**私に**異なる話を聞かせることがあったとしても、お互いに対してそういう話はしない。血管外科から血液学研究室に行くことは、本当に一つの世界から別の世界に行くようなものだ。

いつか外科医になりたいというこの若手研究者は興味深いインフォーマントだ。彼は、外科の専門研修医と一緒に、週末と夜間の勤務に組み込まれている。しかし、彼の博士論文のための研究は、人工バイパスの中膜細胞の増大に関するものである。そして、彼の日々の仕事は血液学研究室で行われる。なんと言っても、ここでは、中膜細胞の培養は日常茶飯事なのだ。シャーレ、無菌の実験環境、増殖培地、培養室はすぐに使いはじめることができるし、これらの装置を使うための精緻さも備わっている。しかし、彼の研究費の提供者は、数年以内に外科手術に応用できる結果を出すことを求めていて、彼の研究室の同僚は、彼の実験のセットアップで血液学の専門誌で論文を出版できるような基礎的な知見を生み出すことができるのか疑問に思っている。

「二つの分野はまったく違う世界です。私はその間を動いています。彼らはお互いのことを何も知りません。まったく何も。驚くべきことですよ。研究室の同僚が、血管壁が少し必要だったとしても、どうしたらいいのか知らないのです。だから、ときどき私は電話を何本かかけて、血管を切断している手術室に行きます。私自身が手術室に行くと、血管は捨てられません。私が容器に入れて、研究室に持って帰ります。ここでは、私は十分に科学的ではないと思われているかもしれませんが、素材を簡単に手に入れることができるという点で、私の功績は認められています。研究室の同僚は皆、外科医を怖がっていますから。逆方向からの障壁も、少なくとも同じくらいは大きいです。外科の他の専門研修医に、私の研究のほんの初歩的なことすらも説明できないのです。二言目にはもう理解されなくなってしまう」。

二つの世界は、たんにいくつかのフロアと階段で分けられているわけではない。あるいはたんに、一つの世界では血液が研究されて、もう一つの世界では血管が手術されるということでもない。それぞれの世界に住む人口集団も異なっている。血液学研究室で働いている人のほとんどは、医師は十分に科学的ではないと考えながら、本物の外科医のことは恐れている。一方、血管外科医のほとんどは、血液学の言語を話さない。建築上の分断は、人口集団の分断によって反復複製されている。

とはいえ、血管外科と血液学研究において実行される動脈硬化の間の隔たりは、人々の差異の問題でも彼らの視点の差異の問題でもない。異なる世界には、異なる人々が住んでいるかもしれないが、人々が差異を作るのではない。たとえもし明日、すべての外科医が、動脈硬化をプラーク形成の漸進的なプロセスだと**認識**したとしても、そのように**治療**することはできない。それに効く薬はない。薬ができる頃には、動脈硬化を、侵食された血管を有する状態だと認識することは、より困難になっているだろう。その頃には、詰まった血管は珍しいものになっているだろう。ほとんどの患者は、侵襲的治療を考慮するほどに深刻な動脈硬化の状態を発現することはなくなるだろう。

血管外科医と血液学者の間に論争がないとしても、それは合意ではなく、両者の実践に重なり合いがないことを示している。争うべきことは何もないのだ。しかし、血液学ラボで行われている研究は、将来的には、血管外科を消し去ることになる可能性が高い。研究目的は、血小板の付着に不可欠であり、なおかつ、操作しやすい変数を見つけることである。〔その変数に作用する〕薬は（もし使用されれば）動脈硬化を根絶することになる。私が偶然観察した、評判の良かった研究計画申請書のまとめは、以下のように表現している。

動脈硬化のプラークと血小板のコラーゲンの間の相互作用に対する異なる変数の影響が研究される。この研究計画は、血管病の発現を支えるより基礎的なメカニズムについての知見を提供する。この知識は、新薬の開発に不可欠なものである。

研究は一人のポスドクによって遂行される。彼女は生物学者である。彼女は試験管を溶剤と試薬で満たす。そして、いろいろな種類のコラーゲンを加える。彼女は血小板の一生や時間に興味を持っているが、この研究のより大きな目的についても十分に承知している。

ポストドクター研究員：人間がもっとウサギのようだったらいいのですけど。多くの研究がウサギを研究しています。ウサギのためには、多くの薬が発見されています。でも、それらはまだ人間のモデルにうまくシフトされていないのです。だから、Z病院で、私たちは人間の組織を調査しているのです。それが、フローチャンバーの利点です。人間の素材を直接研究することができるのです。

彼女によると、彼女の教授は医師である。彼はウサギが好きではない。だから、彼はフローチャンバーの開発に多大な労力を注いだのである。さらには、彼はその装置で起きることから、人間の動脈で進行する動脈硬化について推定することが得意である。

質問者：「薬を発見できると思いますか？」**血液学教授**：「もちろん、そう思いますよ。そうでなければ。私の研究費の申請書のすべてにそう書いていますからね、そうでしょう？　いやでも、本当に心から、我々は薬を発見すると私は信じています。どれだけ多くの人々がこの研究に関与しているか、考えてみてください。世界中で、です。もちろん、アメリカが主ですが、他の場所でも同様です。巨大なビジネスですよ。製薬業界が深く関与しています。現在の西洋における死亡数の半分は動脈硬化によるものです。我々が何か発見したら、そこから物事が進むのは早いでしょうね。血管外科は不要になるでしょう。潰瘍がいい例です。三〇年前の手術の大部分は胃潰瘍の手術でした。今は胃潰瘍の患者はすべて投薬治療されています。手術はまったく行われていません」。

動脈硬化のプロセスを止める薬はまだ見つかっていない。でもそれは、たんに時間の問題だとされている。プラーク形成に関わる変数は無数にあり、それを研究しているラボも無数にあり、この研究を後押しする大きな経済的要因がある。遅かれ早かれ、何らかの変数が操作可能になり、介入のために利用できるようになるだろう。血管外科は危機に瀕している。

専門研修医：「なので、私は外科医になります。ええ、後四年かかりますね」**質問者**：「その後はどうしますか？　何がしたいですか？　一般外科ですか？　血管ですか？」**専門研修医**：「わかりません。血管外科は好きです。手作業的な面も、知的な難問も、両方楽しいですから。でも、注意するよう言われているんです。なぜなら、もし誰かが薬を発見したら……、もちろん、それは望ましいことですし、重要でもありますし、研究が進んでいますよね。でも、動脈硬化になりやすい人、そして薬を飲むべき人を示す遺伝子マーカーが見つかれば、それまでです。血管外科は完全に終わりですね。まあ、ほとんど終わりです」。

血液学は、手術を時代遅れにするような薬を見つけようと奮闘することで、血管外科の未来を蝕む。とくに、この研究に大人数で取り組んでいる遺伝学者が患者候補を指定することに成功したら、手術は必要なくなる。**リスクがある**と指定された人々は、おそらく薬を飲むだろうし、そうすると患者になることが避けられるだろう。だとすると、数年の内に、血管外科と血液学の間に論争がおこると予測するべきだろうか？　いや、そうではない。薬が見つかると、動脈硬化は変化するからだ。跛行の症状、狭窄した動脈、内腔の閉塞、痛みで歩行が困難になる患者、これらはもう起こらない。家庭医が、動脈硬化の患者を血管外科医に紹介することは、もはやほとんどなくなるだろう。しかし、家庭医が患者を血液学者のもとに送ることもなくなる。その代わりに、彼らは新薬を処方して、リスクのある患者に飲むように勧める。だからそこでもまた、競ったり争ったりすべきことは何もない。（外科医が治療して、血液学者が約束するという）現在の分配は徐々に消えていき、まったく異なる布置に置き換えられるのだ（そこでは、錠剤が、深刻な動脈侵食の発現を事前に防ぐか、少なくとも遅らせる）。

側面と場所

科学的実践において共有されている目的は、**普遍的**と呼ばれる、幅広く旅することのできる知識を作り出すことだ。科学論文は、共有されている客体の論文ごとに異なるヴァージョンの波長を合わせようとする。そして、もしこれが緊張を作り出すとしたら、論争に参与する。しかし、科学的な協調が成功するのは、研究実践や実験のセットアップが研究室の間で同じように作られているときに限られる。病院の部局の間では、そのような実践的な類似性は追求されていない。彼らは、結局のところ、違うことをしなければならない。彼らは、強い意志を持って、異なる任務に従事する。共有された、一貫した存在は、治療と予防の実践には求められていない。実行された客体間の不整合《インコンパティビリティ》は、医療が介入する能力にとって障害にはならない——一つの客体の不整合《インコンパティブル》な変異体同士が切り離されている限りは。ここで起きていることは、こうだ。一つの疾病の複数の変異体の間で起こりうる緊張は、それらの変異体が異なる場所に分配されている際には背景に消える。医療の一貫性の無さは、修繕されなければならない欠陥ではないし、科学性の悲しい欠如と指さされることもない。医療的実践において実行される存在が緊張関係にある変異体の混合であるということは、むしろ、医療実践の豊かで、順応性があり、それでいて粘り強い性質に貢献するものである。

分配は、衝突するであろうものを切り離す。本章は、いくつかの分配の形式を提示してきた。第一の分配は、一人の患者の旅程——診断と治療——における様々な瞬間において、異なる動脈硬化が実行されているということだった。診断され、治療される「動脈硬化」は、同じものである必要はない。それらが異なるとしても、必ずしも問題が生じるわけではない。**この**動脈硬化が診断されて、**別の**動脈硬化が治療されるとき、それぞれの変異体にはそれぞれの場所がある。したがって、いずれかを選んだり、戦ったりするような、競合する側面があるのではない。必ずしも断片化が生じるわけでもない。そこには流れがあるからだ。実行された客体は一貫していないが、(記入用紙、予約、会話で結びついている) 旅程はあり、それに沿って、患者は一つの場所や状況から次へと動く。

ここで提示した第二の分配形式は、患者の治療についてのものである。Z病院で利用可能な動脈硬化の侵襲的治療のなかで、これが一番だ——もっとも効果的という意味であれ、もっとも困難が少ないという意味であれ——と公言されているものはない。そうではなく、三種類の侵襲的治療法が、それらの治療が必要とされた様々な患者に分配される。この分配の達成を助けるためには、特定の道具がある。適応基準だ。適応基準は、個々の患者の特徴といずれかの治療を結びつける。これもまた、断片化を引き起こすわけではない。様々な治療法は、適応基準が設定される場所である中心点に結びついているからだ。そこにおいて、実行された客体と、問題となる実践的な詳細が、相互依存的に決定される。

ここで言及した第三の分配形式において、**現在の悪い状態**としての動脈硬化と、**徐々に悪化するプロセス**としての動脈硬化は、お互いの実在を認め合いながらも分けられていた。ここでも、断片化は避けられている。実行された動脈硬化のそれぞれの変異体は、お互いを考慮に入れているからだ。疾病のプロセスにとって、悪い状態は時間上のある特定の瞬間に、すなわちプロセスの後期のステージに、起こる危険のあるものだ。疾病の状態にとって、悪化するプロセスは、レイヤー状の身体に、患者の状態を下から支える《アンダーライング》実在として、場所を与えられている。

そして、第四の分配についても述べた。可能性の諸条件の間での分配である。今のところ、外科的な治療は、動脈硬化を血管の侵食として実行することができている。血管の侵食は、削り取られるか、押しやられるか、迂回されるべきものとして実行される。血液学研究室においては、動脈硬化は、血液凝固メカニズムの連鎖についてのプロセスとして成り立っているが、これは病院内のその他の場所では、今はまだ、不可能である。血液凝固メカニズムに介入する安全な薬はまだ利用可能になっていない。それは、展望にすぎない。しかし、ひとたびそうした薬が市場に出回れば、可能性についての条件は変わる。動脈硬化を、侵食された血管として実行することは、徐々に難しくなっていく。侵食された動脈というものは珍しくなるだろう。どの瞬間をとっても、非一貫性すら存在しない。当然、断片化などない。しかし、数年の内に、動脈硬化という客体は、完全に変わってしまうかもしれないのだ。

したがって、これらが、単一の客体である動脈硬化の異なる実行を隔てている、四つの分配の形式である。しかし、それでもなお、動脈硬化という言葉が、それぞれの時間に疾病が分配される場所の間を動いている。私のインフォーマントは、私ほどしつこくこの言葉を使わない。彼らには、様々なローカルな代替物（跛行、狭窄、血管病、プラーク形成、大血管合併症）がある。しかし、彼らがお互いに話したいときに使うのは、「動脈硬化」という言葉である。この用語が、様々な分配の連結において作動している取りまとめのメカニズムなのだ。この用語が、疾病が分配されている場所の境界を架橋する。そうすることで、分配によって疾病がばらばらの無関係な客体に多元化することを防いでいる。むしろ分配は、物を切り離しはするものの、それは同時に別の場所で、少し先の方で、あるいはいくらか後に、再び結びつけられる。分配は、身体とその疾病を増殖させるが、それらはやはりまとまっている。

第五章　包含

全体として？

疾病の民族誌／実践誌に取り組むことは可能だ。そのためには、疾病を行う際の実践的な詳細を括弧から外し、前面に出して注目することが必要である。そうすると、異なる場所では異なる動脈硬化が実行されていることを、私たちは知ることになる。しかし、このことは、病院が特異な断片へとこなごなに崩壊することを意味しない。そうではなく、しばしば想定されている客体の単一性は、達成されたものだということが明らかになる。それは、取りまとめという作業の結果である。日々の実践においては、非常に多くの異なる客体が単一の名前で通っていて、それでいて論争が比較的少ないということもまた、驚くべき達成である。それは、分配の結果であり、異なる客体を切り離しておくことで可能になる。それらを一緒にしてしまったら、摩擦があまりに大きくなる。相互に不整合《インコンパティブル》な動脈硬化も、出会わなければ、互いに対立する立場にはならない。

　その結果である多としての身体は、ユークリッド空間には適合しない。教科書的な身体――動脈硬化の様々な変異体が投影される単一の仮想的な身体――においては、小さな部分が集まって大きな全体を形成する。細胞は組織の一部であり、組織が臓器を構成し、臓器が身体を作り、身体が人口を形成し、人口が生態系の一部となる。諸部分とそれらを包み込むものとの関係の厳密な性質は論争の的であるが、議論がいくら激しくとも、それらは共有された信念に基づいている。すなわち、実在は単一であるという信念である。敵も味方も、医療は、分散した発見を加算して、患者を全体として扱うべきだということに同意している。もっと言うと、もし本当にうまくやりたいのだとしたら、医療は、それぞれの全体としての患者が、家族（社会的な支援を与えうるために、また生物学的な類似性を持ちうるために関連がある）や人口といった、より大きなものの一部なのだということも考慮にいれるべきである。これらの円はどんどん広がり、もっとも大きな円はあらゆる他者を包み込む。

しかし、実在を実行する際の行為の詳細が前面に出されるとすぐに、そのようなスケーリング［ある尺度に基づいて順序立てること］の努力は崩壊する。このことを示すためのよい方法として、手はじめに、表象のための装置を見てみよう。科学雑誌において、染色体の写真は銀河系の写真と同じ大きさで印刷されている。また、動脈硬化についての一冊の本のなかの二つのグラフを見てみると、一つめのグラフは血管壁の血小板粘着と試験液におけるカルシウム濃度の関係を表象しており、二つめは過去一〇年間に世界中で、何人の人が動脈硬化で死亡したのかを示している。どの客体が、他の客体よりも**大きい**とどうやって決めることができるだろうか？　二つのグラフは、同じような直線と曲線を利用して、同じフォントで印刷されているかもしれない。

ひとたび客体がそれを実行する実践の一部として捉えられれば、そ

正常と病理

論争に焦点が当てられているときであれ、それが論理的な矛盾として演出されているときであれ、社会的闘争とされているときであれ、そこで喚起される**差異**は、対立である。論理的には、Aは非Aを排除する。社会学では、相互に外部にあり、なおかつ緊張関係にある社会集団について語られる。しかし、対立は、異なることの唯一のあり方ではない。必ずしも対立的ではない差異のあり方についての枠組みはたくさんある。そのうちの一つは、医療実践の分析において非常に重要である。医学そのものが、長い間その枠組みにそって組織化されてきた。それが、正常と病理の差異である。

本書では、動脈硬化が実行される際に、正常と病理の差異が作られる方法の分析を、複数の章をまたいで展開している。そのため、このトピックの文献についての思索をどこに入れるのが最良なのか、迷った。これを**どこか**に位置づけないといけないという拘束は、提起されている問題の広がりに反している。とはいえ、仕方がない。紙の上のテクストが線条性と折り合いをつけるのは難しいかもしれないが、それを実践することは避けられない。正常／病理の区分についての覚書をここに挿入し、平行する議論である差異の概念化のモードとモデルについても論

の大きさを階層的な秩序に当てはめることはそれほど容易ではない。歩くときに痛みが付きまとうので動けないことをとても悲しんでいる患者の「深刻な困難」と、隣の患者の足関節上腕血圧比〇・七と、どちらが大きいのか？　手術室で浅大腿動脈から取られたプラークと、手術を受けた患者の血中リポタンパク質レベルの高さは、どちらが小さいのか？　単純に、これらの質問には答えがない。一〇〇人の成人男性のコレステロールの摂取が一〇％減少することと、そのなかの一人のバイパス手術が成功することは、どちらが大きいのか？　こうした客体には、推移的な（transitive）関係がない。

本章は、非推移性（intransitivity）に関するものである。実践においては、医療の存在論は小さいほうから大きいほうへとランクづけされた客体の集合体（assemblage）ではないということが示される。他のすべてを包み込むほどに大きな、したがって「全体」を形成するような、患者についてのフレーミングなどないのだ。確かに、実践において、客体はお互いの部分でありうる。一つの客体が実行されるとき、別の客体はそこに含みこまれるかもしれない。しかしこれは、そうした包含が相互的であるということだけからしても、スケールの問題ではない。ときに、二つの客体はお互いを包み込む。スケールが固定され階層化されているという性質を持つ推移的な世界では、AがBを包含する一方で、BもまたAの内部にあるということは、ありえない。

じることで、本章をより豊かにすることができるだろう。

「疾病」という概念については、多くのことが書かれてきた（様々な古典的テクストがある。See Caplan, Engelhardt, and McCartney 1981）。しかし、簡潔さを重視し、文献への言及を控えめにするなら、不可欠なテクストはジョルジョ・カンギレムの『正常と病理』（一九八七（[1966]1991））である。この本は、一九世紀の医学研究において、正常と病理の差異が量的なものとして捉えられたことについて述べている。だとすると、病理的な状態は、正常とされた状態が何であったのかを学ぶための研究対象になるだろう。病理的な状態とは、正常なるものの誇張あるいは縮小された形式だからである。別の所では、矢印は反対方向を指していた。臓器の正常な機能を研究することで、病理的な状態において何ができなくなるのかについて学べるというのだ。しかし、（彼が議論している二〇世紀初頭の何人かの思想家と連動して）カンギレムが論じるところによると、機能上の単なる量的な差異は、良き生活と両立可能《コンパティブル》かもしれない。誰よりも早く走れるということは、逸脱ではあるが、病気ではない。もし、厄介で人を**悩ませる**状態のみを**病理的**と名づけたいのだとしたら、正常と異常の差異は**質的な**種類のものであると認識しなければならない。これは、グラデーションしかし、私たちが住んでいる、実行された客体の世界では、これは起こる。さらには、客体が互いを内包する一方で、同時に、複数の意味で、それらが互換不可能だということもありうる。

本書で追いかけられ、解きほぐされてきた複数のAと複数のBは、動脈硬化の変異体である。しかし、忘れてはならないのは、動脈硬化が実行されるとき、そのシーンには、その他のたくさんの主体と客体が存在しているということである。それらも、動脈硬化の変異体のいくつかを生じさせる当の活動とともに、またそのなかで、活動や、形や、太さを得る。そして、特定の場所に集まった様々な客体は、お互いを「行い」ながら、お互いに依存している。このことが、実践誌的な分析を非常に複雑にする。いかなる存在者も、物語全体を通して、様々な場所によって変化することなく、無垢に同じものとして留まることはできない。変化しない変数はない。そこには相互依存性があり、二つか三つの秩序化の様式がある場所で二つか三つの特定の客体を実行する方法が出会う。そして、干渉もある。実践がお互いに干渉するとき、客体はどうなるのだろうか？

身体をスケールから解き放つ

疾病を実行することは、規範や標準を実行することでもある。なぜなら、疾病によって罹患した存在者は、何らかの正常性から逸脱して

の問題ではないし、連続体のなかでの移動でもない。それは、跳躍、隙間、裂け目なのである。

したがって、ここにすでに正常と病理の差異についての**二つ**のイメージがある。一つは**程度**の差であり、連続体のどこに位置づけられるのかに左右される。もう一つは、**種類**の差であり、決定的な跳躍がなされ、隙間が横断され、境界のこちら側からあちら側に行くということが示唆されている。カンギレムの著作において、この差異を強調することの重要性は、**実験室**から**臨床医学**を防御することにあった。実験室での測定や画像作成技術やその他のことは、普通でないことである逸脱の認識にしか役立たない。しかし、カンギレムは、そうして検知された状態が患者を悩ませるものかどうかは、患者が臨床の場で、自分たち自身の単一の物語と関連づけるときにはじめて立ち現われると論じる。問題となっている規範性は、臨床的なものである。実験室が確立できるのは、事実であって規範ではない。カンギレムは、歴史的には臨床医学が最初に現れたと付け加える。患者が医師にかかり、症状について語り、助けを求める場所である診察室が存在しなければ、実験室が建てられることもなかったのである。

カンギレムの著作では、臨床医学への注目は、規範的に主張されている。臨床医学は、実験室に支配されるのではなく、むしろ主導権を握る**べきなのだ**

いるからである。正常性については多くのことが語られうる。ここでの私の主な関心は、逸脱がどこから始まるのかを示す規範ではないし、改善が測定される標準でもない。私が取り組む（非）推移性は、罹患した存在者に関するものである。疾病の基質は何か？　動脈硬化に罹っている**誰か**なのか、それともそれに罹っている**何か**なのか？　考えてみよう。ライトボックスに血管造影図がかけられているとき、指と会話は、この、あるいはあの、特定の**血管**の疾病を指さす。どの画像を見ても、様々な動脈の症状の度合いが同様であることはない。ある動脈には八〇%の、別の動脈には六〇%の狭窄があり、三つめには狭窄が見られないということがある。続いて、治療についての議論が行われる。小さな狭窄には侵襲的な治療はそれほど必要ないと提案する人もいるかもしれないが、大きな狭窄を治療するためにいずれにしてもカテーテルが挿入されるので、小さいものもついでにやってみる価値があるかもしれない。この時点では、異なる血管が単一の身体の部分であることは、妥当性を持つ。しかし、このことは、それぞれの血管が個別に評価されることを妨げない。

　すべての動脈硬化が特定の動脈の疾病として実行されるわけではない。ライトボックスのなかの狭窄はそうである。しかし、動脈硬化が緩やかな血管侵食のプロセスとして実行されるところでは、単一の動脈への厳密な局所化はほとんど意味をなさない。緩やかな侵食は、全

と。本書で私は、この問題に経験的に取り組んでいる。病院を歩き回りながら、下肢血管の動脈硬化のケースについて、臨床的な診断と実験室での診断がどのように関連づけられているのかを探究した。私は病院から、というよりむしろ病院が非常に重要な部分を占める医療のネットワークから、離れなかった。それをした人たちもいる。その人たちは、患者個人の苦しみを優先させよというカンギレムの訴えを、個人を否定的に特徴づける裁定として**病理的なもの**が用いられた／ている様々な方法を分析する際の参照点として取り上げてきた。この裁定は、特定の人々を逸脱者として、標準的とされた他の人々から差異化する。これが、一九世紀後半にどのように行われたのかについては、多くの文献がある。この時期に、女性は、標準となる男性との対比によって、病的に逸脱しているとされた。黒人は、白人によって設定された標準の下位に位置づけられる、不健康で病弱な人間の典型とされた。成熟した異性愛者に見合わない発達上の事故として説明された人々を包含するために、同性愛者のカテゴリーが発明された。こうした様々な両極性は、**正常と病理**の差異と補強し合いながら、互いに結びついていた。互いが互いを特徴づけ、色づけていった（see, e.g. Gilman 1985; Stepan 1987; ショーウォーター一九九〇（1985））。こうした比喩について書くことは、これらの比喩が、

身病であり、**血管系**に関わっている。これはつまり、足が痛むということが理由で患者が医師を訪れたとしても、その人の心臓血管が、詰まっていくプロセスのただなかにあるということが疑われうるということである。そして患者は、足の問題を解決するために血管外科の外来に通う間に、脳血管障害になったり、腎臓への血液供給に問題を抱えたりするかもしれない。

　侵襲的な治療を行うかどうか判断する際、動脈硬化は、動脈でも血管系でもなく、別の場所にある。そうした検討を行う際は、**患者**が「罹患した存在者」である。Z病院の外科医は明確にそう言っている。「私たちはここで、血管を治療しているのではありません、患者を治療するのです」。そして、彼らはこのことに誇りを持っている。では、この二者、動脈と患者の関係とは何なのだろうか？　動脈が小さく、患者は大きく、後者が前者を内包しているのだろうか？　答えはノー、一般的にはノー、だ。患者の状態は、動脈の症状の後に続くものではない。動脈の血管造影図をもとに想定される症状と比べて、患者の症状はよいかもしれないし悪いかもしれない。臨床における動脈硬化、すなわち「患者」の疾病についての医療による評価は、動脈の血管造影図に見ることができるものに基づいてはいない。臨床における動脈硬化は、血管の動脈硬化を取り囲む大きな円ではなく、それ自体として一つの実在なのである。

今日の私たちの概念的装置にいまだ与え続けている影響から逃れるための試みの一部を成している。

　異なる種類の他者性に、病理的なものが押しつけられていることを**解き明かす**試みの決定的な一歩は、すでに何度か言及してきたミシェル・フーコーの仕事である（とくにフーコー 一九六九（1973））。彼は、「正常」と「病理」の両極的な区別は、一九世紀に普及していたとはいえ、古いものというわけではまったくないことを示した。実際、それは一九世紀より以前にはなかったのだ。それ以前は、**疾病**は、対になる状態である健康と対比される身体的な**状態**とはみなされていなかった。代わりに、**複数の疾病**があり、それらは身体に**宿る**ことがあるとされていた。注目すべき重要な差異は、ある（正常な）身体と別の（病理的な）身体の差異ではなく、ある疾病と別の疾病の差異であった。すなわち、差異を作ることは、分類を作ることであった。それぞれの疾病を、ちょうどリンネが植物をリスト化したように、疾病分類学的な表の上にリスト化するような分類である。疾病は種《しゅ》のようなものだとされ、医師はそれらの疾病を、何も隠さないがときに人を惑わす身体を通して見分けようとした。一九世紀初頭に、疾病が身体組織の病理的な状態として扱われるようになり、身体は透明ではなくなった。病理的な状態は、生きている人々のなかにある不透明なものであり、身体を病院での日々の実践において、動脈と患者は推移的な関係にない。そうではなく、異なる場所に分配されている。患者は外来診察室で話し、動脈は放射線科で逸脱した存在者として実行される。あるいは、まず患者が話し、後に動脈が治療される。したがって、逸脱した動脈の実在は、病気の患者の**内部**にではなく、**横**に位置づけられている。このことは、血管への介入は、患者を血管へと「還元する」ことではないということを示唆している。もっと複雑なことが起きている。手術室に行ってみよう。患者は麻酔をかけられている。動脈にたどり着くために、外科医はすでに皮膚、筋膜、筋肉を切っている。外科医は、動脈を切開し、縫合する。これが、彼らが専念していることだ。しかしこれは、部分に特権を与え、全体を見る広い視野を妨げる還元主義ではない。手術中に起こっていることは、外科医とスタッフが一つの客体に、患者ではなく動脈に、専念しているということだ。しかしときには、彼らは唐突に両者を切り替える。

　私たちは手術室にいる。私はコーヒーを飲むために、途中三〇分ほど席をはずしていた。生々しい血と肉に参ってしまったのだ。とても慎重に、でも冷酷に身体組織が引き裂かれる。膨大な量の脂肪が切り開かれる。繊細な手と用心深い目が、目標の動脈を探す。横に伸びる小血管を閉じるために焼く臭いがただよう。切開

切り開くことでしか明らかにされなくなった。

　フーコーはこのように歴史を提示することによって、正常と病理の差異に想定されている自然性を取り除くことを意図していた。この差異化は、**臨床医学**によってはじめて展開したのであった。臨床医学とは、ここでは、病院を組織化し若い医師を教育する特定の方法を意味している。身体そのものだけから語るのではなく、臨床医学においては、実践的、物質的に組織された特定の方法で身体に語らせるのだ。これはつまり、いつかその権威が失われる日が来るかもしれないことを意味する。おそらく、その日はすでに来たのかもしれないし、今そうなりつつあるのかもしれない。フーコーは、正常と病理の区分の時間性と、その実践的な基盤を示すことで、この浸食に貢献する。こうして彼は、**異常**と分類された人々が、反対側、**正常**の側に落ち着くためではなく、他の場所に、いずれのアイデンティティも持たないところに行くために、カテゴリーから逃れうることを示唆する。

　では、こうした文献はいかに本書の背景を形作るのだろうか？　一つの答えとして、これらの議論は、（私がここでしたように）現在起きていることを臨床と研究室の緊張として捉えるべきなのかどうかを疑問に付す。臨床医学を、臨床的に**異常性**（*ab-normality*）を確立する方法としていいのだろうか。

される。でも、もうほとんど終わりだ。専門研修医が最後の縫合を行っている。筋膜。皮膚。作業をしている自分の手を見ながら、専門研修医は、若手の外科医との会話を続けている。看護師についての噂話のようだ。共通の友達なのだろうか。「彼女は素敵ですよね。僕は好きですよ。一緒に笑える人ですよね」。彼がこの患者のことを話していると気づくのに、数秒かかった。

動脈への注目と患者への注目の切り替えは、手術中いつでも行われるわけではない。作業が難しく全員が集中しなければならないとき、切り替えは起きない。しかし、最後の縫合が行われている穏やかなときには、それは起きる。「彼の奥さんに電話するの？」手術がこの地点まで来ると、外科医が同僚に尋ねるだろう。これによって、手術台の上の身体的な存在は、やすやすと社会的な存在に、彼のことを気にかけてくれる妻がいるような誰かに、変えられる。

　このような切り替えは、血管を患者のなかの小さな部分に変えるのではない。むしろ、切り替えはまさに、**スイッチ**である。このスイッチが、手術を、一つかそれ以上の動脈への介入から、一つかそれ以上の生命への介入に変える。これは、皮膚の下の細部から全体としての患者へのズームアウトではなく、カメラを横にずらして別の客体に焦点を当てるということだ。動脈が舞台の中心となる一つのシーンから

今日臨床において確立されていることは、少しばかり、しかし非常に重要な意味で、異なるのかもしれない。医療的な質問の真髄は、もはやフーコーが指摘した「どこが痛いですか？」ではない。「どうされましたか（何が問題ですか）？」という質問が取って代わったのだ。これは、あなたが、患者が、良き生活を送ることができているのか、あるいはそこに**問題**があるのか、についての質問である。人が直面する問題は身体の状態ではない。問題は身体に関連してはいるが、別の場所に、その人の生活に位置づけられている。ここには、もう一つの移行が付随している。規範性の主体の移行である。もはや、専門的なものや専門的知識は、ある人物の生活において、何が問題で何が問題でないかを差異化することのできる確かな権威ではないのだ。**サンガースさん、これはあなたにとって問題ですか？**　これは、新しい比喩である。患者は、自らについての、そして自らのための規範をはっきり述べるよう導かれているのだ。

　この移行は、すでに文献上で描写されている（重要な参照元として、Armstrong 1983; Arney and Bergen 1984; そして、オランダ語を読むのがお好きなら、Mol and van Lieshout 1989 も参照）。しかし、本書全般における強調点は異なる。何かが過去に起こって、他のことが今起こっているという歴史を語

離れ、人々が主役を演じる別の場面へ移ったのだ。これに沿って、思考様式や必要な技術も切り替えられる。手術室で外科医に必要なのは、安定した、器用な手である。外来診察室では、彼らは礼儀正しく気配りができなければならない、少なくとも彼らは学生にそのように語る。

専門研修医：だから外科が好きなんです。外科医は、まったく違ういろいろなことをしないといけません。人と会話することが好きですし、これがないと嫌ですね。放射線科医や麻酔科医にはなりたくないです。患者と接していたいのです。人とね。でも私は、手術の技術的な側面とその精密さ、手作業も好きです。

外科医は親切ではないかもしれないし、手術中に失敗するかもしれない。会話をすることや手作業が得意かもしれないし苦手かもしれない。しかし、すべての外科医は、上手いか下手かにかかわらず、演目《レパートリー》＝技能を切り替えることには慣れている。これは、通りすがりの民族誌家には難しい。多くの部外者と同様に私も、手術室で可視化された皮膚のない肉という実在と向き合うことに苦労した。不慣れな実在——しかもひどく血まみれの——に体当たりするために努力しなければならなかった。縫合しているまさにその患者の素敵さとユーモアのセンスについて、専門研修医が話していたことに気づくのに時間が

るものではないからだ。ここには**移行**はない。本書では、言及された様々な差異化のパターンがすべて互いに干渉し合うことが描かれる。正常と病理の差異化は終わっていない。それは、患者に、調子はどうか、問題を感じているかどうかを聞くことと**共在**している。こうした複雑な干渉には、さらなる注意が向けられるべきだ。

自己と他者

私が差異について研究している間、気づけば長年掻き集めていた文献の山の一つは、**自己**という存在に行きつく何かと、そこから**他者**という存在として差異化される何かとの間に、どのように境界が作られるのかについてのものだった。このような差異を作ることは、二〇世紀の様々な学問分野にとって決定的であった（なかでも生物学的、生物医療的な研究の概説については、Barreau 1986 を参照）。とくに目を引くのは、何が自らの一部で何が外から来たものなのかを、**有機体**はどのように認識するのかについて探究した科学の一部門である免疫学である。有機体がどこからはじまってどこで終わるのかが明白ではないという問題は、古くともよく記憶されている医学知識についてのルドヴィク・フレックの研究ですでに提起されていた（Fleck［1935］1980）。フレックによれば、もし有機体が一つの生きている全

かかったとしても不思議はない。

　通常、外科医は、手術する患者と診療室や病棟回診で知り合っている。しかし、このことによって、臓器から患者へと〔演目《レパートリー》を〕切り替える技法が成り立っているのではない。自分が今解剖している患者のことをまったく知らなかった病理学者でさえも、この切り替え能力を有している。患者という実在は、少なくともそのいくつかのヴァージョンは、治療が失敗して遺体だけが残された場合にも、維持される。


　遺体が、背の高いスチールの台の上に横たわっている。解剖台には小さな穴が開いていて、そこから液体が流れるようになっている。専門研修医が解剖にあたる。彼女には技師がついていて、必要であれば、縫合や、小さな機械を使った血液の吸引の補助を受ける。ハサミを使って大動脈を切ろうとしながら、専門研修医が私に予告する。「聞いて！　ほら！　聞こえましたか？　これがあなたが探している動脈硬化ですよ」。聞こえた。割れるような音。石灰化だ。メモしておきたい。「解剖時には、動脈硬化は耳で聞くことのできる血管壁の石灰化である」。そう書き留める前に、別の病理学者が通りかかる。「調子はどう？」専門研修医は、問題ないと答える。でも、その同僚に、患者の目を見てみてくれませんか、と頼んでいる。目の周りが奇妙に青みがかってい

体なのだとしたら、人間の腸のなかで穏やかに生きている細菌は、より大きな人間という有機体の一部なのか、そうではないのか、という疑問が生じる。しかし、もし細菌の自己が、たまたまそのなかで生きている人間の自己と融合するとしたら、人間がその一部である生態系全体もまた、一つの生きている全体であり、有機体であると言えるのではないか。フレックのテクストにおいて、有機体という自明に見える一つの全体を囲む境界を開くことと、**科学**の境界を開くことは同時に行われる。彼は、科学もまた、不浸透性の閉じられた自己ではないことを示す。境界には隙間がある。考えは他の場所から流れ込んで、科学的専門分野と一緒になり、その過程で徐々に適応していく。自己を防御して自分自身であるために、あるいは、よい医学知識を得るために、閉じられた境界は必要ではない。

　ところが、フレックが執筆しているちょうどその頃に、有機体は、あらゆる侵入者を寄せつけないこと、あるいは自らを防御することができてはじめて健康でいられるという考え方が勢力を増した。混入は避けられるべきだとされた。手を洗いなさい、そしてもし結核だとしたら、キスをしたり唾を吐いたりしないように。この考え方は、**すべての**人々を健康に保つことを意味する衛生という大きな問題につながった。それだけではなく、**特定の**人々、すなわ

るのだ。同僚は頷いて、顔を覆っていた布を取り除く。彼は目を確認し、布を元に戻す。

解剖室では、〔動脈と患者という〕演目《レパートリー》を切り替えるために使われる道具は、綿の布である。幅五〇センチ、長さ五〇センチで、色合いはぼんやりとしたオフホワイト。それだけだ。割れるような音のする動脈のある遺体は、全体としての患者（patient-as-whole）よりも小さくはない。それは、人々を作るもととなる材料ではない（命を少々足すだけでいいんです、ほら、出来上がり）。そうではなく、二つの生き物なのである。一方は、自分自身の中身を取り出され、臓器が切り刻まれている。もう一方は、人間の尊厳を認められていて、敬意をもって対応されている。彼女は、自分自身の解剖の光景を見ないで済むように配慮されてすらいる。彼女の顔に宿っているペルソナは、病理学者の通常の視界の外に置かれている。

病理部の技師が、彼の秘密の仕事について嬉しそうに話してくれる。「そう、解剖の後に、私は縫合しないといけないんです。皮膚から血を洗い落とします。大変ですよ。血には気をつけないといけません。べたべたしていて、きれいにするのが難しいですから。それから、お腹と胸を詰めて、服を着せる。それを全部、

ち人口にも応用された。まるで、個人のように、人口もまたそれ自体で一つの有機体であるかのように。人口（あるいは人種という言葉でも置き換えられる）は、異質な／外国の血によって汚されてはならない。身体的な衛生とのアナロジーによって、人種的な衛生が意味のある概念となったのだ。ユダヤ系ポーランド人であったフレックには、ナチスによる露骨な反ユダヤ主義という形で、人種的衛生の問題が直接的に突きつけられることとなった。これは、世界を見渡すと、一九八〇年代になっても依然として施行されていた、いわゆる異人種間結婚を禁ずる南アフリカの法律に至るまで、様々な異なる形をとった（これらの概念的な側面については、たとえばStocking 1968 を参照）。

自己と**他者**の間には、単一の、安定した境界があるし、あるべきだという考え方の土台は、個人と人口の両方のレベルで、過去数十年の間に切り崩されていった。この二つの運動は、私が書店で手に取った一冊の興味深い本によって、一つにまとめられている。その本の話題は、下肢血管の動脈硬化とはかけ離れているようだったが、私は本の題目と目次に惹かれたのだ。それは、**差異**を理解するために重要だと思われたからであり、その予感は実際に正しかった。『混血の論理（*Logiques Métisses*）』において、ジャン＝ルー・アムセールは、アイデンティテ

なるべく家族が気づかないようにやるんです。お母さんや妹さん、奥さんなんかに、お別れを言わないといけないですからね。それだけでも十分つらいことだ。私たちが身体にしていることについて、家族をあまり心配させるべきではないと思うんです」。

もしかすると、布は象徴的な道具ではなく、実践的な道具なのかもしれない。医師に患者を尊重するよう義務づけるというよりも、布は、顔が血で汚されるのを防ぐ。多少荒っぽい瞬間には、解剖中に血が飛び散ることもあるからだ。あるいは、布には両方の役割があるのかもしれない。いずれにしても、解剖された遺体を埋葬される人に相応しい姿に変える技師は、たんに布を持ちあげるよりもずっと多くの作業をしなければならない。彼は、臓器が取り除かれた後の空洞を塞ぎ、皮膚を縫合してきれいにし、裸の身体に服を着せる。いい匂いがするわけではない冷たい遺体の世話をするのは大変なことだ。でも、重要なことである。技師がうまく作業することにより、家族は演目《レパートリー》の移行という任務から放免される（家族にとっては、訓練を受けた専門家よりもずっと大変なことである）。技師は、ハサミで切ったら破裂音のする大動脈を、「家族の目に触れないようにすることで」亡くなった人の社会生活の外に留めておく。

ィの制定、とくに西アフリカにおけるエスニック・アイデンティティについての歴史的分析を行っている。彼によると、植民地支配以前の時代、現地では、人は名前と同様に、自らが属する「エスニック」集団を変えることも可能だったという。「したがって、「人間」や「アイデンティティ」という概念は、不変の形而上学の一部ではない。〔……〕「人間」という概念は、同じ政治体に参与する諸集団間や、隣接する複数の政治体の間で、絶えず交渉され、争われている。市民国家の出現と、それに起因するアイデンティティの書面登録によって、人間の概念はより強い安定性を得た。アイデンティティを変えること、さらには名前の表記の仕方を変えることさえも、格段に難しくなった」(Amselle 1990: 203)。

フランス人は、ファイルに書き残すために、個々人に名前とエスニック・アイデンティティを述べるよう要求した。フランス人の政治システムは固定されたアイデンティティによるものである。西アフリカに近代的官僚制が確立する以前、人々は境界を越えて、別のエスニック・アイデンティティを有した少し異なる自己になることができた。しかし、以後はそうではなくなった。したがって、フランスの登録簿は、実践的に、後に文化的に所与のものだと規定し得るエスニック集団の周りに厳密な境界を**制定する**ことを促したのである。

緊張とループ

いくつかの演目《レパートリー》では、動脈硬化は動脈の疾病であり、別の演目《レパートリー》では、それによって患者が苦しむものである。加えて、この疾病に悩まされるかもしれない第三の存在者がある。人口である。個人の動脈硬化と、人口のそれとの関係を詳しく見ていこう。それは、皆さん予想されているように、とても複雑である。患者個人の生活において、動脈硬化は、通常、一連の問題のなかの一つである。動脈硬化は、いくら深刻だとしても、患者がそれと共に生きる唯一の実在ではない。

内科医：たまたま関心があるからといって、「動脈硬化」の話だけをすることには気をつけないといけません。たいていの人には、多くの問題があるのです。糖尿病を抱えているかもしれません。そういう人に会ったことがあるでしょう。非常に深刻な症状の人、とくに切断をした人は、糖尿病のことが多いです。あるいは、リポタンパク質の異常。他にも、肺の悪い人、ぜんそくとか、いろいろですね。関連性はないですが、当人が背負って生きていかなければならない病気です。別の患者は大変な問題を抱えていました。仕事を辞めたばかりだったのです。第三に、いくつめでしたっけ、神経系の問題があるかもしれないし、足に厄介な大きなイ

だとすると、**自己**と**他者**の分離は、存在するように**作られ**てきたから、存在している分離である。ドリンヌ・コンドーは、日本の職場における**自己**を研究するなかで、この制作に寄り添うのではなく、むき出しにしようとする（Kondo 1990）。バトラーと協調しながら、コンドーは次のように述べる。「慣習的な比喩において、「自己」は、「本当の気持ち」とアイデンティティで満たされ、境界づけられた本質であるとされ、空間的にも存在論的にも自己と区別される「世界」や「社会」の対極に位置づけられる。実際、学術的な分業は、この区別を専門分野の分離として反復している。「心理学」と「社会学」の区別がそれである」（Kondo 1990: 33–34）。学術研究の実践そのものが、心理学的な現象か社会学的な現象のいずれかに焦点をあてることによって、自己と他者ははっきりと区別される別々の客体であることを再確認するのである。コンドーは、この境界を繰り返し述べることによって強化することから、何とか逃れられるかもしれないと示唆する。それは、「いかにして、**複数形**の自己が、様々な状況において多様に構築されるのか、いかにこの構築が複数性と曖昧さによって複雑で生き生きとしたものになるのか、そして、それらがいかに権力関係を形作り、権力関係によって形作られるのかと問うことによって」（Kondo 1990: 43）可能になるかもしれない。お

ボがあって歩き続けることができないかもしれない。

患者を悩ます動脈硬化は、患者の生活における多くの要素のなかの一つにすぎない。他の要素、他の疾病もある。さらには、仕事や、孫や、庭などの、種類の異なる現象も含まれる。患者のファイルのなかには、この生活は要約されていない。いわゆる医学的問題のみが、次から次へとリストアップされているだけだ。

リンダーさん、女、生年月日：一九三七年三月一五日。右足の深刻な跛行による入院。安静時の痛みあり。皮膚の状態が悪い。右足関節上腕血圧比〇・八。超音波検査：右膝窩動脈に狭窄。その他の問題：過体重、再発性ヘルニア、緑内障。

リンダーさんにはいろいろな問題がある。専門研修医が質問して妥当だと判断したものは、血管造影図の作成のために入院した際に、ファイルに記入される。したがって、ファイルのなかでは、問題はまとまっている。入院することそのものが、別の管理システムに入ることでもある。病院の管理スタッフは、入院の数を数える。保険会社に請求書を送るために必要だからだ。そして、いずれにしても入院数を数えているのだから、ついでにその数値を**疫学**研究センターに供給する

そらく、多くの関係に巻き込まれた、多くの自己があるのだろう。複数の自己は、その世界に属するとともに、よそ者でもあるような単一の外部の世界の対極に位置するのではなく、異なる実践に巻き込まれているのだ。

多くの自己と様々な他者。これはあなたがこれまで読んできたことに、いくぶん似ているようだ。〔単数形の〕動脈硬化と呼ばれる異なる存在者、すなわち個人を生成するものが、様々な方法で加算されて、異なる〔複数形の〕動脈硬化となり、それらが人口を作る。日本の職場の自己についてのコンドーの著作は、Z病院とは遠く離れているものの、この点で本書の研究と似ている。さらに、他のことに加えて、多重化は、**自己**対**他者**という、絡み合いでもある二項対立から逃れるよう導いてくれるかもしれない。

境界

文献に関連づけることによって、オランダの病院における動脈硬化の研究を、西アフリカ一帯を対象とする歴史人類学や、日本の大都市の一地区で行われた民族誌的研究と結びつけることが可能になる。こうして、**境界**は越えられた。対象領域間の境界である。ここには何も驚くべきことはない。これは、境界を越える慣習的な学術的方法であり、そこでは

こともできる。センターでは、下肢血管の動脈疾患によるすべての入院が結びつけられ、人口を、たとえばZ病院がある国であるオランダの人口を、苦しめるものとしての動脈硬化が実行される。

オランダでは、一九九二年に、居住者一〇万人につき一七〇人の男性が、そして居住者一〇万人につき七〇人の女性が、末梢動脈疾患のために入院した（これらの数値は、オランダ心臓財団による女性と動脈疾患についての報告による：*Vrouwen en Hart-en Vaatziekten*, Nederlansde Hartstichting, Den Haag（女性と心臓血管病、オランダ心臓財団、ハーグ）, 1994)。

リンダーさんの入院は、この数値のどこかに含まれているはずだ。計算に入れられている。リンダーさんの他の問題は途中で消されている。リンダーさんと、たとえば、ボンダーさんの病院での滞在の違いがどれだけ大きくても、結局は二人とも、一九九二年にオランダで入院した居住者一〇万人につき七〇人の女性の一部になる。したがって、疫学が知っている人口は、それを構成する個々の患者よりも「大きく」はない。疫学者は、臓器ではなく、生活を切り取る。彼らは、関連する個人の生活にとって重要であろうことのすべてを取り除いて、入院数のみを加算する。ここで取り除かれるものは、個人の生活にと

理論（世界を理解するために持ち出される概念のこと）が、複数の研究領域の間を旅させられる。この意味で、**理論**は、同じく境界を越える**ネットワーク**に似ている。どう表現すればいいだろう？　何が何かに属して、何が属さないのか、何が同種のものとして類似していて、何が異なるカテゴリーとされるのか、を組み立てる、西洋における支配的な方法は、**地域に似た**特徴を持つ。西洋人は、似た種類のものをひとまとめにして、その周りに境界を想像する、あるいは作りあげる。なので、異なるということ、別の場所にあるということにもなる。これは、ヨーロッパにおける近代国家の形成過程に例示されている。その形成過程において、国民国家は地理的に境界づけられた領土と一致するようになった。国家の範囲は、境界線、柵、税関職員によって徴づけられた（ここで挙げておくべき古典としてはプーランツァス一九八四（1978））。社会理論において、この分離作業は、長い間、暗黙裡に受け入れられていた。**社会**が言及されるとき、それは何らかの国家の領域の内側に宿るものとされてきた。

過去数十年の間に、この制約はいくつもの方法で壊されてきた。**境界**は争点になった。第一に、境界を**越えること**は、広く理想として共有されるようになった。何が似ていて何が異なるのかを分ける線には、疑問が付されることになった。ダナ・ハラウェ

ってだけでなく、疾病にとっても重要かもしれない。

疫学の統計表は、人々の様々な他の問題を消すだけではなく、動脈硬化を実行しうる様々な方法の内の一つだけを組み入れる。「入院」の表は、入院した患者を考慮に入れる。歩行時に痛みがあったり、深刻な血圧低下があっても、入院していない患者は数えられない。超音波検査には入院は必要ないが、血管造影図には必要なので、超音波検査の結果に異常のある患者は上記の数値に含まれていないが、血管造影図が作成された患者は含まれている。これは、「入院」を数える疫学的な表が、現在の診療技術の状況に依存していることを示している。血管造影図の手続きが超音波検査に置き換えられるということは、そのたびに入院数が一つ減ることを、そして、この特定の疫学的な表に数えられる疾病件数も一つ減ることを意味している。

こうした複雑性は、疫学者がつねに気にかけている問題である。手持ちの数値の何が何を語るのか？「指標」は何を指し示すのか？たとえば、男性と女性、どちらの人口が動脈硬化によってより深刻な打撃を受けるのか？　この問いは、私がフィールドワークをしている時に、オランダで討論されていた。これは簡単な問題ではない。疫学者が下肢血管の動脈硬化を数えたとしたら（一〇万人の居住者の内、この疾病で死亡した人の数を数えるという方法で）、男性の方が女性より苦しんでいる。心臓血管も、男性の方が詰まりやすい。しかし、

イは、情熱的な境界侵犯の代弁者の一人である。彼女がここで舞台の中央に位置づける外縁や境界線は、関連づけるべき非常に興味深い研究が多くあるのだが、ここまで私が立ち入ってこなかったものである。それは、身体と有機体と機械の間の境界である。「西洋」の科学と政治の伝統――人種主義的で男性支配的な資本主義の伝統、進歩の伝統、〔……〕、他者の反映として自己を再生産する伝統――において、有機体と機械の関係は、境界をめぐる戦いであり続けてきた。境界戦に賭けられていたのは、生産、再生産、想像力の領域である。このテクストは、境界を混乱させる**快楽**と、境界を構築する**責任**を支持するための議論である」（ハラウェイ 二〇〇〇：二八八（1991: 150））。責任のみならず快楽のために議論するなかで、ハラウェイは境界を混乱させるイメージを準備した。**サイボーグ**である。サイボーグは、機械の国と有機体の国の二つの国に住む。「二〇世紀後半という我々の時代、この神話的な時代にあって、我々は皆、キメラ、すなわち、機械と有機体のハイブリッドという理論化され製造された産物であり、要するに、我々はサイボーグである」（ハラウェイ 二〇〇〇：二八八（1991: 150））。

　サイボーグは、非常によく使われる用語となりイメージとなった。文化的な雑誌なら、どれを開いてみても、かなりの確率でこれを見つけることになる

これらの数字は偏っている可能性がある。なぜなら、大抵六〇歳未満の男女の人口が計算に入れられるからだ。女性は、より高齢になってから、動脈硬化で亡くなる。脳血管障害に関しても比較的女性の方が罹患率が高い。したがって、動脈硬化でもっとも苦しむのは誰かというイメージは、あらゆる血管とあらゆる年齢を考慮に入れると変化する。そして、ここでもまた、死が指標として用いられている。

女性にとっても男性にとっても、心臓病と血管疾患が、オランダと多くの西洋諸国における最大の死因である。一九九二年に、二六、七二五人の女性と二五、四七八人の男性が（オランダで）心臓病と血管疾患によって死亡した。これにより、全死亡率における心臓病と血管疾患の割合は女性四二％、男性三八％となった（これらの数値は、先述同様、オランダ心臓財団による女性と動脈疾患についての報告による：*Vrouwen en Hart-en Vaatziekten*, Nederlansde Hartstichting, Den Haag（女性と心臓血管病、オランダ心臓財団、ハーグ）, 1994）。

疫学が人口の疾病とするものは、その疾病の、どの個別の実行を考慮に入れるのかに依存している。これくらいのことは、想定できるだろう。異なる出来事に異なる動脈硬化の実行が付随するのなら、そし

だろう。境界を**曖昧にする**ために、類似した（と同時に異なる）役割を果たすもう一つの用語は、**境界オブジェクト**に関するものだ。この用語は一本の控えめな論文に由来するのだが、この素晴らしい用語のおかげで、その論文は世界中で引用されることになった（Star and Griesemer 1989）。境界オブジェクトという概念は、異なる社会的世界があるという考え方から派生している。これらの多様な社会的世界には、それぞれに独自のコード、習慣、道具、そして理解の仕方がある。しかし、**共有**されているものもある。それが境界オブジェクトだ。それぞれの社会的世界が境界オブジェクトに付与する独自の意味は異なる。しかし、そうした差異を強調する人がいない限りは、境界オブジェクトは二つや三つの異なるオブジェクトのようには見えない。潜在的な緊張を十分に吸収できるほどに、曖昧なままに留まる。それは、様々な社会集団によって共有される、共通の客体である。したがって、境界を越えた連携を促進し、そうすることで境界を絶対的なものではなくし、ぼやけさせる。

境界をぼやけさせることは、境界と闘うための一つの方法である。しかしながら、ここでも維持されているのは、異なる地域があるという考え方である。ある地域が、他の地域に付着しているというような。地域の間は非常に曖昧なものではあるが、それでも

て統計表が出来事の集合なら、疾病の表が数えられる出来事とともに変化するということは、まったく驚くべきことではない。つまり、人口の動脈硬化は、それが**包含する**個々人の動脈硬化の変異体に依存しているということだ。しかし、もっと驚くべきことがある。同じことが、反対にも生じるのだ。そう、反対に。個々人に起こる出来事は、彼らが逆に**包含する**「人口」に左右され、変化する。個人の疾病が実行される方法は、疫学に依存している。

家庭医：患者につねに教えられていますよ。疾病の検査をすることは、その疾病が稀な人口集団においてはあまり役に立たないとね。たとえばこの患者、若い男性で、彼は跛行について聞いたことがあった。お父さん、おじさん、近所の人からね。だから彼は、それが自分の病気だと確信していた。でも私は話を聞いて、いや、違う、これは別のものだ、と考える。では、どうするか？　血圧測定をすることはできる。ドップラー血流計を買ってあるし、私も使えるからね。でも、彼は三五歳で、夜に、ベッドにいるときに足が痛むという。そういう場合、血圧測定は、本当の疾病を見つけるよりも、偽陽性結果を出す可能性の方がずっと高い。では、どうするか？　足関節血圧は測らない。その方がいい。

やはり分けられるもので、分離されている。このイメージもまた争われてきた。ここで、（通りがかりに過ぎないとはいえ）別の文献群と関連づけてみたい。**地理学**における空間性についてである。そこではかなり以前から、空間の形成を考えるためのモデルとしての**地域**は、**ネットワーク**によって補完されてきた（これについての初期の鋭い表明はLacoste 1976を、近年のものについてはハーヴェイ一九九九（1990）を参照）。人々の日常生活における動きを追ってみれば、彼らは一つの閉じられた地域ではなく、様々なネットワークのなかに生きている。人々が電話で連絡の取れるネットワークの範囲は、パンを買う数軒の店のそれよりもずっと大きい。家族を訪ねるときに行く場所は、勉強するためや、休日にスポーツをするために行く場所とは異なるネットワークを形成する。そして、越えるべき地域的境界があるかないかという問題は、多くの場合、ネットワークを通じた移動にとって重要ではない。「ネットワーク」という用語は、一九八〇年代初頭に、科学が地理的にどのように位置づけられているのかを理解する際にも持ち出された。科学の実践は一つの場所の範囲内にとどまるものではないが、科学は普遍的だという古い考え方もまた有効性を失っている。科学の普遍性は、私たちが**実践**を扱っているという事実を無視しなければ成り立たないからだ。

診断検査は、多くの疾病を含んだ人口において使われる場合、他の検査結果と合致する可能性が高い。疾病が少ししかない人口においては、検査の信頼性は低くなる。したがって、個人を診断するために行われる技術的なことは、その人口における疾病の深刻度によって左右される。さらに、個人の事例は、他の方法でも疫学的な集合を包含する。たとえば、テスト結果を判断するために使われる**基準**そのものが、しばしば人口学から導き出されている。

内科医：かつては、人口における平均的なコレステロール値が標準でした。たとえば、六・三 mmol/L が特定の人口における男性の平均値だとすると、検査室はこれを正常値として記入用紙に印刷していたんです。そして、誰かのコレステロール値が六・二だったら、皆満足というわけです。標準より低いのですから。治療が考慮されたのは、標準より高い男性の場合、たとえば、コレステロール値が六・七 mmol/L の人の場合ですね。いまだにそんなふうな所もありますよ。家庭医のなかには、コレステロール値が六・九か七・三になるまで、コレステロールの話を患者にしないという人もいます。あまりプレッシャーを与えてはいけないという考えなのです。

実践はどこにでもあるものではなく、どこかにある。では、どこに？ ブルーノ・ラトゥール流の議論では、科学のネットワークを理解するために、他のネットワークに目をやることが求められる。たとえば、カマンベール・ネットワークだ。カリフォルニアのスーパーにあるカマンベールは、遠く離れてはいても、パリのスーパーのカマンベールと変わりはない。どちらも、国境を越えることができる輸送と商業ネットワークのおかげで、ノルマンディーの工場から来ている。同様に、科学的な実験も、ガーナにおいてもロンドンにおいても、同じ結果を出すかもしれない。しかしこれは、ガーナの実験室に、ロンドンと同じ機器が設置されていて、同じように訓練された人々が実践している場合に限られる。いずれかの場所で停電が起きたとたん（そしてこれはガーナでより頻繁に起きるのだが）、ネットワークはもはや類似性を維持することができなくなる。ネットワークは機能しなくなる。ニュートンの法則がガーナにおいても正しいかどうかという問いは、ロンドンから何キロ離れているかによるのではなく、安定した電力供給や他の重要なネットワークの結節点が継続的に存在するかどうかによるのだ（Latour 1988）。

　だとすると、ここには、差異と類似を打ち立てるための別のジャンルがある。ネットワークが維持されているとき、そこには類似がある。ネットワークこれはよくあるやり方である。人口における平均が個人の目標になる。つまり、個々の事例、診察室での個々の接触が、疫学的に確立された人口における平均に依存しているということである。この平均値が、誰かが逸脱していると診断され、治療されるかどうかを決める。しかし、今引用した内科医は、こうした人口における平均の利用に完全には賛同していない。彼は、基準を定めるための他の方法を提唱する。

同じ内科医：でも、平均値を標準にするのは、まずい考えですよ。平均的な西洋男性人口を例にすると、この人たちのコレステロール値は皆高すぎる。まあ、ほとんどそうです。人々がもっと健康な暮らしをしている場所では、数値はヒューっと下がります。そうすると、違う目標が設定される。これは、コレステロール値と動脈硬化の発現の関係をみるということです。動脈硬化によって死亡するリスク。かなりの低リスクと相互関連するコレステロール値を見極めようとしているのです。現時点では、五・五 mmol/L未満だと考えています。もっと低いかもしれない。

人口における平均コレステロール値を信用していないとはいえ、このインフォーマントは、個々人に一人ずつ対処すべきだとは提案して

が機能しなくなったとき（結節点の同盟の一つが分離したり、結節点が欠落したら）、そこには差異がある。つまりここでは、類似から差異への決定的な転換点は境界ではなく、ネットワークの要素やそれが持つ機能の安定性である。この提案も、後にまた、ぼやけはじめる。貧血の診断を見てみよう。オランダでは、診断はヘモグロビン値の測定に基づいて行われる。臨床的兆候（めまい、倦怠感、白いまぶた）は、実験室を使う理由にはなるだろうが、実験室の代わりにはならない。アフリカにおいては、特定の状況では、実験室のネットワークは維持されない。疲れてめまいがする人のまぶたを見ることが、貧血を診断するための唯一可能な実践かもしれない。これは、診断された二つの「貧血」を、異なるものにするのだろうか？　あるいは、この臨床診断の実践は、医師の身体に組み込まれているために旅することができ、ある場所と他の場所で類似を維持することのできる粘り強い方法なのだろうか？　実験室が機能していなくても、「貧血」が診断されることのなかに、類似は維持されているのだろうか？　このような、差異**と**類似**の両方**があり、類似が差異に変わるその瞬間を指摘することは不可能であり、その推移が明確ではないような、はかない状況を語るために、**流体**（*fluid*）という言葉が提案された。したがって、流動的な空間は、地域的な場所とはかな

いない。そうではなくて、彼は、異なる種類の人口学で包含することを提案する。彼は、全体的な男性人口によって男性の標準を設定することを望まず、動脈硬化で死なない人口のみを取り出そうとしている。したがって、動脈硬化が決して深刻化しない程度に低いコレステロール値が、よい、健康な値として提案されている。もしこのコレステロール値が標準として受け入れられたら、結果として個人の評価は変わり、異なる治療法が提案されるだろう。個人が診断され治療される方法は、標準を設定する際に含みこまれる人口という実在に左右されている。

ここにあるのは、小さな個々人が大きな人口に内包されているという推移的な関係ではなく、**相互包含**である。人口とは、個々人に起きた出来事を一つにまとめた集合体である。しかし、個人に起きる出来事は、その個人が属す人口の枠組みによって形作られてもいる。個々の要素が全体の一部となるのとまったく同じように、いわゆる全体も個々の要素の一部である。このことは、しばしば循環を引き起こす。

Z病院と提携している大学の疫学の教授は、女性と男性における動脈硬化の類似と差異にとても興味を持っている。様々な疫学統計における深刻度の乖離、と彼女が考えるもの、が何を意味するのか。女性は、男性よりも下肢の動脈硬化によって苦しむこと

り異なる。流動的な空間内の差異は、境界によって特徴づけられている必要はない。それはつねにはっきりとしているわけではなく、動く。そして、流動的な空間は、ネットワークのようなものでもない。流体においては、要素がお互いを特徴づける。しかし、その仕方は、つねに変化する。流動的な空間における接合は不安定である。いかなる構成要素も——それらを特定することができたとしても——どれか一つが絶対的に必要だということはない。しかし、もし**すべて**の要素が機能しなくなったら、存在していたものは終局を迎えることになる（ここで、文献に関連づけるためのもう一つのモードを用いてもいいだろう。いわゆる、拙稿を参照……というものだが、これは「私たちの」論文だ！　いずれにしても、流動性の概念についてのさらなる検討については、Mol and Law 1994とDe Laet and Mol 2000を参照）。

包含

本章のサブテクストでは、類似と差異についての膨大な文献のなかから、いくつかのテクストと関連づけてきた。より正確には、私はこれまで、差異を特徴づける区分がどのように争われるかについての文献に関連づけてきた。正常と病理の区分は、「問題」の概念によってぼやかされる。問題の完全な解

が実際に少ないのか。それは女性が高齢になってから、治療するには高齢すぎる（とみなされる）ようになってから生じるのか。女性は症状の訴え方が違うのか。あるいは、医師が何らかの形で女性におけるこの疾病の患者数を低く見積もっているのか。インタヴューにおいて、彼女はこうした問いにきちんと取り組もうとするときに、疫学者が直面する困難について説明した。

「そう、それがいつも問題なのです。データを作ることの問題です。たとえば、死亡統計。これは全人口がカヴァーされていますから、同僚の間でも人気があります。でも、やはり他のものと同じくらい脆いのです。何が起こるか想像してみてください。疫学は、男性の方が女性より心臓発作が多いと言います。そうですか、というわけで、臨床医は皆、こう教わっているのです。そして、突然死が起こるとします。高齢の人です。やれやれ、家庭医が患者の家に行きます。夜も遅く、早く家に帰りたい。でも、記入すべき用紙があります。死因について。患者は男性だとしましょう。家庭医は手早く身体診察をし、家族にいくつかの質問をする。そして、「心臓発作」は統計的に可能性が高い死因であり、状況はだいたい「心臓発作」のようなので、彼は「心臓発作」と書くのです。誰も驚かないし、誰も詳しく調べようとしない。でも、もし女性だとしたら、おそらく彼は、心臓発作の可能性が低いと考

決などはありえないが、うまくいけば、問題を扱うためのいくつかの方法は提案できるかもしれない。自己と他者の間の隙たりも同様にぼやかされた。自己はもはやはっきりと他者から離れて立ってはおらず、様々な方法で他者に流れ込んでいく。境界はあいまいな領域に変えられ、ネットワークは流体に溶け込んだ。しかし、本章のもっとも重要な主張の一つは、区分がぼやけることではなく、異なっていると徴づけられているものの共在についてである。ここでは、共在の特定の形式を提示した。それは、包み込みであり、他者であるものの一部として生きることであり、自己の内側に他者であるものを抱え込んでいることである。つまり、**包含**である。これまで関連づけてきた文献は、背景として重要であった。なぜなら、それらの文献は、異なっているという実践に注目する様々な方法のなかに「包含」について明示的に語るための探究を位置づけるからである。しかし、まだ足りないものがある。包含についての文献である。

　そうした文献は存在する。しかし、このイメージ、互いに**対立**するものが、互いに**依存**しあってもいるというイメージは、めったに描かれることがない。なぜなら、このイメージは、異なるとはどういうことなのかについての一般的な直観に真っ向から反するからである。この直観は、**立場**をとることを可能

えるでしょう。なんと言っても、疫学が彼に、その可能性は低いと教えたのですから。そして、彼はもう少し詳しく検査して、二、三の質問を追加する。すると、「死因」は他の何かになるかもしれません。何かはわかりませんが、まあ関係ありません。脳血管障害、ぜんそく発作、食中毒なんかかもしれない。なんでもいいのです。このように、ここにはループがあるのです。死因についての両方の用紙がコンピュータに送られて、出来上がり。男性は女性より多く心臓発作で死ぬ、というわけです！」

人口の疾病と患者の疾病は相互依存的である。お互いに、相互構成しているのだ。諸要素が集合を作りだし、集合が要素を形作る。こうして、個人の動脈硬化と、個人が包含されている人口の動脈硬化が、循環性に捕らわれるのである。それはループする。そして、らせん状になる。

内包される摩擦

人口の動脈硬化と個人のそれは、相互に互いを包含する。しかし、両者の間には摩擦もある。その摩擦は、それぞれがヘルスケアの目標だと示唆しているものの間に、すなわち、患者個人の症状の改善と人口集団の健康の改善の間にある。これらの摩擦は、しかし、個人指向

にするアリストテレス論理学とユークリッド的な空間概念に基づいている。なるほど、この直観を切り崩そうとする文献は、アリストテレス論理学とユークリッド主義を探究するという回り道をしてきたのである。二つの例を挙げよう。第一に、ミシェル・セールの仕事がある（e.g. 一九八七（1980）、二〇〇四（1994））。数学について詳しい哲学者として自らを演出するセールは、アリストテレスからもユークリッドからも離れるという冒険に繰り出す。彼は、それを行う物語を作る。彼のスタイルは論争的ではなく、想像力を養おうとする。議論とは、結局のところ、アリストテレス的な形式なのだ。つまり、Aと非Aの対立に基づくものである。しかし、二人のボクサーが戦って、誰が勝つのだろうか、とセールは問う。答えは、チケットを売る人である。

もっとも騒がしいものである戦いに注目するのではなく、少し視点をずらして、あるいは広げて、その騒音のすべてが何の部分なのかを見ようとせよ。たとえば、Aと非Aを対立させることは、Aと非Aが、問題に直結した、意味のある表現だということを示唆している。それは、両者が意味を成すような認識論的な領域を引き受けている。まったく異なった存在者によって作り上げられている世界への出口を閉ざしている（たとえば、五センチより長く一〇センチより短い病変のある動脈に、手術とPTAの

と人口指向のヘルスケアの相互包含を妨げるものではない。これを解きほぐすためには、まず「改善」が単純明快な問題ではないことに気づくことが重要である。ソーカさんの事例を見てみよう。彼女が、血管外科に入院してから、ずいぶん時間がたっている。数日前、彼女はＰＴＡを受けた。彼女は改善したのか、しなかったのか？　この問いに答えるには、比較するためのスケール、「よりよい」と「より悪い」が意味をなすようなスケールが必要だ。比較のためには様々なスケール、あるいは基準がある。

ソーカさん：私の足がまた温かくなりました。温かみがまた感じられるようになったのです。とてもいい気分です。ええ、まだ痛みます。縫ったところから。でも、それでもまた歩きはじめることができて、本当に素晴らしいことです。これまでにいろいろな治療を受けてきたから、ほとんど諦めかけていたんです。先生たちがこれを試してくれて、本当にうれしいです。

ソーカさんが今の彼女の症状と、先週の状態を比べたら、彼女は改善を示している。しかし、比較の軸が変わった場合、この評価が保たれるとは限らない。ソーカさんの病歴を見てみよう。

いずれを行うのかという議論は、非常に熾烈なものでありうる。**A**か非**A**かの対立だ。しかし、そもそも、手術とＰＴＡは良き介入として位置づけられており、誰も歩行療法の可能性について尋ねたりはしない）。対立しているものは、連携してもいるのだろう。しかし、今まだこれは、相互包含のイメージではない。そこにたどり着くために役立つかもしれないのは、袋の物語である。

セールは、私たちの思考において示唆されている単純な客体、**物**（*things*）に注意を促すことを好む。示唆されているのは、参照される客体としてではなく、私たちが思考するために用いる概念的装置を形作るモデルである。彼が言及する客体の一つは、箱である。私たちは大抵、客体を、**推移的**（*transitive*）に互いに関連し合う、固形の箱のようなものとして捉えている。ある箱は、他の箱よりも大きいか、小さいかである。そして、もし箱が大きければ、より小さな箱をなかにいれることができるかもしれないし、もし箱が小さければ、大きい箱のなかに入れられるだろう。しかしセールは、もし私たちが固形性にこだわりすぎなければ、素材について、たとえば布について考えることができるかもしれないと言う。箱ではなくて、袋について考えてもいいだろう。青い袋は、折り畳まれることで、黄色い袋のなかに収まる。しかし、青い袋が取り出されたら、今度は黄私のインフォーマントである外科の専門研修医が、ソーカさんのファイルを調べてくれている。分厚いファイルだが、棚のなかで一番分厚いものではない。表紙に要点が書かれている。氏名：ソーカ、性別：女、生年月日：一九二八年五月七日。専門研修医が、机でファイルを開く。そこに、ソーカさんの病歴がある。彼女は一九四八年に虫垂切除を行った、と記されている。一九六七年に子宮摘出。一九七五年には、糖尿病を患っていることが発見されて、インスリンが処方された。さらに、一九八二年以来、高血圧の治療を受けている。最初の血管手術は一九八六年だった。右足に大腿‐膝窩動脈バイパス手術。二つ目は一九八八年だ。もう一度、大腿‐膝窩動脈バイパス、今度は左足に。一九八九年、彼女は軽い心臓発作を起こした。一九九〇年、右足の血管の狭窄がＰＴＡで広げられた。一九九一年には新しい手術が行われた。今回、ソーカさんの外科医は、大腿‐膝窩動脈バイパスを左足に挿入した。以前のバイパスが詰まったからだ。彼女のファイルを私たちが調べているこの時点で、ソーカさんはまた病院にいる。一九九二年である。先週、彼女のバイパスの一つが、ＰＴＡで広げられた。

ソーカさんの病歴は問題だらけだ。いくつかは、忘れられてはいな

色い袋を折り畳んで青い袋に入れられるかもしれない。一方が他方を内包し、逆もまたそうである。二つの袋は、実際、相互に包含しているのだ。そして、**非推移的**（*intransitive*）に関連している。

相互包含を想像するために役立つもう一つの例がある。それは、二つの色（赤と緑としよう）が内部で分離しているフラクタルの一形態である。しかし、赤の領域を拡大させると、その内部にある緑の小片が見えてくるし、緑の領域には赤い染みが見えてくる。これは、ディック・ウィレムスが、患者と医師の関係を書くにあたって（セールのテクストから）持ち出すイメージである。彼は、ぜんそくの患者と彼女の家庭医の事例を用いる。前者を完全な素人として、後者を完全な専門家として捉えるのではなく、彼は、両者の間のより入り組んだ境界を描く。医師と患者は異なる。でも、どのように？　医師は、疾病のそのときどきの重症度に応じて、どれだけの薬を服用したらいいのかを知っているが、患者は知らない。それについての最新の医学的文献に通じていないからだ。しかし、患者もまた、最大呼気流量計を使って、彼女の疾病の現在の重症度を見極めることにかけては専門家である。一方医師は、この診断装置を操作してそこにきちんと息を吐くための必要な技術を有しているとは限らない。したがって、専門家は、その内部に斑点状の素人らしさを持つ専門

いかもしれないが過ぎたことであり、留まっているものもあれば、悪化しているものもある。子宮摘出をする要因となった激しい痛みと持続的な出血は消えた。糖尿病はずっと続く。そして、ソーカさんの動脈はどんどん悪くなっていく。彼女の下肢への介入は、次から次へと続く。最初の心臓発作からは、心臓血管も関与していることが伺える。ソーカさんに二度目の心臓発作や脳血管障害がすぐに起きても、驚く医師はいないだろう。

したがって、彼女は先週よりは良くなっている。しかし、五年前よりは悪くなっている。ますます多くの血管が、徐々に詰まっていっているからだ。そして、ここに第三の評価がある。

ソーカさんの家庭医は、彼女は五年前よりも良くなっていると考えている。当時、彼は咳による来診をファイルに記入していた。不眠。血糖を管理することや糖尿病の薬を調整することの困難。高血圧であることとの困難。何年も何年も看病を続けている病気の夫の心配。最後には彼は認知症になり、しばしば攻撃的になった。彼は、妻をどこにも行かせなかった。医師を訪れることだけが、彼女が家から出るための唯一の方法だった。ソーカさんの家庭医は、彼女は、夫が死んでから良くなっていると言う。夫がいなくなって寂しいとは言うものの、最近では症状を訴えること

性を有していて、素人は、ある点ではまったくの素人であったとしても、別の場所では適切な専門性の斑点を有しているのだ（Willems 1992）。

文献上で、アリストテレス論理学とユークリッド空間の外部で思考するための資源を得ることができる第二の場所は、マリリン・ストラザーンの仕事である。ストラザーンはメラネシアでフィールドワークを行った。彼女の仕事のなかで、本章の文脈でもっとも魅力的な側面は、彼女がメラネシアで学んだことに**ついて語ること**ではなく、それを積極的に彼女自身の思考に持ち込むところにある。彼女がそれを引き合いに出すとき、彼女はそれを引き出している。そうするなかで、ストラザーンは包含を**実践する**。彼女の対象であるはずのメラネシア文化は、彼女の人類学的自己の**内部に**位置づけられる。メラネシアの概念はストラザーンの知的装置の一部になる。したがって、**包含**を想像して分析することは、その装置の重要な一部である。ストラザーンは排他的ではない差異について語る。彼女は、包み込まれている息子が、父親を包み込んでもいるというイメージを、そして男性と女性が相互に内包し合っている形式のイメージを描く。彼女の説明によると、他者は必ずしも他の場所にいるのではない。他者が自己の内部に包み込まれているということも十分にありうるのだ。しかし、包み込まれてはいても、同化され

が減った。今では、訴えの原因となるのは動脈だけなのだ。

病歴は、ファイルのなかで形を得る。ファイルが違えば、歴史も違う。家庭医のファイルでは、「血管系」は、患者が診察に訪れるたくさんの理由の一つにすぎない。だから、たとえ彼女の血管が詰まり続けていて、糖尿病はそこに留まるとしても、ソーカさんの家庭医は、改善を見るかもしれない。減りつつある、彼女の他の問題の総和と関連した改善を。

治療に起因する改善。多くの治療にもかかわらず生じる悪化。彼女の血管病とはほとんど関係ない改善。ソーカさんの歴史は、はっきりと一方向を指し示してはいない。病歴を全体として評価することは困難である。そこには、異なった評価のための余地がある。このように、個人のレベルでは「改善」は単純明快なものではない。そして、当然ながら、医療的介入についての集合的な評価も、個人のレベルで用いられるスケールや基準に依拠している。しかし、個人に対するケアへの肯定的な評価が、人口の健康状態が改善されたことを示すわけではない。ソーカさんの先週のPTAを思い出してほしい。それはソーカさんの状態を改善したかと質問されたら、血管外科医もソーカさん自身も「はい」と答える。そして、次回また決断を迫られたら、このPTAをもう一度行いたいと思うだろう。それが、ソーカさんが、何ら

ているわけではない。他者は、ここと同時にあそこにもいる。内部にありながら異なる。彼女のイメージを用いるとしよう。他者は、同じ布から切り抜かれた一切れではないとしても、一部分である(Strathern 1992a)。

フラクタルもまた、ストラザーンのテクストに登場する。彼女は、異なるフラクタルのイメージを携えている。それは、一つの全体から諸部分を作ることに関連している。太い線を、二つの黒のストライプと一つの白のストライプに分ける。そうすると、最初にあったものの三分の二は黒で、三分の一が白になる。次に、紙（あるいはスクリーン）の上のそれぞれの線を分ける。黒の線を二つの黒線と一つの白線に、白の線を二つの白線と一つの黒線に。それをもう一度。またもう一度。黒線と白線はどんどん細くなる。しかし、どこまで行っても、黒と白の総量は変わらない。それらはただ、より一層相互に親密に内包されていく。ここにあるのは、より一層深く染み込んでいく**相互の包含**である（ストラザーン二〇一五（1991））。

これは、ある意味では、学術的なテクストが互いを関連づけるときの動きでもある。**文献**を形成する個々のテクストはすべて異なるが、同時に相互依存的でもある。それらは、互いを**内包**することになる。したがって、今ちょうど参照したストラザ

かの形で、遠からず動脈硬化で亡くなることのリスクを軽減するものではないとしても、彼女の現状に変化をもたらす。しかし、ソーカさんにとってとても効果的だったこのＰＴＡは、オランダ人口の全体的な健康状態は改善しない。ここには、緊張がある。

一対一対応というアプローチは患者とその家族や友人にとって価値のあるものだが、人口における疾病の分布を変えることはほとんどない。

（Syme SL, Guralinik JM: Epidemiology and health policy: Coronary disease. In Levine S, Lilienfeld A, eds., *Epidemiology and health policy*（『疫学と健康政策』）. New York, Tavistock, 1987: 106）

「人口における疾病の分布」が、たとえば、全死亡率の観点から評価されるとすると、ソーカさんのＰＴＡには肯定的な効果はない。他の取り組みには効果があるかもしれない。公衆衛生の推進者たちがつねづね指摘していることによると、同じ予算で動脈硬化による全死亡率が大幅に減少するらしい。もし、この予算が別の介入に使われたなら。今、足にかがみこんで動脈にカテーテルを挿入しているすべての専門家たちの努力が、別の方向に向けられたなら。

ーンは、彼女の方でも、私が少し前にここで引用したのとまったく同じハラウェイのテクストを引用している。「私が望むのは、サイボーグが、拮抗的対立、機能的制御、神秘的機能によってではなく、むしろ部分的なつながりによって差異を関連づけることである」（ストラザーン 二〇一五：一三〇—一三一（1991: 37）で引用されているハラウェイ）。しかし、他のテクストを組み込んでいくとき、人はそれを変化させる。他の場所に組み込まれるとき、言葉は、たとえ同じままであったとしても、異なる推力を得る。ストラザーンは、このことをはっきり言語化している。「私はハラウェイの政治的サイボーグに私なりの利害＝関心を持っている」（ストラザーン 二〇一五：一三三（1991: 38））。ハラウェイが彼女のサイボーグに幾重にも吹き込んだ意味のなかから、いくつかのみが、それも形を変えて、ストラザーンの仕事に持ち込まれた。同じように、私が文献との間に関係を作ることも、この（新しい）テクストへ、他のテクストの諸部分を独自の仕方で組み込むことである。そうした関係によって、このテクストは、他の場所で書かれたものに寄生していると**同時に**、それらを寄生体として内包してもいる。

個々人の福祉への配慮は、その特定の人々にとってはよいことかもしれないが、全体としての公衆の健康への配慮は、我々を違う方向に導く。ハイリスクストラテジーにおいては正常とカテゴライズされるであろう多くの人々にも、軽微なリスクはあるという状況が意味することを考慮しなければならない。明白なリスクを抱えている人がいないとしても、人口にとっては症例の数の減少をもたらすであろう。

(Rose G: *The strategy of preventive medicine*〔『予防医学のストラテジー』〕. Oxford, Oxford Medical Publications, 1992: 14)

何をすべきか。疾病を抱えた人を治療し、リスクのある人の悪化を防ぐのか。あるいは、全死亡率を下げるための最善策として、ほとんど正常な大勢の人々の健康をさらに改善することに力を注ぐのか。これらの介入は、原理上は、衝突しない。原理上は、両方が、同時に、並列的に行われうるだろう。しかし、実践においては、ヘルスケアの予算は一度しか使うことができない。そして、必然的に人数が限られているヘルスケアの専門家による、個人の治療に向けられる努力のすべてが、人口への介入によって失われてしまう。

人口における動脈硬化による死亡率を減らすためには、皆が煙草を止めて、もっと運動して、食生活を改善するべきである。こうした答えが、人口学によって示されている。では、人口学が医療を支配し、取り組みを指揮するべきだろうか？　これには問題がある。その問題とは、人口の健康状態の改善が、必ずしも個人にとって、患者であれ非患者であれ、実質的な利益をもたらすとは限らないことだ。たとえば、コレステロール。長い間、西洋の人口は、コレステロールの摂取量を下げるような食生活を送るよう推奨されてきた。さらに、より近年では、血中コレステロール値を下げるための薬も開発された。しかし、人口におけるコレステロール値の減少が、個々の成員の利益になるのだろうか？

Z病院の内科の教授の一人は、私たちは皆コレステロール値を下げるべきだと主張する。教授は、新聞でのインタヴューでこのことを話した。彼は、オランダの家庭医を攻撃する。教授によると、毎年何千人にも上る死者への責任は、家庭医にある。なぜなら、彼らの診断プロトコルでは、目標のコレステロール値を高く設定しすぎだからである。ジャーナリストはこれに興味を持ち、プロトコルを作成した委員会に属する家庭医に会いに行った。家庭医は、近年の研究を引用し、人口における死亡率のリスクを軽減するということが、個々人に何を意味するのかということを説明した。中年男性が高いコレステロール値を下げることの効果を調査した研究である。薬を服用した三三〇二人の患者のうち、心臓発作が起きたのは一四三人のみだった。三二九三人の対照集団においては、心臓発作の件数がより多く、二〇四人だった。これは、三一%の減少である。人口において、三一%心臓発作が減るというのは、よい結果だ。

しかし、この「よい結果」は、調査に参加した人々にとっては何を意味するのか？　第一に、三一五九人は、薬を服用し検査のために病院に通ったのになんの個人的利益もなかった。第二に、薬を服用していた個人にとって、調査から五年以内に心臓発作で死なない可能性は、九三・五%から九五・四%に増えたにすぎない。これは、個人にとって価値のある改善とは思われない。そして、第三の点もある。この研究で皮肉なのは、五年生存率が、コレステロール薬を服用した集団で九五・九%なのに対し、対照集団では九六・八%だということだ。つまりはこういうことだ。心臓発作の確率が低くとも、死のリスクは薬を摂取した人々の方が低いどころか高いのだ！死亡率が高いことと、コレステロール値の低さの関連については、誰も知らない。しかし、そういうことなのだ。

（"Drie ton om een hartinfarct te vermijden," Volkskrant（「心筋梗塞予防のための三〇万ギルダー」、フォルクスクラント紙）, 25 November 1995: 17)

心臓発作が三一%減ることは、よい結果だ。人口にとっては。しかし、インタヴューを受けた家庭医は、この結果に納得して、中年男性の患者たちはコレステロールの薬を取り、検査に来て、健康に気をもむようになるべきだとは考えていない。彼らの生活は改善しないし、皮肉なことに、彼らの全体的な死亡率は増加するかもしれないのだ。

個々人にとってよいことは、彼らがその一部でもある人口にとっては、ほとんどあるいはまったく利益がないかもしれないし、一方で人口にとってよいことは、その個々の成員にとっては、ほとんどあるいはまったく価値のないものかもしれない。動脈硬化の個人の状態を改善する介入は、必ずしも人口の状態を改善するわけではないし、逆もまたそうである。これは、経済的な優先度の問題として枠づけられたり、限られた技能と努力をいかに使うのかが問われたりする場合には、単なる実践的な衝突なのかもしれない。しかし、ときにこの衝突は、原理上の問題として形成される。先に引用した家庭医は、彼のクリニックにおいてすべての中年男性にコレステロール治療を処方することが、「〔費用が〕高すぎる」とか「仕事が増える」といって否定的に考えているわけではない。たんに、彼の患者にとって良くないのだ。

それでも、個人と人口の改善は、お互いを包含してもいる。両者は衝突し、**なおかつ**、互いを包含するのだ。PTAが患者の状態を改善するのかどうかという問いについて考えてみよう。患者個人が受けたPTAを評価する場合、彼女（再びソーカさん）は、具合はどうかと個人として質問される。あるいは、彼女の身体のいくつかのパラメータが検査で測定される。しかし、そもそもPTAは個人への使用を考慮するに足るよい治療なのかという問いに答える際には、人口学的な研究が計画される。

その臨床疫学者は、病院に部屋を持っている。同僚が一人と、三人の若手研究者。入り口には秘書が構えている。彼女が私の面会を手配してくれたのだ。研究者が臨床疫学者に会いに来るのは、珍しいことではない。研究に従事する人々は、しばしば助言を求めて彼女に会いに来る。そして、助言を得る。「今では、何人かの医師は、どうやって適切な研究計画を作るのか実に良くご存知です。それでも、私たちは手助けをするためにいるのです。そして、本当のところ、ときに驚かされますよ。計画が全然ダメなこともあるのです。症例の思考を撲滅するにはまだ時間がかかります」。

ある治療（a treatment）は、ある特定の「症例」に対して、うまくいくかもしれないし、いかないかもしれない。しかし、**その**治療［それ自体］（*the* treatment）がよいか悪いかは、また別の問いである。この問いには、もはや（驚くべき、あるいは典型的な）個々の症例を示すことで答えることはできない。治療は、標的となる人口の十分に大きな割合を改善することが示せてはじめて認可される。したがって、人口学は個人の治療方法の決定に含みこまれている。

しかし、どの人口学の話をしているのか？　人口の健康改善と個人のそれとの間の潜在的な緊張について考えると、これは難しい質問である。臨床疫学者が強調するには、臨床試験は「適切に計画」されなければならない。そこには対照集団が設定され、十分に大きな集団《ポピュレーション》が含まれなければならない。ここで言及されているのは、一般的な人口ではなく、念入りに抽出された**標的**《ターゲット》母集団《ポピュレーション》である。同じくここで重要になるのは、いかなる「指数」や「基準値」や「ターゲット」によって、個人の改善（臨床医が患者に見るもの）が、人口（の疫学的な評価）において目に見えるようになるのかである。

内科医：これは面白いです。あなたも興味があるかもしれません。今、私たちは、臨床試験で何を指標に使うべきかという問題に直面しているんです。私たちは、糖尿病の患者が動脈硬化を発現するリスクは、血糖値のみではなく、リポタンパク質レベルにも関連していると考えています。おそらく、リポタンパク質レベルの方がより重要かもしれない。そこで、様々なリポタンパク質レベルを測定しようとしているのです。でも、何をもって、これが実際に人々のリスクを軽減すると言えるのでしょう。糖尿病患者における動脈硬化の予防についての研究のほとんどは、心臓発作による死亡率に基づいています。もうずいぶん長い間そうです。でも、状況は変化しています。予防はかなり成功しているのです。定期的に医者にかかっている人々からなる母集団において、というのはつまり、私たちが研究できる人々ですが、リスクは減っています。たとえば、一定の期間内で二〇%だったものが、今では同じ期間内で五%まで減っています。でも、患者の動脈の全体的な状況を、もっと改善できるのではないかと考えています。私たちが正しければ、CVA（脳血管障害）、跛行、腎不全も減るでしょう。でも、死亡率の統計がそこまで影響を受けることは考えにくいです。同様の期間内で、心臓発作による死亡率は、五%から四%に下がるかもしれない。でも、このような小さな変化について、統計的に有意なデータを得ることはほとんど不可能です。何百人もの患者が必要になる。それで、別の何かを探しているというわけです。この病院の私たちの患者集団で対応できるような何か。血中の何らかの生化学的パラメーターが使えるかもしれません。私たちの患者に起きることを人口レベルで示せるような、何らかの鋭敏な指数が必要なのです。

糖尿病の患者のリポタンパク質レベルを正常化することの効果は、微細になりすぎて死亡率統計で可視化できないかもしれない。つまり、死亡率を数えることは、もはや個人と人口の間の良き**媒介者**ではない。その代わりに、動脈硬化を実行する他の方法が人口学に含まれるべきである。死を避けることの代わりに、改善の別の基準が持ち出されなければならない。それは、狭心症や、脳血管障害や、跛行を患った人々の人数の減少や、生化学的パラメーターかもしれない。十分に確立されるためには、個人のリポタンパク質レベルの測定は、適切な人口学によって支えられなければならない。しかし、この治療法が個人にもたらす改善を、人口学が実際に示すためには、適切なパラメーターが見つからなければならない。個人の治療と人口学、両者はお互いを包含する。そして、だからこそ（実践を滑らかに進めるためには）、それぞれがお互いに繊細に適応しなければならないのだ。

干渉

本書ではこれまで、単一で多重的な客体、動脈硬化を追ってきた。それには多くのヴァージョンがある。動脈に起こる血管壁の肥厚であり、また、人口を脅かす死因でもある。削り取られるべき狭窄であり、**また**、早めに対応しておけば進行を遅らせたり予防することすらできるプロセスである、というように。しかし、複数の動脈硬化は、たんに相互に関連しているだけではない。医療実践においては、**疾病**は関心の的となる客体かもしれないが、それだけが重要なのではない。ヘルスケアにおいては疾病があまりにも中心を占め、部外者にはあまり研究されていないので、私はここで疾病を解きほぐした。しかし、実践誌家は、他の客体が実行されているのを追うことも同じように可能である。たとえば、外科医。手術室のなかで、殺菌消毒された緑色の服に覆われて、手を良く洗い、洗練された道具を扱うとき、外科医は他の人々の肉体を、暴力的ではなく専門的なことであるかのように、切ることを許された人で**ある**。別の場所ではそうはいかない。意思決定会合でメスを取り出す外科医は、深刻な境界侵犯を冒している。したがって、**外科医**も、動脈硬化と同様に、一つではない。他の人々の皮膚を侵害するタブーから、**ここでは**（手術室では）免除されていても、**別の場所では**（つまり手術室以外のすべての場所では）、このタブーは、その他の私たち同様に、外科医にも適用されるのである。

この事例は、**実行する**（*enacting*）という用語が、**誰が**あるいは**何が**アクターなのかをオープンにしておくということが、問題ではなく利点なのだということを明確にするのに役立つ。動脈硬化が実行されるとき、その行為はどこを起点とするのか？　メス、質問、電話、用紙、ファイル、画像、ズボン、技師、といった多くの存在者が関連している。しかし、このなかのどれも、固定的な登場人物ではない。もう少し踏み込んで調査すると、すべてが、外科医のように、**多重的**なものとして現れる。動脈硬化を「歩行時の痛み」として実行している外科医は、「動脈の内膜肥厚を削り取る」外科医と、同じ顔、声、名札を持っているかもしれない。しかし、両者は異なっている。最初の人は話す人で、次の人は切る人だ。単一の人格が、ある演目＝技能《レパートリー》（話すこと）から別のもの（切ること）に移行することは可能かもしれない。反対に演目＝技能《レパートリー》の方には、それに関わる多種多様な物質性（materialities）とともに、局地的に実行された外科医のアイデンティティを変える能力があるのだ。

実践としての存在論（ontology-in-practice）を解きほぐしはじめると、もはや安定した変数はなくなる。場所が変わるとすべての変数も変化する。不思議なのは、それでもなお、実践がなんとかまとまっているということだ。変数が関係的につながっている場合は、なおさらそうである。外科医の実行（話す人であれ、切る人であれ）と、動脈硬化の実行（痛みとしてであれ、狭窄としてであれ）は、互いに関係し合っている。しかし両者は完全に依存しあっているのではない。外科医は「狭窄」について話すだろうし、切っているときに患者の痛みが消えることを望んでいると言うかもしれない。しかし、そうだとしても、ある実行と別の実行の間には、見逃せない**干渉**がある。動脈硬化が動脈を閉塞させる狭窄として物質的に実行されるのは手術中であり、一方で診察室での会話は、痛みを、人を悩ませる問題から医療的に妥当な事実へと変化させるために必要である。干渉についてさらに探究する価値は大いにある。そうした研究がどこに向かうのか、大まかな方向性を示すために、ひとまずここで、ちょっとした実例を見てみよう。

それは、動脈硬化の実行と**性差**の実行の干渉の例である。これまで私は、このテクストのなかで、ジェンダーを物語に登場する人々に起因するものとしてきた。**ミスター**（Mr.）誰々、**ミセス**（Mrs.）誰々というふうに。その人たちは、**彼**あるいは**彼女**であった。しかし、これらの属性が動脈硬化という実在にどのように関わっているのかや、その逆については、立ち入ってこなかった。この省略は、無関係性の徴ではなく、この話題が圧倒されるほどに複雑だということを示唆している。病院での性差は、動脈硬化よりもさらに多くの変異体として現れる。それはほとんどどこにでも現れるからである。職、仕事の仕方、専門家としての役割、保管方法、色分け、台の高さ、疫学の表、研究課題、面会時間。これらはすべて、**男性**あるいは**女性**であることの実在に干渉する。したがって、そこから生じる絡み合いのなかから、性差と動脈硬化の干渉について一つか二つのわかりやすい例を取り上げることは、必然的に、複雑性を粗雑に縮減することになってしまう。そうだとしても、やってみよう。

Ｚ病院の診察室で、性差の研究でこれまで言われてきたあらゆるクリシェ（といくつかの例外）の証拠を見つけるのは容易い。疾病が日常生活のなかで人々をどの程度まで困らせているのか知ろうとする外科医は、様々な質問をするだろう。しかし、労働年齢の男性は必ず仕事について聞かれ、あらゆる年齢の女性は家事について聞かれる。高齢の外科医は、若い労働者階級の男性に対して、冗談交じりで荒っぽい対応をする。若い外科医は、身なりのよい、しっかりした高齢の女性に向き合うとき、礼儀正しくありながらも思いやりのある態度をとり、まるで母親の友人に話しているかのようだった。付き添いできている娘は、息子よりも、より詳しく親の病気について質問を受けた（つまり、娘の方がよく知っているとされる）。こうした差異化は、社会科学者が**ジェンダー**と呼ぶものだ。これは、身体的なセックスに直接的に基づいていない、男性と女性の社会的な差異を実行する。しかし、疾病の実践誌によって、セックスの実践誌も可能になる。**男性**の身体と**女性**の身体の、実行された差異の研究である。医療は身体を、あるセックスか別のセックスを有するものとして実行する。いや、そうなのだろうか？　これが、探究されるべきことである。

病理学の専門研修医は解剖を終えて、大きな机のある小さな部屋に移動する。彼女は、ポケットから小さなメモを取り出し、解剖報告用紙に記入しようとする。彼女が所見を記すための解剖学的構造の長いリストが印刷されている、大きな用紙である。皮膚：……、肝臓：……、肺：……というふうに。「ちょっと見て」彼女は私に言う。同じように憤慨するであろう女性の一人として、私に声をかけている。しかし、気まずそうでもある。今日、彼女は私に、誇りを持って自分の職業について紹介していたのだ。「ここに性器が印刷してあるでしょ。ほら、ペニスについては、亀頭から何から詳細に。子宮もここにある。でも、大陰唇は印刷されていないし、クリトリスもない。だから、毎回女性の解剖をするたびに、私がペンで書き込むの。この記入用紙は、もうずっとこうやって使われている」。

フェミニズムが最初に医学の教科書から女性の身体の具体性が消し去られていることを批判してから三〇年たったというのに、これが真実だというのはあまりにもお粗末である。これに気づいたとき、何をすべきだろうか。何と言ったらいいのだろう。あらゆることは、もうすでに言われているのだ。

少なくとも分析を先に進めるために、もう一つのスナップショット的な逸話を紹介したい。

一日だけ、私はQ病院を訪問する。Q病院には、Z病院で見てきたことと違うことが多すぎて、私はフィールドを二つか三つの病院に広げようとしていた計画を断念する。一つの病院は、実践としての存在論の研究に枠組みを与えようとする私の哲学者としての目的にとって、すでに十分に複雑だ。さらなる複雑性は、たんに私の物語を乱雑にするだけだろう。でも、その一日のノートのなかにある、一つの小さな発見を、伏せておきたくはない。会合。ライトボックスに血管造影図が掛けられている。放射線科医が、指で詳細を示す。「ここに、彼には深刻な狭窄があります。ここ、九〇%というところでしょうか」というふうに。皆「彼」と言い続けている。次の図も、また次の図も。彼のみだ。話し合いが終わった後、私はファイルのところまで行って確認する。いくつかはF、女性と記されている。

ここでは、性差は男性性に中立化されてしまっている。これはまたしても、女性的なものへの無関心を示すと捉えられるかもしれない。しかし、この事例では、さらなることが、あるいは違うことが、起きている。Z病院での意思決定会合では、放射線科医は画像のなかで「彼」と「彼女」を確かに差異化する。しかし、この属性が、血管造影図の評価に何の影響も与えないことも確かだ。血管造影図で可視化されている内腔にとって重要なのは、狭窄の場所が、同じ動脈の上の方や下の方の内腔と比べて、たとえば七〇%あるいは九〇%狭いのかどうかということだ。動脈の狭窄は、その動脈にしか関係しない。動脈が属している患者のセックスは、外部に留まる。これは（セックスのない）動脈と狭窄についてのみならず、セックスにとっても示唆的なことである。性差は、動脈の血管造影図によって、書き込まれないし、具体化されない。

（私がはるかに頻繁に観察した）Z病院においては、話し合いの途中で、誰かが患者のセックスを考慮すべき事実として持ち込んだかもしれない。たとえばこんなふうに。この動脈は**女性にしては**、かなり悪いですね。ここでの**女性にしては**、には、血管造影図についての意味はない。これは、女性の人口は男性の人口よりも動脈硬化になりにくいという疫学的な知見に依拠している。したがって、**狭窄**にはセックスがないかもしれないが、その**罹患率**にはある。このことは、動脈硬化を性差のある現象（女性より男性の方により頻繁に生じる疾病）に変え、セックスという実在を特定のやり方で実行する（男性で**ある**とはどういうことか？　男性とは、女性より動脈硬化になりやすい存在である）。これは、異議申し立てを受けているセックスの実行である。先述のように、Z病院と提携している大学医学部の疫学の教授は、**年齢**を別の変数として組み込もうとしている研究班の一員である。その研究班は、六〇歳未満の人口では、動脈硬化は女性より男性に多く起こると論じている。全生涯が考慮に入れられれば、動脈硬化で死亡する率は男性より女性の方が**高い**と、彼らは主張する。

疫学的な性差は、争いの的になるかもしれない。そして、その争いは、**人口**について何かを語る疫学的な性差が、個々人からなる集団全体について何かを語ろうとするために持ち出されるときに、生じるのかもしれない。

右足がポピドンヨード消毒液で黄色に染色される。性器は、緑色の布で見えないように隠されている。今朝の右足は太っている。これは、外科医の仕事を困難にする。探している動脈を見つけるために、脂肪を脇に押しやらなければならない。挿入するバイパスの軌道全体を、脂肪を押し分けながら進まなければならない。この難しい仕事の途中で、専門研修医が（そこにいる他の男性医師に向けて）声に出して言う。「うーん、女性の手術をするのは苦手だな。脂肪だらけだ。僕の趣味ではないですね。それに、何か予想外のもの、神経なんかにあたるんじゃないかと、怖いんです」。看護師たち、女性、は何も言わない。でも私は、一人が眉を上げて、苛立った様子で他の看護師を見たのに気づいた。

争いは控えめなものである。上がった眉と苛立った表情。でもこれは、十分にリアルだ。外科医が、**人口としての女性**には**人口としての男性**よりも皮下脂肪が多いという疫学的な事実を、**すべての女性**に対するコメントに移行させた。彼は、女性の手術が苦手だ。当然のことながら、手術台にのる女性には細い人もいるし、太った男性もいる。しかし、ここで引用した外科医は、**太った人**を手術するのが難しいと言ったのではない。**脂肪**のせいで緊張すると言ったのではない。**女性**のせいなのだ。彼は、性差を、皮下脂肪の量の差として実行する。それが行われる可能性は、疫学的な表だけでなく、動脈硬化の局所的な実在にも依存している。動脈硬化が迂回するべき狭窄として実行されないのであれば、皮下脂肪と医師の努力の関連性はずっと低いだろう。そのため、彼がそれについて文句を言いたいと思う可能性も、そして、今日の手術が難しかったことで**女性**を責める可能性も、ずっと低かっただろう。

動脈硬化を動脈の狭窄として実行することには、血管造影図上では、セックスがない。つまり、血管造影図は**男性**と**女性**の差異を形成する画像の山には加わらない。一方、疫学的な表の上では、動脈硬化にはセックスがある。少なくとも六〇歳未満の人々においては、動脈硬化は女性より男性に頻繁に起こる。同時に、**男性**であるということの実在は、男性の方が六〇歳になる前に動脈硬化になりやすいことによって特徴づけられる。手術の手作業に関して言うと、ここでも動脈硬化にはセックスがある。ただし、別種のセックスである。女性の人口には、男性の人口よりも皮下脂肪の多い人が多い。このことは、だしぬけに「女性」を手術することへの嫌悪として短縮されてしまうこともある。こうして女性は、皮下脂肪の多い足を持つものとして特徴づけられる。これらの事例は、動脈硬化という実在とセックスという実在が干渉しあうということが、何を意味するのかについて示している。両者のヴァージョンのそれぞれが、他方のヴァージョンのいくつかに特定の形を与えるのだ。

複数の存在論

客体が様々な視点の中心として捉えられるとき、客体の世界は、一つにまとまった存在者たちの集合体（assemblage）であるかのように扱われる傾向にある。互いに部分になり、結合している集合体のように。しかし、実在が実行される方法を、実践誌的に研究するならば、この客体間の関係の推移的なイメージは魅力を失う。「実践としての客体（objects-in-practice）」の間の関係は複雑である。手術を受ける動脈は、手術を受ける患者より小さいとは限らないし、前者が後者の内部に位置しているとも限らない。手術中により多くの注目を向けられるので、動脈は、患者よりも大きいかもしれない。そして、患者は動脈を内包していない。彼や彼女は、手術台の上の身体に、追加で何か（精神あるいは社会生活）を**足した**ものではない。そうではなく、患者は他の瞬間に外科医が冗談を交わす誰かであり、他の場所で電話を待っている妻がいる誰かである。二つの実在、動脈という実在と患者という実在は、互いを包み込まない。そうではなく、**隣り合って**いる。

病理部の金属台の上で、裸で硬直して横たわっている遺体は、切り開かれるのを待っていて、もう息はしていない。それは生命を欠いている。しかし、それが人間として実行されるためには、命が加えられる必要はない。顔にかけられた小さな布、取り除かれたりまたかけられたりする布があれば、十分である。遺体の腹腔からすべての臓器が取り除かれた後でも、亡くなった人の社会生活は再開されうる。病理学の技師のケアする手は、遺体を再び人間に戻すことができる。腹腔を埋めて、ろっ骨を再び綴じ合わせて、目に見える部分の皮膚をきれいにして、最後の仕上げに服を着せる。服は、社会性の、そして人間を公の場で実行することの、本質的な部分である。

実践誌的な転回を経た今、客体間の関係は、物の秩序のなかに隠されてはおらず、複合的な実践のなかで実行されている。したがって、それは推移的なものである必要はない。動脈と人間は、全体のなかに内包された部分というよりは、**隣り合わせ**に位置づけられている。遺体は、命を**加える**ことで人間になるのではなく、一枚の布を丁寧に**取り除く**ことで、そして戻すことで人間になるのである。客体が他者の一部として実行されることも**ある**だろうが、その内包的な関係は反対にも起こりうる。人口におけるある疾病の深刻さを評価するためには、個人の症例が数えられる。しかし、個人の疾病を評価するためには、医師は疾病の発生頻度についての疫学的な知識を考慮に入れる。人口は個人を**包含**する。しかし、個人もまた、人口を**包含**する。ときに、この相互包含は、ループしていくこともある。

相互に包含するということは、摩擦が残らないことを意味するのではない。医療実践の存在論は、**単一の実践の唯一**の存在論ではない。実行される客体の間には多くの摩擦があり、その実行が起きる実践の間も同様である。人口の健康状態を改善するのか、個人の健康を改善するのかという目標は、しばしば互いに食い違っている。しかし、個人の状況が変化しなければ、人口はいかなるスケールにおいても向上しない。そして、治療法は、標的母集団における十分に大きな数の人々に測定可能な変化をもたらさない限り、よいものとして確立しない。

そして、干渉がある。本書は、一つの場所における一つの疾病、Z病院における動脈硬化、の実行を解きほぐす。しかし当然、この客体は孤立してはいない。それは、外科医、表、舗道、X線、看護師、といった他の多くの実在と干渉し合う。動脈硬化の実在と、性差の実在の干渉のうちのいくつかが、ここで実例として持ち出された。隣り合わせの共在、相互包含、緊張をもった包含、干渉。実行される客体間の関係は複雑である。実践としての存在論には、集合体ほど一貫していない客体がつきまとう。

第六章　理論を行う

それは行われうる。**疾病**の民族誌を書くことは可能だ。本書は、このことを示している。本書は、下肢の動脈硬化のパッチワーク的なイメージを提示した。一つの疾病が、実践において一つ以上のものに見えること、それでいて多数に断片化しないこと。したがって、一つの身体も多元主義に移行することなく、多重的でありうる。こうして、パラダイムの断絶を追う代わりに、この疾病の民族誌は、同じ名前で通っている複数の存在の共在についての研究となった。そこでは、共在は、変化に富む様々な形を持って現れた。私たちは、加算、翻訳、（病院内の別々の場所、身体の別々の層、時間軸の別々の瞬間への）分配、そして包含について探究してきた。（動脈硬化**と**性差のような）二つや三つの複数の客体を実行することの間の干渉について研究をはじめようとすると、複雑性は指数関数的に増大しはじめる。とはいえ、この研究はここで終えなければならないので、これらの複雑さは別の所で検討されるべきものである。この研究は、当初の計画を敢行した。単一でありながら多重的な一つの疾病は、それが実行される複数の実践の一部として記述されたのである。

しかし、これは何をしたことになるのだろうか？　この記述とともに行われたことは、何なのだろうか？　本書の物語は、最終的に医療実践についての真実を明らかにするものではない。それに私は、存在論とは**本当のところ**何なのかをついに知ることになった少数のアバンギャルドな理論家の一員を気取るつもりもない。そういうことではないのだ。とはいえ、念のために言っておくと、本書に集められた物語は真実であり、もしそうでないものがあれば修正されなければならない。さらに私は、ここに持ち込まれた、あるいは展開された理論的装置は、価値のあるものだと思っている。しかし、信憑性ではなく、干渉が論点なのである。あらゆる表象と同様に、本書はある実践の、あるいはひと束の実践の一部である。身体とその疾病の複数性は、注意を向けられうるし、そうされずに放置されることもある。これは、行為なのだ。だから、この最終章で、私は最終的な結論を提示しない。その代わりに、本書が従事した（諸）行為について簡潔に検討し、本書が行わなかったことの何点かについて指摘しておきたい。

諸科学はいかに関連しているのか

客体を様々な視点の焦点として理解することから、様々な実践において客体がどのように実行されているのかを追うことへの移行は、科学がいかに表象するのかという問いから、科学がいかに介入するのかという問いへの移行を示唆している。過去数十年にわたり、多くの哲学者が、知識を得るための近代における有力な方法としての、介入の重要性を強調してきた。認識論は、とうの昔に、思考のための妥当性

方法

方法については広範な文献がある。あるいは、三種類の文献群がある。

第一の文献群は、立法的なものだ。それは、**妥当な**知識を生成するために、方法がどのように設計されるべきなのかを議論する。妥当な知識には、知ろうとしている主体や、知識が明示された状況の痕跡が含まれていてはならない。妥当な知識は**純粋**でなければならない。偏りや雑音が、客体の像を明確に映しだす科学の鏡を曇らせてはならない。この立法的な伝統では、科学的知識はまさに客体の鏡像であるべきだ。これがどのように達成されるのかという問いは、多くの異なる方法によって答えられている。方法についての立法的なテクストが、とてもたくさん書かれてきた。この文献を一つにまとめるのは、**よい**方法、すなわち、客体に依拠し、汚染されていない知識を生成する方法の追求である（しかし、何を参照すればいいだろう？　あまりにも多くの文献があって、代表的な著作があるわけではない。とはいえ、たとえばSuppe 1977を参照）。

第二の文献群は、批判的なものである。これは、第一の方法を切り崩す。理にかなった方法を追求した人々が、いまだにそのような方法を見つけていないことを指摘する。これまで、立法化の試みの主

を失っている。しかし、干渉が重視されたとしても、干渉することは論点ではなかった。客体と関連づけることについての重要な問題は、客体を知るようになるということだった。本書は、脱身体化された思考から離れて、さらなる一歩を進んでいる近年の研究潮流の一部である。これは、客体を見ようとするまなざしを追うことを止めて、代わりに客体が実践のなかでまさに実行されているさまを追うことを意味する。つまり、強調点が移行している。観察者の目の代わりに、実践者の手が、理論化の焦点となるのだ。

したがって、本書は、知識を主に指示的なものとして扱うことを止めた哲学的な移行に貢献するものである。知識はもはや、実在に**ついて**の言表ではなく、他の実践に干渉する一つの実践だとされる。こうして、知識は実在**に**参与する。これに続いて、様々な別の移行が生じる。その一つは、諸科学の間の関係の性質を再考しなければならないということである。一九世紀以降、(物理学、化学、生物学、心理学、社会学といった)科学の様々な部門は、(それより前に考えられていたように)主に方法によってではなく、研究対象によって異なると理解されるようになった。そして研究の対象は、本質的に所与であるとされた。それらは実在において筋の通った形でつながっており、存在論は、この一貫性を明らかにする哲学の一部門であった。そのために、しばしばピラミッドのイメージが使われた。それぞれの対象の領域

たる効果は、科学を、他の種類の知識から区別することにあった。そうした境界設定は、外部に対して自分たちを「科学的」だと称することに成功したいくつかのコミュニティを守ることに一役買ってきた。方法についての事例というよりは、いかにして方法が、たとえ**よそ者**を締め出すという社会的効果を持つ場合であっても、**偏り**を排除することに失敗するのかについて、様々な事例が提示された。こうして、私たちは二〇世紀の医学の教科書に含まれている明白なセクシズムについて(e.g. Dreifus 1978)、さらにはより巧妙なセクシズムについても(ジャコバス、ケラー、シャトルワース 二〇〇三(1990))知ることとなった。そして、一九世紀に助産師やその他の人々が周辺化されていたことについて、すなわち、彼女たちの技術や知識が大学で教えられておらず、それゆえ「科学的」という属性を与えられなかったことについての、多くの物語が語られた(e.g. Böhme 1980)。

第三の文献群は、正当な方法の探求だけでなく、それに対する批判的キャンペーンをも放棄する。その代わり、「方法」そのものが探究の対象になる。方法についての多様な問いが、経験的な様式で問われている。そのなかには、現在も私たちとともにある実験における方法がどのように形成され、なぜそこに多大な信頼が注がれるようになったのか、とい

は、小さくて比較的単純なものから、もっとも大きくて複雑なものへと序列化された対象のピラミッドのなかの一層のようなものだとされた。そして、それぞれの科学には、そうした層の一つに位置づけられている存在を研究するという課題があった。こうして、ピラミッドの底では最小の粒子とその力場が物理学の対象領域を形成し、頂点における人間集団間の複雑な社会関係は社会学によって研究されるものだとされた。この存在論的一元論に付随した夢の一つは、結局のところ、最小の粒子の振る舞いについての完全な知識が、他のすべてのことを説明するというものだった。物理学が化学の法則を説明し、化学が生体に起こることを予測し、生物学が心理学的な気質と社会関係を説明することができるというわけだ。誰もがこの見取り図に同意したわけではなかった。二〇世紀を通して、この存在論的ピラミッドにおける敷居の存在を確立するために、少なからぬ努力が捧げられた。無機物と有機体の間の敷居。有機体は無機物とはちがって病気になったり死んだりすることができる。さらには、性差、肌の色、疾病についての生物学的事実と、そこから生じるのでは**ない**、社会的な出来事の間の敷居。したがって、後者は特別な、社会的な用語、ジェンダー、文化、病い、を用いて説明されなければならない。

　こうした事物の秩序においては、**疾病**について知り、語ることは、生物医学の課題であり特権である。化学者は、細胞を構成する分子に

う問いに踏み込んだ歴史的な研究がある（シェイピンとシャッファー 二〇一六（1985））。また、なぜ他のものではなく**方法**が、科学的なものを偽物から区別する手段として突出することになったのかを問う研究もある（Dehue 1995）。また別の研究は、科学的なやり方を民族誌的な様式で調査している。すなわち、今日の実験室や事務室や科学会議において見られるサンプリングの習慣、ラベリングの実践、会計処理の方法、著述スタイルなどについてである。こうした様々なやり方に由来する知識は、対象を鏡のように映しだしはしない。それは失敗なのだろうか？　いや、そうではない。鏡のように写し出すという表現がたんに間違いなのだ。受動的に対象を表すことは、科学のシステマティックなやり方が**行う**ものではない。むしろ、そのやり方は、能動的に、研究される対象と、対象について流通することになる説明の間の追跡可能なつながりを構成する。対象から論文に移動するとき、物質的な領域を離れて理論や思想の領域に入るのではなく、一つの社会物質的実践（観察、実験）から、別の実践（描くこと、書くこと）へ移動するのである（see Lynch and Woolgar 1990）。

　私はここで、方法と関連づけられる三つの潮流を取り出した。これらは、この主題について書かれたすべての本を網羅しているわけではなく、異なるテ

ついて知りつくしていたとしても、有機体とその疾病について説明することは望むべくもない。そのためには**生**化学が必要であり、そこには病態生理学が含まれている必要がある。一方、医療実践はさらなる付加を要求する。患者を**全体**として診るためには、疾病についての生物医学的な知識だけでは不十分である。疾病とともに生きる人々の生き方にも注意を払わなければならない。この考え方においては、「疾病とともに生きる」ことは、**病い**と呼ばれる心理・社会的現象だとされる。病いへの注目の要請は、しばしば批判的な言語で語られる。医学は、疾病の身体的側面を重視し、心理社会的側面を軽視してきたと非難された。しかし、批判がいくら激しくとも、それは知識と諸科学の関係についての共有された理解を前提としたものだった。すなわち、知識は、語る対象に応じて分類されており、その対象は知識に先立って存在しているということだ。肉体か精神か。疾病か病いか。血管か動きまわるときの困難か。生物学か社会学か。

　しかし、知識とはそもそも実在**に**参与するものだと気づくことができたなら、諸科学の間の関係についての私たちの理解も変化しはじめるだろう。身体の内部に隠された客体（動脈硬化性プラーク、最大流速、増加するコレステロール値）間の関係がどうであれ、それらのものが存在する実践においては、高価な装置と安価な装置、血と肉、用紙と会話、勤務時間、自尊心、保険政策などが、より重要な懸案事項

ーマを扱っているものや異なる問いを立てているものを省いている。さらには、ここで切り離されている三つの潮流は、図書館や学術会議や大学の学部としてこのように綺麗に分けられているわけでもない。つまり、融合があり、グレーゾーンがあり、干渉がある。その一例として、今日の方法論的正統化に対する批判（第二の様式）が、新しい方法の糧となり、**よりよい**方法（第一の様式）を作り出すことが挙げられる。ここには希望がある。たとえば、白人男性の眼差しに女性や有色の視覚が加えられると、偏りのない知識が可能になり、客観性がついに達成されるというように（この例の別のヴァージョンについてはHarding 1986を参照）。同様に、科学が実践される方法を経験的に探究することは（第三の様式）、方法論についての思い上がりを批判する著述の資源として活用されている（第二の様式）。もし「方法」が局地的で実践的な達成でしかないのなら、その方法は、それに由来する知識が真であると保証することはできない。しかし、これはまた科学についての経験的な研究にも跳ね返ってくる。その方法自体にも保証はない。では、**科学論**を、科学者の自己解釈や素人の意見よりもよいものにしているのは何なのか？　自分たちの専門性を主張する基盤は何なのか（Ashmore 1989）？

　重要な問いだが、このように身動きが取れなくな

なのである。治療法の決定は、狭窄の長さと入院期間の長さによって判断される。実践においては、これらの多様な現象は異なる水準に属していない。これらを実在の別々のレイヤーに委ねることは意味をなさない。すべては関連しているのであり、なんとかまとめて考慮されなければならない。別々の科学が実践に提供するのは、異なる力点、異なる介入技術、そしてまさに、異なる方法である。ある専門領域には染色液、別の領域にはメス、三つ目の領域には相づちを打つ技術という手持ちの道具があるだろうが、病院の実践においては、それらが連携して客体を取りまとめなければならない。

介入がいくら身体的でも、そこには、いわゆる社会的なものの領域に属する実践的なことの数々が、つねに避けがたく入り込んでくる。だからといって、それらがうまく扱われているというわけではない。疾病／病いの扱い方や、医療活動におけるその他諸々の扱い方の質は、本研究の表立った関心ではない。しかし、もし批評家が、たとえば、患者の経験への配慮が足りないと医師を批判したとすれば、本書は、この批判を異なる枠組みに当てはめようとしている。ポイントは、このような場合に、何らかの客体が医療における配慮の外部に留まっているということではなく、むしろ、医療活動が評価される際に十分に注意を払われていない介入があるということである。Z病院では、間欠性跛行の患者については、日常生活に深刻な支障が生じているようなやり方で投げかけられねばならないものではない。方法を経験的な探究の対象にすることは、批判を超えた知識は存在しないということを私たちに教えてくれた。別の方法は、異なる結論を導いたかもしれない。したがって、方法が正当だからといって、あれやこれや他の科学の成果に同意する形式的な理由はもはやない。しかし、これには別の移行が付随する。すなわち、知識は、参照されるのをじっと待っている対象の鏡像として理解されるべきではない。方法は、世界への窓を開ける手段ではなく、世界に干渉する手段である。方法は行為する。方法は対象とその表象を**媒介する**。必然的に、ある手段や別の手段によって。したがって、信頼できる表象を生み出す方法の探究にこれほどまでに長い時間がかかったこと、批判者がつねに結果の客観性に干渉する偏りを見つけられたことは、それほど驚くことではない。

だとすると、方法を経験的に研究することは、方法とは何で**ある**のかについての別の理解を生み出す。方法は、形式的な保証ではない。特定の媒介物であり、干渉である。ここで問うべきは、方法が**いかに**仲介し、干渉するのかである。ダナ・ハラウェイは、このことを誇張しながら明示する事例を描いている。それは、サルの父性愛を研究するために設計された檻——核家族の装置——である。この檻は、一九六るという訴えがない限り、手術の可能性は考慮されない。このことは、この時点で、手術が主に**社会的な**介入だと認識されていることを示している。しかし、手術を評価する研究においては話が違う。たとえば、下肢の動脈硬化の手術と歩行療法を比較する典型的な臨床試験について考えてみよう。評価されるパラメーターのリストには「痛みを感じずに歩ける距離」が含まれるだろうが、患者自身が口にする「週ごとに実際に歩いた距離」「日々の暮らしの変化」あるいは「介入の評価」が含まれることはまずない。

それぞれの医療活動に伴う複雑な介入のリストに、どのように十分に気を配ることができるのだろうか？　この問いは、まだ開かれている。しかし、確かなのは、あらゆる行為に多くの絡み合いがあることをつねに認識することが、第一歩になるということだ。それは、実践的な詳細の括弧をはずしておくことであり、医療におけるすべてのことを実践として扱うことであり、実践誌に従事することである。実践誌の物語は、複合的な客体を扱う。疾病は、入院中や日常生活と、種として異なるのではない。一方が他方に流れ込む。すなわち、本書で扱った複数の物語は、疾病を治療し、緩和し、予防し、研究しようとするZ病院での実践についてのものであるのと同じように、疾病そのものについてのものなのである。疾病に介入しようとする実践と**同じ量の**疾病。両者は切り離せない。顕微鏡がプラークを見るために使わ

○年代から七○年代にかけて、ウィスコンシン大学マディソン校のハリー・ハーロウの研究室で開発された。ハーロウは、まず、「布の母親」と「瓶の母親」を作り、どちらがサルの乳児により大きな母性愛を与えられるのかをテストした（この気まずい選択に直面した乳児は、食べ物の瓶よりも温かい布を選んだ）。次は父親の番だ。「ディズニー・ワールドに匹敵する計画的な社会環境である核家族の装置に入れられた乳児は、彼／女自身の父親を含めて、近隣全体へアクセスすることができた。「しかし両親は、つねに一緒に家に留まった」」（Haraway 1989: 244）。

核家族の装置は、「父性愛」という変数を雄ザルの特定の行動として分離することを可能にした。この現象は、この装置なしでは研究できなかった。対象は、そこでじっと忍耐強く待っていたわけではない。装置が対象を描きだしたのだ。しかし、もしサルがここまでうまく反応しなかったら、この装置の使用はすぐに止められていただろう。サルはうまく反応したのだろうか？　「父親たちは赤ちゃんたちに対してとても社交的であり、外部の敵を威嚇するという家庭生活での役割があることを示した（敵とは大抵実験者だった、とハーロウはおなじみの率直な冗談で認めている）」（Haraway 1989: 241）。核家族の檻は、他の観察者たち（「実験者たち」）が、比

れる一方で、プラークが病院において実践的に位置を占めるためには、それを可視化する顕微鏡が（そして解剖、薄切、染色の技術が）必要となる。同じように、（医師と患者両方の）会話能力と「歩行時の痛み」についての訴えはお互いに依存している。血流速度とそれを測る超音波検査についてもそうだ。さらには、小標本からデータを推定する統計学的な計算なしには、国家的なスケールで危機にさらされている人口集団も存在しない。

民族誌的な研究が疾病について語る可能性があるのは、このためである。伝統的な学問領域の秩序においては、疾病について語る民族誌家は、対象のピラミッドにおいて実在の層をわけ隔てている敷居を侵犯する。しかし、ここで行われた動きは、それとは異なる。これは、自然科学が社会的な現象を説明する代わりに、矢印の向きを変えて、分子、細胞、身体についての社会的な説明を提示するということではない。そうではなくて、実践という、もう一つの軸が導入され、もう一つのアプローチがとられたのだ。実践は、分子と予算、細胞と不安、身体、メス、笑顔、これらすべてについての語りを一気に包み込む。したがって、実践は、説明的な知識と、この知識が参照している対象の静的なピラミッドに対して、斜めの関係に位置づけられる。そこでは、知識と対象は、生活の一部として、歴史の諸要素として、相互に関連する一連の出来事によって生じるものとしてアプローチされ較に基づいた報告書を作成するのに役立った。それが、檻がさせられたことである。しかし、それ以上のことも行った。檻は、一九五〇年代のアメリカ郊外の核家族を、サルのヴァージョンで、文字通り構成したのだ。

このことを強調する意義は、観察者は干渉するべきでは**ない**というためではない。彼らはいつもそうしている。同じ本で、ハラウェイは霊長類を研究するためにアフリカまで出向いた動物行動学者が同様に干渉を行ったことを見事に示している。彼らは、檻を作らず、「彼らの」霊長類の実在《リアリティ》を手つかずのままにすることによって、謙虚な外部の観察者を装った。しかしそれでも、学者たちは動物を**彼らのもの**にした。野営地を設け、個体を識別し、それについて話すために名前を与えることで霊長類を領有し、動物学者が観察しているという状況に慣れるよう手はずを整えた。これらすべてのことは、それが干渉だからという理由で**悪い**わけではない。しかし、干渉であることは確かである。そして、それをどう評価するのかという問いは、内容を問うことへと移行する。**どのように**干渉するのか？　そして、それについて何を考えるべきなのか？

この問いは、方法に注目するための比較的新しい四つ目の手段を切り拓く。この方法もまた規範的なものであり、善に関心を寄せている。研究を行うたる。いや、しかしそうではない。**斜め**の関係について語ることもまた、必ずしも正しいとは言えない。なぜなら、アプローチが異なるだけで、存在論におけるピラミッドがまだそのまま残されていることを示唆してしまうかもしれないからだ。そうではない。実践が世界への入り口となる場合、存在論はもはや一元論的な全体ではなくなる。実践としての存在論は多重的である。実行される客体を、小さいものから大きいものへ、あるいは単純なものから複雑なものへと、一列に並べることはできない。客体間の関係は、実践において見出される入り組んだものである。その関係は、ピラミッド状に重ねられるものではなく、スケッチブックのなかのページのように結びついている。新しいページはそれぞれに、別々の技術に基づいた新しいイメージを生み出す。そして、認識できたとしても、スケールもまた、毎回、異なりうる。比較のための固定された点はない。

　実践誌的なアプローチで世界を理解しようとする際には、あらゆる客体や出来事を考慮に入れることが可能になるし、要求される。分野が違うという理由で無視できる現象などない。これは、記述を容易にするものではない。しかも、一、二ページですべてのものをまとめることはできないので、世界を描写する別の方法を見つけなければならない。もちろん、候補となる伝統はたくさんある。本書で私は、主に民族誌的な観察と執筆の技法を足掛かりにしてきた。しかし、歴史を

めの、そして資料を集め取り扱うための、善き手段とは何か？　しかし今回は、**善**（*the good*）が展開される領域が変化している。何らかの対象を**そのまま**忠実に表象するということは、もはや知識の善さを裏づけるものではない。対象物が、静かに、手つかずの状態で、実在からテクストへ滑らかに移動することはない。そうではなく、そこには檻や椅子があり、触れること、質問すること、連続性を切断することがある。ここでは全体性から要素を分離し、少し先では要素を混ぜ合わせる。したがって、これらの干渉のどれが善いものなのかが、新しい規範的な問いとなる。いつ、どこで、どういった文脈で、誰にとって、善いのか。そうであれば、善き知識は、その価値を実在の**通りであること**から引き出さない。むしろ私たちが探究するべきなのは、価値のあるやり方で実在と**ともに生きる**ことである。

　私たちの（誰の？）知識の基盤についての自己再帰的な絶望は、もはや求められていない。学術的知識を作り上げているときに、私たちは何をしているのかを捉えようとすることにエネルギーを使った方が賢明だろう。フィールドに行き、観察し、ノートを取り、数え、集計し、切り取り、貼りつけ、着色し、測り、薄切りにし、分類しているとき、私たちは何をしているのか。資料を飼いならすとき、出版するとき、口頭発表をするとき、様々な聴衆のため

書くための様々な伝統においても、出来事は、あらゆる社会物質的な絡み合いとともに記述されてきた。歴史学が、科学の各分野が存在論的ピラミッドの一層を受け持つという秩序だったリストにうまく当てはまらないのは、偶然ではない。歴史学はいつでも実在への別の入り口を用いてきた。もう一つの、かなり趣が違うものの興味深い実践誌のための資料は、科学論文における「**材料と方法**」という章に見出すことができる。理論上は、この章は研究の実践についてできるだけ明確に述べる箇所である。これは、客体に語らせようと強要する実践が、その客体について語られる内容にとって、極めて重要であるという認識を例示している。この認識は、たんに書かれたもののなかにあるだけでなく、医療専門家の日々の反省とも興味深い形で共鳴している。これもまた、実践誌のための資料である。Z病院では、患者が死亡した後は、必ずスタッフミーティングで議論された。担当医には、患者が死に至るまでの一連の出来事を詳述することが求められた。その物語のなかでは、「実在のレイヤー」のどの層も、別の層に対する特権を有していなかった。逸脱した細胞は予想外の液漏れの隣に、想定外のアレルギーはアレルギー検査の失敗の隣に姿を現し、心臓の問題は処方された薬の名称と投与量とともに一息で語られた。これらの物語のなかでもっとも中心を占めるアクターがいたとすれば、それは病気の身体ではなく、語っている専門家だった。問いはつねに、もし何かに物語を演出するとき、私たちは何をしているのか。

こうした問いを立てることは、図書館のなかの方法についての文献が並ぶ棚から立ち去り、学術的営みの政治学について語る棚へと移動する必要があることを意味する。ここで私は、その領域の文献全体に関連づけることはせず、ある一つの棚に限定しようと思う。著述のスタイルが持つ効果について省察した書籍の棚である（この棚には本がたくさんある！とはいえたとえば、Bazerman 1988、ミンハ二〇一一（1989）、クリフォードとマーカス一九九六（1986）を参照）。これら三冊の本は、異なるやり方で、私たちが学術的なテクストを書いているときにしていることは、どのように資料が集められたのかにのみ依存しているわけではないことを示している。資料が加工され、描写され、取り上げられる仕方や、書かれ方は、少なくとも同程度には重要である。

自然が語らされているのか？　それとも、語らされているのは、どこか目立つところに設けられている**資料と方法**という章や棚なのか？　「文化」は、たまたまそれを研究しに来た民族誌家とは独立して、そこにあるかのように提示されるのか？　それとも、たとえ単なる観察者であるとしても、著者が一部を担っているシーンに依拠した物語が語られていることが、記述全体を通して明示されるのか？　記述の**主体**は、彼女が「資料」に変えるシーンに居合わせできることがあったとしたら、彼や彼の同僚はどのようにすれば良かったのかというものだったからだ。

医療に**おいて**（疾病について）知るということと、医療に**ついて**（その実践について）知るということの間の区分はぼやけていて、それは本書のような実践誌的研究のみならず、歴史学的研究においても、材料と方法の章においても、病院そのものにおいても同様である。実行される客体と診断したり介入したりする実践はともにあり、もつれ合っている。そしてそれらのもつれ合いは、他の客体／実践の布置とは異なる。だとすると、科学の差異にとって重要な軸は、社会科学と自然科学の間に、より厳密に言うと、**客体の分類**とそれらについて言及する科学の間にはもはやない。代わりに、**客体のヴァージョン**とそれらが実行される（科学に関する）実践の間に、さらなる探究を必要とする差異の軸がある。もし動脈硬化のような疾病が一つ以上なのだとしたら、「それ」はどれとして作られたのかという問いが妥当になる。特定の場所や特定の状況で、様々なヴァージョンのなかのどれが実行されたのか。それは、X線写真と動脈内腔を侵食する動脈硬化なのか、あるいは患者の病歴と歩行時に痛みを生じさせる動脈硬化なのか？ 外科医が詰まった血管を手術しているのか、患者が理学療法士に勧められた歩行療法に従事しているのか？ これが、存在論が多重的であると認められた世界において重要な問いとなる。何が

ている、観察する外部者として演出されるのか？ それとも、強い憧れと情熱、理論的な荷物を抱えて、フィールドに向かう人として？ 方法論的な試みが取り除こうとするこれらの要素は、実際にはより注目されてしかるべきだ（人類学的な仕事全般について、この点は Okeley and Callaway 1992 によって探究されている。これが科学技術研究において何を意味するのかについての好例は、Law 2000 を参照）。そして、自分の研究を推理小説として提示することが、何を変えるのだろうか？ たんに「発見」や「手がかりを得る」といったメタファーを使うことによってではなく、より精巧に、この語りのプロットを前面に押し出して戯れることによって（たとえば Latour 1996 で行われているように）？

テクストは活動的であり、とても多くのことを行う。一つのテクストのなかで、これらの活動のすべての詳細について、はっきりと明確な形で取り組むことはとても不可能である。そのテクストの主題が他のところにあるとしたら、言うまでもない。したがって、ここでは、私は一つのスタイルの特徴を取り上げて扱うことにする。すべての学術的なテクストは何らかの形で文献と関連している。本書を通じて私が自分自身に向けて、そしてあなたに向けて、発信してきた問いは、これをいかに行うかということである。**どのように文献に関連づけるか？** 書名

行われているのか、そして、そうするなかで、実践的に作られている実在は何なのか。

疑い

私が、論文の草稿や、本書の各章の多くの草稿をインフォーマントたちに見せたとき、彼らは私の物語のなかに自分自身や同僚を見つけて喜んでいた。ときどき彼らは、私が技術的な点で十分に理解していなかった箇所について、多少の修正を提案した。ときどき、「そう、こういうものだよ」とうなずいた。しかし、彼らはまた、疎外されているように感じたとも語った。何らかの形で、私は彼らが慣れ親しんだものを**不**慣れなものに感じられるようにした。とても奇妙なものに。とはいえ、Z病院はたんに私が資料を集めた場所ではなく、私がここで提示した理論的知見についての多くを学んだ場所でもある。たとえば、実行された客体が実践的な諸側面に依存しているという考え方をもっとも簡潔に述べる方法は、病理部での私のインフォーマントだった専門研修医によって示唆された。あの決定的な**顕微鏡の下**という言葉を用いて、「これ、ここにあるのが、動脈硬化ですよ」と言ったのは彼の功績で、私のではない。

Z病院では、特定のヴァージョンの動脈硬化を実行することの実践的な詳細が、何度も何度も強調された。たとえば、科学論文における

を挿入することで。引用を提示することで。物語を関連づけることで。あるテクストを他のテクストのなかに位置づけることで。

合理性

研究が妥当な知識をもたらすためには**方法**が必要だとされる一方で、これに類比するように、実践はより**合理的**になるべきだと推奨されている。このことは、過去数十年の間に様々な形で主張され、広められてきた。医療実践は混乱しすぎていて、純化する必要がある。非合理的なものは洗い流されるべきである。これを**いかに**行うのかについての膨大な文献がある。この合理性の探究には、科学的秩序が実践を支配するときが来るという希望が付随している。第二の文献群は、合理性は追い求められるべきではないと主張している。実践は科学とは異なる特異性を持っているので、きちんとした秩序化は不可能だというのである。第三の文献群は、合理化するという戦略が積極的に実践に取り入れられた場合、**そもそも何が変わるのか**を検討する。すなわち、「実践」と同じように、「科学」を実践のセットと捉え、異なる作業形態が干渉し合うところで何が起こるのかを知ろうとする。

本研究は、第三の種類の文献と絡み合っており、あるいはその一部として読むこともできるだろう。

材料と方法という章における技術的な詳細は、研究会議で多くの注目を浴びた。「でも、何人の患者でそれが確認できたのですか？」「なぜ休憩時にのみ血圧を測って、運動後に測らなかったのですか？」「カルシウム拮抗薬として何を使ったとおっしゃいましたか？」研究会議の参加者にとって、研究プロジェクトの成果はそうした詳細によってもたらされるということは自明である。詳細が事実を形作る。そこに疑う理由や機会がある限り、研究における技術的な詳細に焦点があてられ続ける。様々な道筋がとられる可能性がある限り、これまで辿った軌道のすべてが視界に留められる。ひとたび結果が事実として認められてはじめて、そこに到達するための方法は、少なくともしばらくの間は、省略され、色あせて忘れられるままに任される。事実の強化とその生産手段を括弧に入れること、この二つの運動はともに生じるようである。

　これに似たことが、診察のプロセスでも起きる。医師が同僚の診察に疑いを持つ場合、技術的な詳細についての問いが生じる。「でも、この痛みがいつ生じるのか、**どんなふうに**聞いたのですか？」「この血圧はおかしいよ。本当に動脈は石灰化してなかったの？」「まったく、一体誰がこの患者の血管造影の作成を決めたんだ？」しかし、ひとたび治療適応が書き留められたら、そして、ひとたびそのことについて患者との話し合いが持たれたら、そしてひとたび治療スケジュー

これは、他の二つが持っている想定を切り崩すために役立つ。その想定とは、科学的秩序と日常的な実践を区別するものである。こうした問題に取り組むための実践誌的なやり方は、合理化の戦略を普遍的な用語として広めることではないし、同じように普遍的な用語として警鐘を鳴らすことでもない。そうではなく、合理化の戦略が何をもたらすのかを検討することである。それは何を行うのか？これは、合理化の戦略が干渉しているものを、**いかに**変えるのかという問いを開く。この問いを扱う手段はたくさんある。ここでは、この第三のアプローチのほんの二、三の例を挙げておきたい。これらの例は異なる場所に由来しており、それぞれ独自の関心に基づいているが、いずれもヘルスケアの改善という問題に取り組んでいる。

　私の小さなリストにある最初の本は、『健康と効率――健康経済学の社会学』（Ashmore, Mulkay, and Pinch 1989）である。この本は、**健康経済学**がいかに自らを合理的なものとして提示することがそもそもできているのかという問いに、最大の関心を払う。健康経済学は、ヘルスケアにおける意思決定の方法を改善する能力を、どのように自己演出しているのか？　どのように、ひとまとめに（市場的）品質を上げ、（財政的）コストを下げるための手助けができると自己主張するのか？　著者たちは、経済学者

ルが組まれたら、そうした疑いは往々にして消滅する。そして、次の課題に向かう。決定的な分岐点は通過され、過去は封印され、診断における実践的な詳細は消し去られる。残されるのは、診断の結果と治療計画のみである。「閉塞、女、動脈、左、膝下にバイパス」というように。とはいえ、もし後のステージで何か非常に悪いことが想定外に起きた場合、時間を遡ることはほとんどつねに可能である。写真を取り出してもう一度見てみる。以前に見逃したことはないか、ファイルにその痕跡を探す。患者が死亡した後に治療にあたっていた医師が歴史をたどるときは、過去をこのような形で振り返る可能性が高い。何かについて確かだと思っていたものの、実はもう少し長く疑いのなかに留まるべきだった、そういう瞬間はなかったか？

何らかの治療法に疑いがかけられたときにも、実践的な詳細に注意が向けられる。それは、他の可能性の余地を作るのに役立つ。下肢動脈手術に批判的な内科医がインタヴューで私に次のように話した。「彼ら［外科医］は血管造影図を見て、自分たちには動脈硬化が**見える**と考えるようになるのです。つまりは、ここに詰まった管があって、彼らは栓抜きをする必要がある、という具合です」。彼はさらにつけ加える。「でも、血管造影図を見つめることからは、誰も歩行療法を思いつくことはありませんよ」。栓抜きが必要な管の画像は、動脈硬化を歩行療法によって改善されそうもないものにする。歩くことは、

による専門性の主張は、彼らが二つのヴァージョンの間を行き来していることによって強化されているという。すなわち、強いもの（大きな見通しを掲げ、それ自体の経済的合理性が順守されたら、物事は良くなるだろうと提案する）と、弱いもの（抵抗があれば後退することもある。私たちは、他にも考慮すべき問題があることはわかっています）である。著者たちは、経済学者の専門性の内容も分析している。選択肢の評価、病院の予算、人々の生活の質（ＱＯＬ）への（肯定的、否定的な）効果を評価することを通じた、介入の評価における特異性を検討する。

同時に、著者たちは、彼ら自身による専門性の主張にも自己再帰的に焦点を当てる。自分たちの物語を、健康経済についての**知識として**提示するとはどういうことなのか？　経済学の専門性と彼ら自身の社会学の専門性の間に、本気で対称性を確立するという欲望に基づいて、アシュモア、マルケイ、ピンチは、からかいに満ちた本を書いた（Ashmore, Mulkay, and Pinch 1989）。（余談になるが、ここで論評を挿入しておくべきだろう。いくら「書くこと」が理論的に議論される話題になったとしても、学術的な記述実践を豊かにし、複雑にし、変化させるために何かを**行っている**本は今も多くはない。記述の方法は、いまだ、資料の収集や分析の方法ほどには真剣に捉えられていない。『健康と効率』は数少な

血管造影図ではっきりと狭窄が確認できる管の栓抜きはしないのだから。手術の必要性を疑おうとする試みのなかで、内科医は、血管造影図の持つ実在化する効果を切り崩そうとする。そこにあなたが見ているものを**動脈硬化**だと考えるのではなく、画像化する技術の特異性に留意してください。

本書で私は、研究、診断、そして／あるいは治療における異なる実践的な詳細が、それぞれに少しずつ異なる「動脈硬化」に対処していると議論してきた。これは、病院に馴染みの薄い考え方ではない。私はこのことを病院で学んだとも言えるだろう。しかし、そこには差異がある。Z病院には、他のレパートリー、すなわち、実践的な詳細を括弧に入れる際のレパートリーも存在する。それは、顕微鏡、問診の技術、血管造影図、その他の疾病を実行する様式について言及せずに、動脈硬化**そのもの**について語る際の、孤立した動脈硬化のレパートリーである。そういうときには、仮想的な共通の客体と考えられうるものが身体に投影される。皮膚の下に隠された客体、様々な方法でアプローチすることのできる客体、様々な側面を見せるものの、最終的には一つであるような客体である。それはここにある、と思った次の瞬間にもはや実践の一部ではなくなっている。それでいて、既存の実在の指示対象であり、圧倒的にリアルなもの。そうした契機では、疑いはもみ消され、確実性が作り上げられる。「でも、当然、我々は皆同

い例外の一つである。本書は、会話、場面の変化、資料のオルタナティヴな提示、自己再帰的な見解、そして冗談にあふれている。それとどのように関連づければいいのだろう？　畏怖して、それともたんに称賛して？）さて。というわけで、専門性の主張はその基盤を奪われた。

問題は、健康経済学が今後よりよい基盤を求めるべきだということではない。「そうではない。私たちが関心を持っているのは、抽象的な意味における応用経済学の認識論的状況ではない。むしろ、それを支えている想定に特有の道徳的、政治的含意である」（Ashmore, Mulkay, and Pinch 1989: 187）。著者たちが健康経済学に不満があるとしても、合理性の欠如はその理由の一つとはされていない。重要なのは、様々な事例において、干渉が行われたという点であり、別の方法はとられなかったということである。別の干渉が行われたとしたら、その結果も違っただろう。それが**内容**についての問題である。例を挙げよう。ＱＡＬＹは、「**生活の質で調整した生存年数**(quality-adjusted life year)」である。これが、生存のみを測定した従来の疫学的評価に加えられる。加えられたのは介入後の患者の生存年数の**質**である。でも、どうやって？　ＱＡＬＹは明らかに特定のやり方でそれを行う。それは、会計を可能にし、量的研究の形式にはまり、「選択性に関する集計データは、

じ疾病と戦っているではないですか。目的は同じですよね。言うまでもなく、我々は皆患者の健康と生活を向上させたいのです」。そうした契機では、次のように言う人もいるかもしれない（たとえば私に、このテクストへの反応として）。「でも、ちょっと待ってください。人々は死にますし、苦しみます。そこには、**リアルな**疾病があるんです」。まるで、死と苦痛の確実性には、必然的に実在の単一性が付随するかのように。

したがって、病院には、少なくとも、二つのレパートリーがある。疾病を実行する実践における詳細を、目に見えるようにしておくことで、出来事を疑えるようにしておくこと、**なおかつ**、自信を持って仕事を進めていくために、実践における詳細を、括弧に入れておくこと。疾病の他のヴァージョンが診断され、治療されるために、実在を異なる方法で実行するための余地を作ること、あるいは、所与の手順を進めるために、他の可能性を閉ざすこと。疑いと自信。病院では、両者は交互に入れ替わる。私のインフォーマントは、両者の間をどのように行き来するのかに通じているが、私はそうすることを自重する。このことが示唆するのは、本書の奇妙さは、新規性にあるのではなく、確かな、単一の、死すべき身体に決して留まらず、生きていることの実践的な詳細を指摘し続ける執拗さにあるということである。とにかく頑固であるということは、疑いのなかに留まり続けることに似てい

そのデータが由来する個別の評価を正しく表象する」（Ashmore, Mulkay, and Pinch 1989: 192）と想定するやり方である。アシュモア、マルケイ、ピンチは、人々による自分たちの生活の認識についての社会学的調査も、別様に進めることができるのではないかと指摘する。

しかし、アシュモア、マルケイ、ピンチは、代替的な健康経済学を展開するわけではない。彼らが疑いを示しているのは、経済学の専門性が疑問の余地のないものとして提示されていることの傲慢さである。彼らはそれを一番の問題としている。科学的であるという属性が、議論を閉じるために使われる。経済学者は、自分たちを、彼らが改善しようとする実践の**上に**位置づける。ここに長い引用を入れよう。アシュモア、マルケイ、ピンチが、引用してくれと頼むような形で記述をしているからだ（文献と関連づけるにあたって、こうしたスタイルの特徴を見かけることがある。テクストには**引用しやすい**ものと、上手く書かれているにも関わらず、そうではないものがある）。「改革や変化への努力は、続けられなければならないし、続けられるだろう。あらゆる種類の応用社会科学者はこうした努力に多大な貢献をし続けるだろう。そうするなかで彼らは、健康経済学者のように、自分たちが変化させようとする実践そのものが自分たちの努力を妨げる傾向にある

る。このような分析は、物事が別様に行われるかもしれないという可能性を開き、開いたままにする。ほら、ここで、少し先で、別様に行われて**いる**。ここではそれが自明だとしても、他の場所や状況ではそうではない。ここ（顕微鏡の下）では動脈硬化は血管壁の肥厚だとしても、あそこ（診察室）では歩行時の痛みであり、さらに向こう（疫学研究科のコンピュータのなか）では、オランダの人口にとって重大な死因である。実在は変化する。

存在論的な多重性を強調することによって、本書は、つねにオルタナティヴな布置の可能性があることをむき出しにする。オルタナティヴに至るかもしれない疑いは、つねに実践されるわけではないが、実践される**かもしれない**。医療実践は、決して、別様である可能性を排除するほど確かなものではない。実在は単一であるほどに強固なものではない。そこにはいつもオルタナティヴがある。疑いを超えた場所を私たちに与えてくれるような、孤立した身体は存在しない。だからと言って、「身体そのものが私たちにオルタナティヴを与えてくれないのだから」という理由で、必然的に実践されている動脈硬化のヴァージョンは存在しないということではない。実行される身体は、まさに今行われているのだから、その身体は**何をすべきか**という問いに答えることはできない。いくら心地悪いとしても、この何をすべきかという問いには、**私たち**が向き合わなければならない。何でも可能だと

という根源的な問題に直面するだろう。私たちが強調したい点は、この「問題」に取り組むことが、もしそれが本書で提案したように理解されるとしたら、よりよき実践の形式に向かうために不可欠な第一歩だということだ（このようなあからさまな評価を与えることが私たちに許されているとしたら）。それは、応用の対象となる領域にいるアクターと、対立的にではなく、ともに快く働こうという姿勢からなり、横柄ではなく協力的で、権力欲にかられず謙虚な、指示したくてうずうずするのではなく学ぼうと願うような、形式である」（Ashmore, Mulkay, and Pinch 1989: 195）。

この文献とのつながりは強い。本書は、非常に異なる研究を提示するものだが、同じ結論に至っている（あるいは、これが駆動力の一つであり、当初から本研究を形作ってきた確信だったのかもしれない）。実践において、とても多くの**合理性**（*rationalities*）が、複数形であるのだとしたら、そして互いに混ざりあい、干渉しあっているのなら、なぜ単一の秩序化のモードによって、すべてを変えうるような外部者として自らを提示するのだろうか？　合理主義的、急進的、革命的、右派的などどの立場であれ、なぜそれを行うのか？　そうした希望の粘り強い性質は、実践において合理主義的枠組みが特定の場所や状況に導入されたとき何が起こっ

いう環境にあるわけではないが、それでも。実在は、かつて、それに従って生きるための基準だった。しかし、テクノサイエンスが増殖するなかで、今問われるべきなのは「私たちは、どの実在とともに生きるべきか」である。これは、実在は動くということを意味する。実在はもはや、数世紀前に哲学に与えられた役割を演じることはできない。それは、接触する対象としての役割であり、把握する何か、しがみつく何か、それについて確信を持つ何かとしての役割である。実在につきまとう重要な哲学的問いは、**いかに私たちは確信できるのか？** というものだった。実践への転回を経た今、私たちは別の問いに直面している。**いかに疑いとともに生きるのか？** これは、簡単ではない。しかし、私たちは、つねに疑いが生じうる未決定の世界に生きていることに何らかの形で折り合いをつけなければならない。この可能性のなかで、私たちがまだ行為できるということはどういうことなのか、どうにかして理解することを学ばなければならない。

このこと、すなわち、いかに疑いとともに生きるのか、いかに未決定の世界で生きるのかは、本書が開《オープン》いたままにしている問いの一つである。しかし、部分的な答えは、行為を考察するときのレパートリーを移行するなかにある。**何をすべきか**という問いが、もはや**何がリアルなのか**に依拠しないのだとしたら、他の何と結びつけられうるだろうか？　私の提案は、もはや「この知識は客体に対して真であるか」

ているかに目をやるなら、より一層意外に思われる。最新の見出しの下にすべてが組み込まれるなどということは決して起こらない。そうではなく、もう一つの秩序化のモードが、すでにある多くのその他のモードに加えられる。これが、私のリストにある次の本、『医療を合理化する——意思決定を支援する技術と医療実践』(Berg 1997) から私たちが学ぶことである。この本はいくつかの物語を語る。最初の物語は、合理化の戦略は医療実践を**改善する**と主張するかもしれないが、善さや悪さ、ひいては「改善」を評価する基準は、当の戦略に先立ってあるものではないというものである。そうした基準は、むしろ、合理化の戦略を展開し、導入する過程において組み立てられる。基準は合理化の戦略と切り離せず結びついている。第二の物語は、混乱した実践と、それを救いにやって来る単一の合理性という対立は、成り立たないというものである。なぜなら、**複数の**合理性 (*rationalities*) の間には、深刻な不一致があるからである。コンピュータ化された診断ツールは、臨床における判断分析とは大きく異なる合理性を包含している。プロトコルの合理性もまた異なっているし、「専門家の意思決定能力をエミュレートする人工知能システムである」エキスパートシステムの合理性も同様に異なる。

そしてこの本には第三の物語がある。それは、実と問うことによって確実性を得られないのだとしたら、「この実践は、そこに関わる主体（人間であれそれ以外であれ）にとってよいか？」と問うことが、より重要になるだろうというものである。誠実な表象が、もはや私たちに基盤を与える力を有していないのだとしても、私たちはやはり前向きな介入を探究するだろう。これはつまり、真の代わりに、善が舞台の中央に現れたということだ。あるいは、それが一つしかないかのように、**善**（*goodness*）というよりは、むしろ**複数の善**（*goodnesses*）というべきだろう。存在論が多重的であり、実在が私たちを疑いのなかに留めるということを受け入れたなら、なおさら、これやあれやその他の外装における**善**（*the good*）を探究し、無視し、祝い、争い、生きることの様式や様相に注目することが、切迫した課題となる。

〈誰〉の政治（A Politics of Who）

医療が**善**と絡み合っているという認識は、「患者の自律性」とも呼ばれるものが要請される一因となった。専門家ではなく、「人々自身」、「患者」が自分たちにとって何が善いのかを決めるべきであり、彼らの規範に重きが置かれるべきだというのだ。彼らが判断を下さなければならず、専門家の役割はただ患者に選択肢を提示するだけ。選ぶのは患者である。いかにこの要求を満たすべきか見極めるために、大き

践に導入されたとき、秩序化する装置は混乱を**抹消**するのではなく、移行させる、あるいは押しやる、というものだ。たとえば一つのエキスパートシステムは、いくつかの問題を解決するかもしれないが、別の問題を作る。エキスパートシステムは、入力されたデータと診断の間の有益な干渉を提案するかもしれないが、そこで働く人々にデータ入力を義務づけ、そのデータがうまくあてはまらないところに適用する。もし、たとえば、痛みがある場所から他の場所に移動すると患者が訴えている際に、システムが痛みの場所が前か後ろかを指定することを求めていた場合、どうするのか？　離散的な情報の入力を求めるシステムと働いている医師は、彼らが目にする流動的な発見と絶えず折り合いをつけ続けなければならない。そしてこれが、ついに、第四の物語となる。意思決定支援ツールは実践を単純化すると主張するが、実際にそれらが行っているのはそういうことではない。それらの道具は、そこにすでにある論理に対して、さらなる論理を導入する。要するに**付け足す**のだ。これは、おそらく実践をさらに複雑化させる。これは、意思決定支援ツールへの非難ではない。ハンマーは、建築における実践を複雑化するかもしれないが、それでもそれが追加されることは歓迎されるだろう。しかし、問うべきなのは、道具を設計することについて、何を示唆し得るのかと

な産業（文献や会議や委員会など）が育った。人々を利するという医療の理想が、彼らに自律性を与えるという理想と対立する場合、どうするのか？　専門家が踏み込んで患者のために決断すべきときはあるのか？　自分の意思を明確に表現することができない患者にはどう対応すればいいのか？　これらの問題の複雑さを無視して、ここで私が強調したいのは、拡大する医療の規範性への関心は、圧倒的に**誰が**（*who*）という問いに焦点を当ててきたということである。善とされるものが何かを決める立場に、**誰が**置かれているのか、あるいは置かれるべきなのか、という問いである。

重要な規範的判断とされるものを下す立場に「患者」が置かれる方法は、大まかに二通りある。選択の権利を実現する二つの方法である。第一の方法は、市場である。ここでは、医療的介入は、カウンターに陳列されているかのように提示される。専門家は製品の売り手となり、加えて、提供されている数ある製品のなかから、患者＝顧客が選択するために役立つ情報を提供する。程度の差こそあれ、市場で提供されているすべてのものが、定義上**商品＝善**（*a good*）[1]だとしても、患者は価値判断を行うとされる。市場では、完全に価値のない商品は、需要がないために、消え去るはずである。だとしても、ヘルスケアの市場は厳しく統制されている。専門家には、資格を持ち、自分たち自身の製品と同僚の製品の質をチェックし合うことが要求されている。実

いうことである。複雑性を取り除くという幻想なしに、いかにして、実践の改善に役立つ道具を作ることができるのか、とベルフは問う。これもまた、私がここで語っている物語と共鳴する問いである。改善と合理化はまったく同じというわけではない。

私のリストにある三つ目の本は、社会・歴史的な事例研究である。研究されている事例は、アメリカ合衆国における、ヒト免疫不全ウイルス（ＨＩＶ）に抗する薬品の有効性を評価するために計画された**臨床試験**についてである。その本、『不純な科学――ＡＩＤＳ、運動、知識の政治学』（Epstein 1996）が強調するのは、臨床試験は、もちろん患者を含めた、大勢の協力に依存しているという事実である。抗ＨＩＶ薬の治験において、善き普遍的な科学についてのローカルな定義を構成する要件のいくつかは、ほとんどの患者自身が認識している、彼／女たちの利害とは一致しない。アメリカでは、治療が無料で提供されるので、治験に参加することは患者にとって直接的な利益となりうる。さらに、多くの場合、治験に参加することは、そもそも抗ウイルス薬治療を受けることができる**唯一の**機会であった。しかし、患者は、治験の対象となっている薬剤以外は服用しないように義務づけられた。日和見感染症のあるＡＩＤＳ患者にとって、これは理不尽な要求である。エプスタインは、ACT UPという患者会の

際の市場では金が中心を占めているが、医療の文脈における市場のメタファーによって重要な要素は、ヘルスケアの顧客としての患者個人が、何らかの「ケア行為」や個別の「介入」に賛成したり反対したりする、個人化された選択のアクターであることである。理想的な患者＝顧客は、彼や彼女の特定のニーズや状況に適した商品を見つけることができるとされる。

　選択を扱う第二のジャンルは、市民的な性質のものである。ここでは、医療的介入は市場の商品としてではなく、政策として登場する。それは、生活様式への介入であり、専門家は物売りではなく王として設定される。市民のメタファーは、しばしば患者を、彼や彼女自身の身体や生命への介入についての権限を持つ市民に変える。決断は選び出されなければならず、患者は何らかの経路や行為を市民的に支持しなければならない。しかし、市民のメタファーは、必ずしも個人的な選択に賛同するものではない。ある生命に介入することは、つまるところ、別の生命にも影響を与えるのだ。ここには、個人の決断が他者に損害を与えるべきではないという条件が付随する。しかし、損害はどこからはじまるのか？　ある人が体外受精で子孫を残すことを選択した場合、他の人々にとって子供がいないということの意味が変わる。親になろうとする人が、ダウン症の胎児を中絶することを選択した場合、他の人々がダウン症の子供を育てることに影響を与える。一人の

運動が、どのようにして、この問題や類似する問題について声を上げるようになったのかを記述する。まず、彼らは、治験がデザインされるやり方に対する怒りの抗議として、声をあげた。それから、次のステップとして、彼らは治験をデザインする委員会への出席を求められた。

　こうしてデザインは改編された。様々な時点で、争われるべき要素があるようだった。まず、誰がそこに含まれるべきなのかという問題があった。当初、参加者は、同性間の性交渉によって感染した（大部分が白人の）男性に限定されていた。ACT UPがこれに抗議した後にやっと最初の女性が、そして、その後（有色人種であることが多い）薬物中毒者が加えられた。他の薬剤を取ることについての規則は、使用される統計を改編することによって変更された。そして、もう一つの非常に興味深い問題は、何が治療の成功を示すパラメーターとされるべきか、というものである。疫学者にとって、主要な選択肢は治療を受けた集団と対照集団における死亡者を数えるというものだった。しかし、生存期間が少し長くなると、これでは遅すぎると議論されるようになった。中間的なパラメーターであるT細胞数が採用されたが、これも後に取りやめられた。適切なパラメーターを見つけるのは難しかった。本書の観点から興味深いのは、この特定の事例において、何がパラメー

患者の状況への政策措置が、他の人々の状況に与える効果を説明するために、市民のメタファーはさらに展開された。介入は、個人の生命だけでなく、**ポリス**全体の、**国家政体**の生命を組織化する方法として理解される。介入は、患者＝市民としての私たち皆にとって重要である。すなわち、**〈誰〉の政治**の市民版において、「患者」は、（ヘルスケアの組織、資金の配分、研究努力などについての）決断が下されるときはいつでも、自分たちを代表しなければならないということになる。

市場と市民というジャンルは、**誰が**決めるのかについて共通した関心を持っている。いずれのジャンルも、素人である私たちのために何が善いのかを恩着せがましく決めつける専門家への疑念から形成されている。倫理学者は、ヘルスケアを研究する社会科学者とともに、この疑念を明示化することに大きく貢献し、医療において誰が決断するのかを問うことの重要性を強調してきた。彼らは、〈誰〉の政治に貢献してきたのだ。しかし、こうした〈誰〉の政治にはいくつかの問題がある。第一の問題は、顧客や市民は、供給の独占や国家権力といったものから守られうるとはいえ、彼らの意思や欲望は、固定的で、すでに決められており、明確だとされていることである。分析家は、患者たちの声なき声のための空間を作ろうとする患者運動を、弁護士の立場から支える。しかし、弁護士の立場が唯一の可能性ではない。も

ターを**適切**にするのかは複雑な問題だということが、すべての関係者にとって明らかになったことである。統計的な問題、免疫系の挙動、患者の希望や期待、ヘルスケアへの支出方法、製薬産業の研究スタイル、政府の規制、これらすべてが絡み合っている。多様な要素のうちどれが大きな声を持つのかは、状況の特異性に依拠したものであろう。そしてこの事例においては、科学の詳細に参与する気力と能力のある患者会の運動が決定的であった。

こうした取り組みから学ぶべきことはまだたくさんある。たとえば、関与している専門家が、呼びかけ《アドレス》に応じることが要求される。すなわち、他者の意見に耳に傾け、考慮に入れるべき議論として受け取ることが必要である。また、こうした取り組みには、ここで言う「他者」がそうした「呼びかけ」にかかわるための主張を行使できることも必要になる。エプスタインは、ACT UPの人々が、それぞれが異なる分野であったとしても、高い教育を受けていたことを強調する。さらに彼らは、それほど時間をかけずに、臨床疫学についても独学で学んでいた。これは、専門家集団が、自分たちの事例についてしか知らない素人集団と対峙しているという話ではない。ACT UPの活動家は、多くの関係者から知見を引き出したし、自分たち自身も専門性を備えていた。何よりも、患者としての日々の生活につい

し分析家が患者自身の立場を取ったとしたらどうだろうか？　そうすると、他の問題が重要になることは十分にありうる。たとえば、「私たちはいかに決断する権利を手に入れるか」という問いは、少なくとも同じくらい切迫した問いである「何がなされるべきか」に置き換えられるかもしれない。何をすることが善いことなのだろうか？　今ここで、この場合に、あるいはあの場合に、何が善いことで**ある**のだろうか？　このように考えると、「〈誰〉の政治」の問題は、「患者」に発言権を与えようとする一方で、もし自分が患者だったとしたら決定的な瞬間において実際に何を言うのかということについて、沈黙したままだということである。

「〈誰〉の政治」の第二の問題は、選択が行われる瞬間を孤立させるということである。決断の時は、それを生み出すことになった、重なり合い絡み合った長い歴史から切り離される。まるで、規範的な問題が、何らかの形である重要な転機に内包されて隔離されうるかのように。まるで、決断のときが文字通り要《かなめ》であるかのように。助けを求めてきた患者にとって手術が善いことであるかどうかの決断が下される診察室の状況を考えてみよう。まともな医師なら、患者の動脈の何が問題なのかを、そして手術の利点と欠点を、穏やかに説明するだろう。しかし、**この**状況に焦点を当てることは、他の多くの状況を隠すことになる。たとえば、少なくともオランダでは、患者は様々な診断

て、専門知識を持っていた。このことによって、活動家は、患者としての日々の生活と臨床疫学研究を行う条件の干渉を築く手助けができたのである。

　したがって、エプスタインの物語が、大筋において、素人たちが科学の**内側で**声をあげるようになったことについての社会学的興味からはじまっているとはいえ、差異の線引きは素人／専門家の区分より複雑である。たとえば、それまで急性感染症を扱ってきた人々と比べると、がん研究に取り組んできた疫学者にとって、ACT UPの論点はそこまで異質なものではなかった。治験をデザインする委員会は、患者の心配事や日常生活についての専門性をACT UPが持ち込むことを歓迎した。これがなければ、誰も参加したがらない研究を設計してしまうリスクがあるということを、彼らはわかっていたのだ。そしてACT UPの活動家は、最終的に臨床疫学に深く関与するようになり、今度は彼ら自身が、同じ運動において日常生活の名のもとに声をあげている外部者と対立することになった。したがって、エプスタインの社会・歴史的記述においては、**誰が**という問いに重点が置かれている。彼は、誰が声をあげて、誰があげないのかを粘り強く問い続ける。しかし、エプスタインが同様に明示するのは、一度声が聞かれたら、専門家と素人を含むすべての関係者は、他の問いに心を奪われていったということである。

と治療にかかる費用について考えなくてもよい存在としてそこにいる。さらには、これまで体系的な歩行療法が提供されたことはなかったし、多大な投資にもかかわらず、いまだ十分に善いとされる薬はない（そうした薬を開発するに至ったかもしれない研究費の申請書が落とされたのかもしれない。では、**その**決断についてはどうなのか）。あるいは、他の隠された要因が、この患者の動脈硬化のプロセスを歩行時に痛みを感じるまでに進行させたとして、なぜそのプロセスには介入されなかったのか？　あるいは、どうして患者はこの痛みを（他の人がそうしたかもしれないように）単なる老化の一部だと考えなかったのだろうか？　あらゆる瞬間は、つねに終わりなき偶発性を覆い隠す。そして隠されたものは、気を付けてよく見てみると、単なる偶然ではない可能性が高い。つまり、決断に含まれる**生命／生活における善**（*goods of life*）を作ったり壊したりすることに関わるほとんどの要素は、その決断の時からは逃れてしまうのだ。

「〈誰〉の政治」の第三の問題は、専門家の権力を押しやり、患者＝顧客あるいは患者＝市民にいくつかの選択肢を、そしてますますたくさんの選択肢を、与えることを主張するように設計されていることである。しかし、まさにこの〈誰〉の政治は、専門性の内部に入り込むことに苦戦している。結局のところ、事実を専門家に託しているのだ。専門家には、情報を与えることが求められる。まるで最初から、テー

何という問い。何が重要なのか、何が行われるべきなのか？　語る権利を手に入れたアクターは、声が聞かれるかどうかはもはや気にせず、何を言うべきかを考えた。これは、時間の問題なのかもしれない。一つの問いは、もう一つの問いと緊張関係にあるのではなく、一方が他方の後を追う。そうだとすると、私はここで、一つの主張を支えるためにエプスタインの本を取り上げたい。その主張とはこうだ。ヘルスケアにおいて、**何**の政治を問うために必要な理論的レパートリーを集め、発展させるときが来た。

局地性

テクストはどこから来てどこへ行くのだろう？　どんな場所を携えて、あるいは自らの内部に入れて、運んでいくのだろうか？　本書のことを考えてみるなら、この問いはいろいろな形をとることになる。一つには、この本で取り上げられた資料は、熱のこもった議論にも関わらず、**人類学**でいまだに文化と呼ばれているものに由来すると位置づけられるかもしれない。ここで記述された、専門家と患者の行動様式は、たとえば穏やかに会話を続けているさまは、**オランダらしい**と言えるのかもしれない。同様に、私が医療の性質について語ることに必然性を与える、「私の」血管外科医が基本的に臨床的な姿勢を持っていることもオランダらしいのかもしれな

ブルの上に陳列するための中立的なデータのセットがあるかのように。しかし、そんなものはない。Ｚ病院の私のインフォーマントたちは、いくら「中立的な情報」を与えようと試みても、どのように事実を提示するのかということが、それらの事実の受け取られ方に驚くほどの違いを生じさせることを強調するだろう。でも、それだけではない。どの事実が提示されるべきなのか？　どの事実が動脈硬化の実在にとって妥当なものなのか？　病理学的なものか臨床的なものか、血液学的な事実か疫学的な事実か、超音波検査のグラフか血管造影図か？　このことは、どの教科書の一ページをきれいな図解つきで丁寧に解説された冊子に変えるのかというような単純な問題ではない。これもまた、実践的な問題でもあるのだ。どの機械を導入して使うべきか、そしてその費用はどうやって払うのか？　どの痛みを誘発して、どの因果関係においてリスクを冒すか？　実在の何らかのヴァージョンを提示する情報は、実践の後に来るものではない。実在に先行するものでもない。むしろ、両者は絡み合っている。

　本書は、私たちが想定していたよりも、**社会的なもの**が大きく、**技術的なもの**が小さい、ということを示そうとしているのではない。そうではなく、本書は、技術的なこと自体が、そのもっとも深い細部において、技術的に未決定なのだということを論じている。技術的な詳細は、社会的な事柄、すなわち実践的なこと、偶発性、権力闘争、伝い。第二の、**社会学的**な類型においては、私が探究した資料の出所はかなり異なったものとなるだろう。多くの社会学者は、私が記述している対象をミクロと呼ぶだろう。どこか小さな場所から来たという意味で、それは局地的である。大局的な絵は描かれていない。ヘルスケアの社会組織、生物医学の長期的発展、権力の分配、資本の流れ、このようなマクロな現象は、ミクロ社会学的な本書の枠組みからはこぼれ落ちる。そして、第三の可能性がある。**哲学的**な伝統はテクストをまた別様に位置づける。そこでは、テクストは由来する場所ではなく、むしろ目的地に結びつけられる。支配的な伝統が示唆するところによると、真の哲学は**普遍的**に妥当する理論を考え出す。そうした理論は、いかなる単一の場所の特異性をも超越し、コストをかけずにどこにでも移動する。しかし本書は普遍性を生み出してはいないので、哲学としては失格だと言われるだろう。もし本書が真剣に受け止められる価値があるとすれば、それはせいぜい**単なる**社会科学としてだろう。

　このように、三つの異なる局地化のモードがある。もう少し詳しく見てみよう。まずは文化だ。Ｚ病院で起きた出来事の、いわゆる文化的特異性についての問いがある。それらの出来事は、オランダに独自で、局地的なことなのだろうか？　本書の査読者の一人である北アメリカ人は、この点にこだわり統に依存している。したがって、技術的な詳細は専門家だけに任されるべきではない。技術的なことには**私たちの**生活様式が巻き込まれているのだから、私たちすべてが影響を受ける。しかし、このことは、それらが技術的な問題でもあるということを否定するものではない。つまり本書は、医療専門家の役割や権力をさらに後ろに押しやり、医療の領域における事実と価値が並存するつぎはぎを暴露し、だからこそ一般人が決断を下すべきだと主張するものではない。価値が事実の内部に属しているとしたらどうか？　だとすると、おそらく専門家と患者の領域間の境界線を移動させることは止めて、代わりにその領土をともに統治する新しい方法を探す方が善いのだろう。しかしこのことは、民族誌家、哲学者、そして医療社会学者が、患者として、あるいは患者のように、専門性を探究し関わり合う必要があるということを示している。ひとたび病院のなかに入ると、**誰が**という問いは、**何を**という問いにつながり、覆い隠されさえする。そこでは、やはり再び、**何をすべきか**という問いが共有されるべきなのだ。何をすべきか、これは、**私たち**が直面している問いである。そして、この「私たち」は、私が「私たち」として論じたいものは、できる限り広く捉えられるべきである。では、この問いに向き合うために、「私たち」にはどのような種類の資源が必要だろうか？　「何をすべきか」という問いを扱うための言語を組み立て、実践を形成することが、**〈何〉の政治**

続けていた。海を間に挟んだ向こう側にいる彼か彼女は、**オランダらしさ**が、すべてのページを貫いていることを読み取り、そのことを認めるよう私に要求した。では、これについて何を言えばいいのだろう？　第一に、そうです、これはトピックと言える。しかし第二に、これはそれ自体で検討に値するものだ。**オランダらしさ**とは何だろうか？　近所の本屋で、私はこの話題についての本を見つけた。その本は、オランダ（the Netherlands）で行われた多くの人類学的フィールド研究をまとめたものだった。必然的に、その本はオランダ語で書かれている（van Ginkel 1997）。

その本は、オランダ（the Netherlands）（注意：**オランダ／ホラント** *Holland* はこの国の一地域です！）を対象とする人類学の始まりを、アメリカ人のテクストに位置づける。それは、ワシントンの戦争情報局にいたルース・ベネディクトによって、一九四四年に書かれたものである。当時、オランダ人人類学者は、すでに数十年間、オランダ植民地で活動し、ジャワの農村、バリの灌漑、ニューギニアの儀礼などを研究していた。その目的は、それらの場所を行政官や商人や入植者に身近なものにすることであった。しかし、ホーム**そのもの**を近づける必要はなかった。オランダは誰の植民地でもなかったのだから。ところが、第二次世界大戦中、多くのア

の一部となる。

〈何〉の政治（A Politics of What）

医療の専門家にとって、**何をすべきか**はつねに重要な問いであり、実際に規範的な次元があることも認識されている。しかし、そこに含まれている規範は自然なものとされている。命を救うこと、健康を改善すること。これらが、医療が目指していることである。生命と健康の価値は、身体的存在としての私たちにとって所与のものであり、論争を超えていると考えられている。肺炎の患者が、治療を受けなければ死ぬかもしれないが、抗生物質が処方されたら助かるというとき、そうした治療の規範性について追求することは不必要に思われる。そして、インスリンが糖尿病患者の迫りくる死を数十年間遅らせることができるのなら、その**善さ**は、やはり、当然のものとして受け入れられている。人々が煙草を吸わないことで人口全体の健康が改善することが明らかになったとき、パッケージに警告が印刷され、医師は私たちに煙草を吸わないように言う。医療は決して、その規範的な性質を隠さない。しかし、医療の自己内省は、死を遅らせて健康状態を改善するという、中心的な目標には向けられていない。その代わりに専門家の中心的な関心となったのは、医療の介入が実際にそれらの目標達成に役立ったのかを見極めることである。おおまかに一九五〇年代以降、ど

メリカの兵士がオランダに配備されることになった。このため、兵士とオランダ人住民の摩擦を軽減するために、両集団はお互いのことを学ばなければならなかった。ベネディクトは、オランダについて書かれた手に入る限りのあらゆる資料を集め、オランダ人移民にインタヴューさせるために学生を送り出した。その資料を用いて、彼女は**オランダ人の性質**についての暴露本を書いた。そこでは、清潔な住宅への執着（それ以前から何世紀にもわたって旅行者が述べていたことだが）よりも、むしろオランダ人の自尊心が強調されていた。ベネディクトによると、とくに多数派であるカルバン主義者は、自分たちが正しいと確信しているという。引用しよう。

「典型的なオランダ人（Hollander）は、自分に非常に自信を持っており、命令に従わないと言っても間違いないだろう。オランダ人は自分の権利のために戦う。オランダ人は、「あなたは〜しなければならない（You must）」という文章を嫌悪する。オランダ人の態度を例示する実話とされているものを紹介しよう。郵便局長が切手窓口に来た小さな男の子に「何がいりますか（What must you?）」（口語表現）と尋ねる。小さな男の子は、「僕がしなければならないことは何もない。でも、あなたが僕に二セントの切符を売らなければならない（I must nothing. But you must give me a stamp of two cents）」と答える」

の医学的介入が成功して、どれが改善に失敗するのかを評価するために、ますます多くの**臨床試験**が実施されるようになっている。臨床試験は、介入の価値を専門家が判断するための支配的な様式になった。

　治験は、洗練された手段であるかもしれないが、私たちが**〈何〉の政治**に取り組むためには十分ではない。治験は、身体の自然な性質とともに医療的介入の目標が所与のものとされていたときに設計されたものである。生存と健康。ある時点で、これらの目的は十分に明確ではないことが明らかになった。最初の困難は、がん研究において生じた。「生存」が目標として認められている限り、がん治療はそれを受ける人が、受けない人に比べてたとえば平均六カ月長く生きれば、成功だとされるかもしれない。しかし、毎日のケアに携わる患者や医師や看護師は、そうした「生存」が改善を伴うものであるとつねに納得していたわけではない。崩壊しつつある身体で、疾病と治療の両方による痛みのなか、病院を出たり入ったりする六カ月は、苦悩を減らすどころか増加させることにつながるだろう。そこからはじまった議論において、「生存」という目標は自明ではなくなった。それはそもそも自明の善ではなかったのかもしれない。治療がもたらすかもしれない追加の命は、満足に過ごすことができて、実際に生きる価値のある数カ月を得ることができて、はじめてよいものだと言えるのかもしれない。**生活の質**という用語は、ただ生かされることへの多くの人々の

(Benedict 1997: 226)。

　こうして見ると、私のテクストにあるオランダらしさに注意を払うよう強要してくる査読者に、私自身が抵抗するのも、おそらく不思議ではないだろう。オランダらしさについて書かねばならないですって？　とんでもない！　書くものか！（ここには、私のオランダらしい性質だけでなく、それを支える議論もある。結局、**エキゾチックなもの**だけが、自分たちのことを文化的に局地化することを要求されるのだ。今回、この［査読者の］関心の陰に潜むのは、［慈善的なものであれ何であれ］いかなる帝国主義的権力なのだろう。）しかし、ここにはさらなる論点がある。**オランダらしさ**を、**いかに**説明し、いかに典型化するのか？　何らかの性質を「典型的オランダ人」に帰することは、外国の兵士についての情報をその国の居住者に与えるために、飛行機からばら撒かれるパンフレットの著者には有益だったかもしれない。また、現地人と自分たちは異なるということを理解する必要のあった兵士への指示書としても役に立ったかもしれない（堅実なオランダ人の若い女性たちが兵士たちとセックスをしたがると期待してはならないというのが、重要な点だったのだ）。しかし、他のほとんどの文脈では、こうした典型化は適切とは言えない。長い半世紀が過ぎた今、人類学者は、もはや国民の文化的性質を描こうとは

失望によって空いた隙間を埋めるために生み出された。

したがって、近年の実践では、臨床試験は医療行為を身体的なパラメーターに沿って査定するのみならず、人々の生活の質への影響をも比較する。これは、〈何〉の政治への新たな一歩かもしれないが、まだ多くのことを考慮する必要がある。例を挙げよう。臨床試験の量的研究の伝統において、何が生活を良質にし、何がしないのかという問いは、いまだに半ば自然化された方法で扱われている。社会学化する方法で、とも言えるだろうか。**善き生**に必要とされるのは何かということが、本質的に闘われており、したがって政治的な問題だということが認識されていない。むしろ、研究はこの良さを物象化する方法で設計されている。個人の意見を記録するためにアンケートが用いられ、集められた意見に重要性が付与され、統計学的に洗練された説明に組み込まれる。こうして、質は量になる。価値は事実に、社会的事実に変えられる。**善き生**とは何かという問いをめぐる論争のすべては鎮圧されるだろう。人々が人生に投資しているものはそれぞれ異なるということや、善を求めようと躍起になるとき私たちは対立するということは、単なる計算上の課題に変えられてしまう。私たちは皆、自分自身の意見を言うことを認められている。さあ、この用紙に記入してください。もちろん、あなたの意見は考慮されますよ。ただし、政治的行為としてではなく、社会的な事実として。不協和音の舞台に立たさ

しない。そこから人類学は、共有された意味の型の検討に移行し、そしてさらに類似と差異の多様なあり方の探究に移行している。

『オランダ人についてのノート（*Notities over Nederlanders*）』には、オランダで行われた様々な民族誌的研究がリストアップされている。漁師の商業活動を明らかにしたもの、正統派プロテスタントの村落でのフィールドワークに基づくもの、さらにはユトレヒトのヘロイン使用者やアムステルダムの少年売春を追ったものもある。それらはすべて、これらの異なる場所や状況の特異性を探究している。しかし、それを全部まとめると、**オランダらしさ**についての問いに答えるのは、容易になるどころかより困難になる。これらの場所や状況が互いに共有しているかもしれないものは何だろうか？　それとZ病院に共通するものは？　そこに含まれている、ケアの実践についての報告は非常に興味深い。インドからきた人類学者は、オランダの高齢者が生きている状況を研究して、恐ろしいものだと感じた。孤立して、ケアが必要な場合は施設に入れられて、家族から遠く離れて、娘たちが自分たちの世話をしてくれるなどと望んでもいない。確かに、非常にオランダらしい。しかし、これもまた、この特定の状況は、ドイツ、スウェーデン、デンマーク、そして多くのヨーロッパの国々と大差ない。

れるのではなく、差異は集計表のなかで平板化される。

私がここで〈何〉の政治を提唱しているのは、法を張り巡らせることで、病院で起こっていることのすべての詳細に国家が関与するべきだと言いたいからではない。そうではなく、それらの詳細のすべてに「善き生活」が関わっているということを強調したいのだ。このことを臨床試験に関連づけることで、私たちの生活の質にとって重要だとカテゴライズされている問題が、さらには治験において喚起されるあらゆることが、「自然ではない」と言えるかもしれない。医療的介入の終着点、その目標自体が本質的に闘われている。医療の目標は、様々な、あいいれない生活様式と絡み合っている。この意味で、政治的だと言えるのである。下肢に動脈硬化のある患者へのバイパス手術と歩行療法をどのように比較するのかという問いについて考えてみよう。これらの治療の後、どのパラメーターが改善されるべきだろうか？　血管造影図が両方の治療を評価するために用いられるとしたら、狭窄した内腔の幅を変えることのない歩行療法が介入の成功例として認められる見込みはまったくなくなるだろう。狭窄による血圧低下が測られるとしてもまた、外科手術がより成功した治療として現れるだろう。「三週間後に患者が痛みを感じずに歩ける距離」が成功のパラメーターとされた場合ですら、そうかもしれない。歩行療法は、他のパラメーターを改善するからだ。歩行療法には異なる強みがある。六

オランダという国家を取り囲む境界は、文化的領域と一致しない。これは、文化的領域が、たとえば**ヨーロッパ**と言うように、たんにもっと大きい、と言いたいのではない。ヨーロッパの国々の間には、著しい差異がある。たとえば、ベルナイク・パスフィーアとマドレーヌ・アクリッシュは、フランスとオランダにおける出産実践を比較した。二つの国は車でも電車でもほんの数時間しか離れていないが、まったくの別世界でもあるのだ（Pasveer and Akrich 2001）。フランスでは、痛みはできる限り出産シーンから排除されているのに対して、オランダの女性は痛みに**飛び込み**、それに耐え、痛みを役立てることを学ぶ。痛みによって、彼女たちの身に起きていることに、いや、受動的にではなく、能動的に自分たちが行っていることに、波長を合わせるのだ。フランスでは、女性は身体の状態を測定する装置につながれているのに対して、オランダの女性は動き回って自分の身体に合うポジションを見つけるよう助言される。フランスの父親は出産に立ち会うことが何とか認められているという状況なのに対して、オランダのパートナーには、彼や彼女の相手の女性がきちんと呼吸して陣痛をコントロールできるよう助けることが期待されている。このように、差異があり、対比がある。ついに、国民文化の登場か？　そうではない。パスフィーアとアクリッシュは、この

カ月後に患者の全体的な歩行能力が査定されるとしたら、あるいは、患者が自信を高められたことが考慮に入れられるとしたら、歩行療法は成功した介入と認められるかもしれない。

「〈何〉の政治」は、臨床試験の終着点に、求められるべき目標に、政治的な性質があると想定する。しかし、それだけではない。介入には他の効果もあり、達成しようとしたこと以外のものももたらす。現行の試験では、それらのいくつかが扱われる。まずは、いわゆる副作用である。通常、介入によって死亡するリスク（歩行療法よりはバイパス手術の方に現実味があるが、人生においてつねにそうであるように、それは起こりうる）のように、一つか二つの災難が考慮に入れられる。そして、副作用とともに、経済的価値が評価に入れられる。低価格であることは重要な善さとして認められている。しかし、様々な方法で疾病を実行することに付随する、**生活のモード**における他のほとんどの側面は、臨床においては熟考されるかもしれないが、評価研究で表象されることは困難である。一日二回、本格的に散歩に出かけることには、多大な自己規律が必要である。これは善いことなのか、そうではないのか？　熱心な外科チームに担当してもらうことは幸運かもしれないし、そうではないかもしれない。皮膚の下の組織の色について強く認識するようになることは、豊かな経験なのか、ひどく疎外化される経験なのか。

研究結果を、フランス対オランダという二つのきれいな見出しのもとにまとめることを躊躇する。それらはどういった存在なのだろうか？　両者の境界はどこにあるのか？　さらに、フランスの女性の語りが、彼女の近所の状況よりも、オランダで起こっていることの方に共鳴している場合は、そしてその逆の場合は、どうだろうか？

このように、**国民化**することが難しいとしても、差異は大きいかもしれない。他方で、国境を越えて起こっていることの間の類似性も、少なくとも同程度には印象深いこともあるだろう。しかし、このことは、「文化の共通性」に向かうというよりはむしろ、さらなる問いを投げかける。デイヴィッド・アームストロングの『身体の政治解剖学』（Armstrong 1983）を見てみよう。私にとって、この本を読むことは衝撃だった。当時私は、二〇世紀（後半）のオランダの医療知識についての共同研究に参与していた。**私たちの**資料のすべてはオランダ的だった。オランダ人の著者によって、オランダ語で書かれた医療専門誌である。しかしそれでも、アームストロングの著作に、ほとんど一字一句同じ引用があった。アームストロングは「患者」への専門的な攻囲の微細な変化を追い、その患者という形象の特徴が、患者はどのように耳を傾けられるべきかについて、どのような意味を持っていたのかに焦点を当てた。こ

「〈何〉の政治」は差異を探究する。それも、医師と患者の間ではなく、ある特定の疾病の様々な実行のヴァージョンの間の差異である。本書は、疾病を別様に実行することは異なる存在論を伴う、と主張しようとしてきた。それぞれが、身体を別様に**行う**。さらに、そこには善いことを**行う**異なる方法も付随する。動脈硬化のそれぞれの変異体において、**疾病／安らか - でない**（*dis-ease*）における**でない**（*dis*）ということは、少しずつ異なる。さらに、たどり着くことのできない「健康」の代わりに、治療を方向づける理想もまた、異なる。医療が確立しようとする、これらやその他の**善さ**についてはさらなる探究が必要とされる。ここで提示した医療実践における存在論の研究は、差異化しつつも共在している**善**の実行についての問いに引き継がれることが望ましい。どの善さが追い求められ、どの悪さが戦われているのか？　そして、いかなる方法によって、それらの善は善いことであると設定されているのか？　たとえば、会話による説得、科学的な治験、倫理的な議論、そして経済的な権力闘争といったものの間には、多大な差異がある。あるいは、そうした研究の可能性の別の側面として、私たちはいかに、欠如や悪いことともに生きるのだろうか？　そして、善さの限界をどのように実践的に扱うのだろうか？

　ここでは、これらの問いには答えられない。**多としての身体**の研究は、たんにこうした問いを開く手助けをしただけだ。しかし、問いを

れは、私たちの主題の一つでもあった。こうして、新しい布置が現れた時期を比較することは、私にとって、ほとんどゲームのようになった。それらは、完全に平行していたわけではないが、つねに一つの国が他方の先を進んでいたわけでもなかった。ときにはイギリスが数年早いようにみえ、ときにはオランダがそのようにみえた（もしご自身で比較してみたければ、Mol and van Lieshout 1989 を参照）。

　しかし、この目を見張るような類似を、どのように考えたらいいのだろう？　何らかの形で**文化**を喚起するよりも、**金**に注目する方が有効に思われる。一九四〇年代以降、ヘルスケアに税金を投入するやり方によって、イギリスにおいてもオランダにおいても、家庭医は比較的力を持っていた。この状況を強めるために、家庭医たちは、拡大しつつあった専門医たちとの対比において、自分たちに特有の強みを強調するようになった。それは、彼らによると、個々の患者だけでなく長期にわたって家族全体の記録を把握していること、病気の身体だけでなく困難な生活状況にも対応していること、そして、患者の視点に配慮することを可能にする会話の技術である（この技術は、プライマリー・ケアを提供する際に彼らが協力していたソーシャルワーカーから輸入されたものである。ソーシャルワーカーたちもまた、その技術をアメリカのソーシャルワークや人間

投げかけようと提案すること自体が、強い提案である。あるいは感傷と言うべきかもしれない。それはすなわち、「私たち」(私たちが誰であれ)皆が、(事実によって説得される場合であれ、開かれた誠実な議論においてであれ)同意するような善さの単一の勾配などというものはないということである。存在論と同様に、善さもまた、必然的に多重的であり、一つ以上である。だからこそ、「〈何〉の政治」において、**政治**という用語がまさに適切なのである。長い間、多くの場所で、科学は、事実の発見による終結を前提としてきた(あるいは今もなおそうである)。倫理学においては、理性による終結という前提が、あるいは少なくとも一時的な合意が、広く共有されている。「何をすべきか」を政治的な問いだと呼ぶことは、これらの前提を揺るがそうとする試みを助けるだろう。**政治**という用語は、開かれていること、不確定性と共鳴する。それは、「何をすべきか」という問いが、事実によっても議論によっても閉じられないということを強調するのに役立つ。そこにはいつも緊張があり、疑いがある。政治的なコスモロジーにおいて、「何をすべきか」は、事物の秩序における所与ではなく、つねに確立される必要があるものである。善いことを行うことは、善さの発見に続くのではなく、実際、まさに、行うことなのだ。試してみること、手直しすること、もがくこと、失敗すること、そしてまた試してみること。

性心理学から輸入していた)。そして、医学部に足場を築いてからは、家庭医たちは彼らの会話技術をすべての未来の医師たちに教えはじめた。**この**ため、オランダの医師にかかることは、イギリスの医師にかかることに、たとえばドイツの医師にかかるよりもずっと似ている。他の七五の点におけるオランダとドイツの「文化」の差異は、ずっと小さなものであるとしてもである。

このように、テクストがどこから来るのか、その局地的な起源をどのように特定するのかは、当然視されるべきではなく、検討に値する問題である。このことは、近年の人類学の文献で議論が重ねられてきた。理由の一つとしては、場所を明らかにすることが、翻っては「文化」がどのようなものとして作られてきたのかを特定することになるからである(たとえば、Olwig and Hastrup 1997 に集められた様々なテクストを参照)。本書の資料の特異性は、**オランダらしい**のか? あるいは、一般的に高い教育を受けた人口を有する国の特徴なのか? あるいは、家庭医が比較的力を持っているヘルスケアの構造と関連するものなのか? あるいは、ほとんどの患者がヘルスケアの費用を払い戻される場所のものなのか? あるいは、この物語は、オランダ南部のカトリック地域でもなく、厳格なプロテスタント系の北部でもない、中規模の町における大学病院に由

選択を超えて

何らかの疾病の異なるヴァージョンに深く染み込んだ善さは、異議申し立てを受けることを避けられない。しかし、これは、〈何〉の政治が、伝統的に知識と理性の他者とされてきた選択に依拠できることを意味しない。何しろ、多重性は多元主義ではないのだから。疾病が、別の場所では別様に実行されるとしても、ここで言う**場所**は、**立場**ではない。そうではなく、ある疾病の異なる実行は相互に依存している。それら複数の実行は加算されるかもしれないし、患者はそれらに分配されるかもしれないし、それらはお互いを包含するかもしれない。医療の内部には無数の緊張関係があるが、十分に確立されたパラダイム間の対立はまれである。詰まった内腔に専念して動脈硬化のプロセスに注意を払わない外科医について小言を言う内科医ですら、酸素不足のために潰瘍が治らなくなった患者が診察に訪れたときには、**選択肢がない**。彼は、患者を（同僚に相応しい挨拶を添えて）手術に送り出す。

ある疾病の異なるヴァージョンが相互に依存しているのだから、〈何〉の政治の真髄を明確化するために「選択」という用語を用いるのは的確ではない。疾病やその他の実在を実行することの間の干渉にも「選択」は役立たない。そもそも、疾病は、病院で実行される唯一来するものとしてしか理解できないのだろうか？可能性に終わりはない。こうして列挙していくと、結局、ここで分析した資料は、Z病院のものであり、それ以外の何物でもないというところに行きつくだろう。

次に、社会学に目を向けよう。Z病院で、Z病院のみで、本研究のためのフィールドワークが行われているので、多くの社会学者は、これを**ミクロな**研究だと見なす傾向にあるかもしれない。何か小さいものに注目した研究ということだ。しかし、そうなのだろうか？『ポストモダン地理学』で、エドワード・ソジャはロサンゼルスについて語っている（ソジャ 二〇〇三（1989））。Z病院とはかなり違う場所だ。同じくらい小さいだろうか？　なるほど、平方キロメートルで測ったらいくらか大きいだろうが、**マクロ**に対して**ミクロ**を設定する人々は、これでもまだかなり小さいと言うかもしれない。しかし、ソジャは、そうしたスケーリングの試みを脱する。彼は、研究のために選んだ町がいかに「すべて」を含んでいるのかを適切に示している。彼のある章のタイトルがいうように、**すべてがロサンゼルスに集まる**。理由の一つは、文字通り、世界中の人々がそこに住み着いていることだ。彼らは、自分たちの服装、食べ物、結婚の習慣、言語、すべてを持ち込んだ。しかし、ロサンゼルスは、別の理由でも大きな

の現象ではない。病院では、性差、年齢と加齢、オランダ的であることと外国的であること、専門家気質、感情についての知恵と感情の起伏など、その他の多くのことも実行される。したがって、ある疾病の二つの変異体がお互いのオルタナティヴとして切り離されたとき、そこにはそれら変異体以外の多くのことが賭けられている。たとえば、「セックス」の実在は、動脈硬化の実行に巻き込まれている。外科医が手術の回数を重ねるにつれて、人間の皮下脂肪の層が、女性――あるいは男性――**であること／でないこと**にとって、より重要になる。しかしこのことは、手術を支持するのか、しないのか？　あらゆるヘルスケアの統計において、性差のもつれを解くことは非常に困難である。なぜなら、印刷済みの用紙が、男か女のいずれかとしてカムアウトすることを要求し、すでに確立されて積み上げられた男／女の差を新たに補強する傾向があるからだ。対照的に、一人ひとり個別に規範的価値を設定することは、二つのセックスからなる人口集団を差異化することの重要性を無効にしてしまう。こうした例は、枚挙にいとまがない。「動脈硬化」と「性差」の間には、とても多くの干渉がある。では、こうした干渉は、〈何〉の政治の一部としてなされる「選択」に、情報を与えることができるだろうか？　この性差という一例のみを考慮するだけでも難しく、その他すべての実行された実在について考えることについては言うまでもない。全体を見渡すことは単純に不

入れ物である。ポストモダンの時代にとって非常に重要だとソジャがみなしているもののすべてが、この一都市において示されている。都市に関連するあらゆる移行や変化、都市計画（の欠如）、距離、商業のパターン、交通システム……地理学者が重要視するすべてのものが、ロサンゼルスにはある。そして、そこにすべてがあるのだから、分析者が他のあらゆる場所を旅する必要はない。**大きな**対象を探す必要はない。この一つの都市が役割を果たす。そこにすべてが含まれている。

同じことがZ病院についても言える。そのサイズについて語ること、ましてや小さいと呼ぶことは、ほとんど意味をなさない。ここでも、その理由は、実際に建物のなかにある物理的な諸存在が、多くの場所から来ているからというだけではない。そこには、他のあらゆる近代的な病院と同様に、アメリカの雑誌があり、ドイツの測定機器があり、日本のテレビがあり、フィリピン製のコンピュータがあり、南アメリカのコーヒーがある。Z病院で働く人々もまた移動してきている。すでに述べたように、他の場所（中国、ポルトガル、スイス、イギリス）から来た人々もいれば、オランダで生まれ、数年間パリやシアトルやトロントで研究していた人々や、アフリカの小さな町で医療に従事してきた人もいる。しかし、それだけではない。たとえば、血管

可能なのだ。そして、人が何らかの**一つ**の客体の実行について下す評価が、その人による他の実行についての評価と矛盾することは十分にありうる。
「選択」という用語には第三の困難がある。実践がたんに一つの存在者を喚起するのではなく世界を喚起するのだとしたら、変化に富んで現れるのは疾病だけではない。人々も同様である。彼らは、というよりはむしろ**私たち**は、専門家としてであれ、患者やその他の何かとしてであれ、このことに捕らわれている。私たちは、どこかで実行された実在を征服するのではなく、そこに巻き込まれている。したがって、実在の外部に独立したアクター、つまり、賛成したり反対したりすることを選択できるアクターは存在しない。たとえば外科医。この形象は、その他の実在とともに変化する。もし動脈硬化がたまたま、偶然に生じた逸脱的な症状として実行された場合、外科医は不運な患者にとって歓迎すべき救済者として実行される。しかし、もし動脈硬化が緩やかなプロセスとして実行された場合、外科医はつねにプロセスがすでに進行してしまった後に遅れてやってきた人物になる。彼にできるのは症状の緩和のみで、本当の疾病に辿りつく能力などまるでないというわけだ。動脈硬化の実行のモードを「選択」したいと願っているであろう外科医というアイデンティティそれ自体が、下される「選択」の邪魔をするのである。

造影について研究したい人がいるとして、どのような種類の大きな場所を探せばいいのだろうか？　もちろんZ病院より少し大きな病院はあるが、X線装置の働きや使用法について、「マクロ」な場所で研究することはできない。それはつねに、特定の場所における「ミクロ」なものである。同じことが、毎回一つの身体に対して行われる外科手術についても言える。あるいは、患者に語りかけることや、いかに治療するのかを考えることについても同様である。一〇や一〇〇の病院から集めた図や数値を足していくことで、**より**大局的な絵が得られるということはない。それは、たんに別の何かを描くこととなるだろう。たとえば、個別の事実ではなく疫学的な事実を、語りではなく数的な実在を、出来事というよりも集合体を伝えることとなるかもしれない（大局的な絵などというものがあるという考え方への反論が、いまだに必要とされるのはなぜなのだろうか？　こうした議論は、**文献上**は、かなり以前になされている。ブルーノ・ラトゥールが一九八四年にフランス語でした説明によると、机の上で書類にまみれている科学者は、矢を装備した現地の猟師よりも、**多くの**変数を扱っているのではなく、通常、ずっと**少ない**変数を扱っている。科学者の数字は、巧みに結びつけられた幅広い領域を単純化したものに過ぎない。そして、どこか**マクロ**な場所に住んでいるのではな患者のアイデンティティも同様に賭けられている。患者が何者で**ある**のかは一義的に規定されておらず、病院の外部ではそれほど強固に打ち立てられることはない。そしてこのことは、診察室、病棟、手術室、そして研究室にも持ち込まれうる。動脈硬化のすべての実行に、それぞれの患者が付随する。例を挙げよう。もし動脈硬化が遺伝に基づく逸脱として実行されるとすれば、あなたはたんに間違った遺伝子を背負わされた人である。しかし、同じ疾病の進展が生活習慣の問題として実行された場合、動脈硬化の人は悪い、不健康な生活を送ったことについて責められるかもしれない。この文脈では、患者は無責任な者として徴づけられる。もし選択肢があるなら、無責任と言われる資格を選ぶのは奇妙になるだけでなく、複数の選択肢を扱う能力がない者になることを選ぶことになる。

したがって、選択という概念が示唆するものと、本書で記述したような実在の異なるヴァージョン間の共在と干渉との間には、不調和がある。概して、「選択」は、医療専門家、民族誌家、社会学者、そして、そう、患者も含めた**私たち**が、関与する、かもしれない、〈何〉の政治において、何がなされる必要があるのか、何が起こっているのか、ということを捉えるのに、最適な用語ではないと言えるだろう。私たちには別の用語が必要である。私たちにはいくつかの他の用語がある。不一致、緊張、対照、多重性、相互依存、共在、分配、包

く、彼らは机についている。この議論の英語版は Latour 1988 を参照)。

出来事は、必然的に局地的である。どこかに位置づけられている。そして、この本が出来事について語る限りにおいて、客体もまた必然的に局地的である。しかし、この本の主な対象は、出来事ですらなくまた別のもの、**共在**である。理論的には、この本は、「単一」の対象の異なるヴァージョンが共在することを許容する、調整、分配、包含という様式に関するものである。しかしどこで、どの**場所**で、共在が研究されうるだろうか？　一つの名前のもとに共在する存在者の間には、長い距離があるかもしれない。マクドナルドはどうだろう。これは、世界中の店舗の間に終わりなき類似と差異を有する、非常に魅力的な多としての客体である（唯一無二の、グローバル化に成功したマクドナルドなどというものがある、という考え方を切り捨てた研究は、ワトソン二〇〇三（1997））。しかし、ここでもまた、共在の様式に興味がある人にとって、Z病院は**すべてを包み込んでいる**。少なくとも、調整、分配、包含の三つは、すべてZ病院で見つけることができる。そのために、建物全体を動き回る必要すらない。Z病院には、本書で言及されなかった場所や状況がまだまだたくさんある。下肢の動脈硬化に関連するいくつかの実践は、一冊の本で分析するに値するくら

含、実行、実践、探究……でも、もっと他の用語を使うこともできるかもしれない。どれがいいだろう？　これもまた、本書が答えると言うよりも、開いた問いの一つである。ひとまずここでの論点はこうである。学術的な哲学の伝統につきまとう普遍主義的な夢とは対照的に、私たちが生きている世界は一つではない。生きる方法はたくさんある。そこには異なる存在論があり、善いことを格づけるための異なる方法がある。それらの間の差異は還元不可能なものなので、政治的である。しかし、相互に排他的ではない。そして、実在の外部や上に立ち、実在を征服したり、選択することができるような**私たち**は存在しない。私たちは、ほのめかされる。行為もまた、他のすべてのものと同様に、実行される。

臨床医学

それぞれの特定の実践にオルタナティヴがあるということは、病院やヘルスケアを絶えざる混乱状態に置くものではない。緊張は、共在のパターンへと結晶化し、それは徐々にしか分解しない。確かなことや明白なことはないが、つねに疑いの可能性があるということは、同じように永続するカオスという危険につながるものではない。決して安定には辿りつけないとしても、対立は飼いならされる。一つの疾病の異なる実行の間には、反復する共在のパターンがある。加算、翻訳、

い多くの共在のパターンを内包する**十分に大きな**フィールドを構成している。

ここから次のようなことが指摘できる。すなわち、そのフィールドの地図を作ることではなく、フィールドにおけるパターンを、（他のことである可能性もあるが）たとえば、共在の様式や様相を識別しようとする理論家にとって、フィールドの正確な**サイズ**は、ほとんど重要ではない。しかし、もしフィールドのサイズが的外れだとしても——実際に測れないのだが——、それは、フィールドがあるという事実が重要でないということを意味するのではない。ここで記述された共在のパターンは、**どこかに**存在する。その場所がどのように呼ばれようとも。たとえば、Z病院、動脈硬化の実行、ヘルスケア、オランダ、二〇世紀最後の一〇年、保険が整備された環境、医療実践。これらの名づけ方や局地化の仕方について述べるべきことはまだまだたくさんある。しかし、今私が強調しておきたいのは、次の一点である。一つの多なる客体の様々なヴァージョンの共在についての、私の理論的な検討は、確かに、**局地化**された。ここにおいて、存在論についての哲学的な関心は経験的なフィールド研究と結びついた。これは、哲学における支配的な伝統に反するものである。長きにわたって、**哲学**という旗印のもとにまとめられてきた営みは、場所との独特の関係を持つものと

分配、包含。これらが、病院を一つにまとめ、同様に身体とその疾病を組み立てている。

このようにヘルスケアを記述することは、私の主張では、行為である。この行為がどこまで届くのか、もしどこかに届くとしたら、このテクストが実践にどのような変化をもたらすのかということは、今後明らかにされるべきことである。それは、この本がどこに運ばれるのか、誰が同調するのか、何冊売れるのか、本書の関心と潜在的な読者の関心のいくつかが、（非）偶然にどのように重なり合うのかによって決まる。読者であるあなたは、私の言葉とともに、何をしますか？このことは私の手を離れていて、あなた次第である。しかし私は、このテクストが知的に何をしようとしているのか明示しようとすることはできるし、そうしてきた。それはいわば、理論的には、ということだ。このテクストは、批判には従事しない。ここで私は、医療全般の不正を指摘したり、Z病院における動脈硬化の治療の具体的な不正を指摘したりは**しなかった**。すべてがうまくいっていると認めようとしているのではないが、私が論じたのは、正しいことと間違っていることを切り分けることができるのは、一つの基準があるときのみ可能だということである。ここで私は、そうした基準を展開しなかったが、実在の異なる実行の共在を分析し、そこにはとても多くの基準が、**善さ**を格づける異なる方法が付随すると主張した。

して提示されてきた。それらは、**普遍的**なものだとされた。どこでも妥当すると同時に、特定の場所には根を張っていないと。哲学的な概念には、普遍的な価値がなければならなかった。規範は、普遍的な適切さを主張することによって正当化されなければならなかった。しかし、これらのすべては、今ここでなされうるものである。理論的に正しいものは、どこにでも輸送可能なはずだとされた。それはあまりに容易になされるので、「正しさ」を輸送するとはそもそも何を意味するのかということには、注意が払われることはなかった。普遍性には、滑走路も電話線も人工衛星さえも必要ない。普遍性の輸送というのはたんに問われない問いなのだ（哲学と場所の関係についての、明らかにもう少し複雑な歴史については、ケーシー二〇〇八（1997）を参照）。

普遍性の夢を排して先に進むための道筋を開いてきた哲学者たちもいる。ヴァルター・ベンヤミンは、素晴らしくラディカルな例を提供している。彼の『パサージュ論』（二〇〇三（1999））は、哲学の**内部**と特定の**地上**のどこかの**両方に**位置づけられていた。そこは、パリであり、近代の都市であり、その建築であり、アーケードであり、見知らぬ者同士の出会いだった。思考（その対象、可能性、実行、パフォーマティヴな効果）が**位置づけられていること**について、明示的に配慮すること。このことが、本しかし、本書は中立的というわけでもない。中立からは程遠い。医療を、異なる実在の実行として、そして善さを特定する異なる方法として分析することは、たんに医療について語る方法ではなく、医療の内部において語る方法でもある。医療の世界の内部で、本書はヘルスケアの質を高めるための最善の方法は合理化だという考え方に抵抗する多くの声のなかの一つである。合理化を理想とする考え方は、ヘルスケアの質の問題は乱雑な実践によるものだとみなすことに起因する。しかし、乱雑だとしても、実践は同時に他のものでもある。実践は、複雑なのだ。取り組み方の異なる方法を並置することで生成される複雑さは、合理化によって平板化されえないものである——できたとしても、それが改善であるとは考えにくい。いわゆる科学的合理性（病理学であれ、病態生理学であれ、目下もっとも当てはまりそうな臨床疫学であれ）が、実践に持ち込まれる場所や状況においては、相応の努力をもって取り組みが行われた場合、すでに作動している他のモードを支配してしまうことは十分にある。しかしこれが、医療を貧困化することはあっても、改善することはない。そして、その負担を負わされるのは臨床なのである。

　多重性を強調することで、本書は臨床医学を支持している。臨床医学は、実験室的な環境において疎外された身体性からではなく、患者の病歴や症状から出発するという伝統である。この伝統はまた、客体書の背景に関連し、本書の尊敬すべき先人を形作ってきた哲学的文献の特徴である。本書の締めくくりには、ミシェル・フーコーが相応しい。彼の著作における、位置づけられていることについての鋭敏な感覚が、まずもって哲学を価値あるものに、そして永遠に移行し変化し続けるものにしているのである。今ここと、そして**我々自身**と、結びついたものとして自らを宣伝する様式で哲学に従事することは、**普遍的**ではありえないし、それを望んでもいない。それは、局地化されている。フーコーは、主に歴史的な様式において経験的な物事を探究したが、民族誌的な、あるいはむしろ実践誌的な拡張が後に続くのは当然だろう。したがって、以下の引用に現れている「歴史学的」に位置づけられていることに「地形学的」な観点を足していただきたい。そうすることで、この文献に関連づけているこのサブテクストを、まったく相応しく、文献から**取り出された**言葉で終えることができるだろう。「我々に関する批判的な存在論とは、決して理論や教義ではないし、蓄積されていく永遠の知識の体系でもない。それは態度や気風や哲学的な生活でなければならないし、その生活においては、我々が何たるかの批判が我々に課せられた制約の歴史的な分析であると同時に、その制約を超えていく可能性の実験でもあるはずだ」（フーコー二〇〇六：三九三（1984: 50)[2]）。

化された数値を必要とするのではなく、適応可能な主体的な評価とともに生きている。集計ではなく病歴の伝統である。本書は、臨床医学がその基盤をどこで失ったのか、あるいは失いつつあるのかを批判的に指摘することで、臨床の伝統を支持しようとしているのではない。むしろ本書は、今日の臨床医学の、十分に評価されていない重要性を強調する。Z病院の外科医は、結局は、患者の日々の生活に善い結果をもたらす可能性が高いときに限って、動脈を開く。治療法の決定のために、臨床的な考察は不可欠である。そして、そもそも症状の訴えを示す患者のみが、病院までたどり着くのである。

医療技術が増殖することによって、実験室による征服が進んでいると恐れられているかもしれないが、まったく違うことも同じくらい可能である。それぞれの診断結果は他の結果から逸れるので、**究極の基準**という概念は強められるのではなく弱められる。同様に、それぞれの治療の介入が達成することも異なるので、何が改善とみなされるのかということも自明ではなくなる。だとすると、「この介入は効果的か」という問いは、他の問いへと転換される。「この介入には、どのような効果があるのか？」臨床的な考察は、いくら不明瞭だとしても、用紙や会計システムにまったくうまく当てはまらないとしても、やはり頑固で粘り強いものであろう。何と言っても、臨床は日々の生活への配慮である。そして、日々の生活が、いざというときに、人々にとって最も重要な関心事である。その場所で、患者は、**私たち**は、疑いや疾病とともに生きなければならない。すべてはうまくいって**いない**。しかし、合理化が、ますます多くの統計、会計システム、数値、そしてその他の科学的なものを運ぶ道具を用いて、臨床の伝統の支配を強めるという危険を冒しているなかで、本書は臨床自身の言葉で臨床を改善しようとする声の側につく。どの言葉で？　善き臨床を、よりよく**行う**にはどうしたらいいのか？　これらもまた、私が開いたままにしている問いである。

というわけで、本書は、批判的ではないとしても、中立的な研究ではない。批判を下すのとは違う部分性《パーシャリティ》＝党派性のモードはある。諸科学の間の伝統的なヒエラルキーを弱めることは、ヒエラルキーの下位を占めてきた学問分野を力づける方法の一つである。疑いの可能性の粘り強さを指摘することは、乱雑とした実践についに光と科学をもたらすことができると主張しているテクノロジーの自信のほどを（そして説得力を）蝕む。与えられた一次元における異なる介入を比較するのではなく、比較可能性の様々な次元を切り開くことは、現在もっとも注目を集めていない次元に場所を与え、可視化する。**誰**の政治に全面的に組みするのではなく、**何**の政治の必要性を強調することは、専門性の領域を押し戻すのではなく、開く。そして、〈何〉の政治（存在論を前提にするのではなく、含みこむ政治）にとって選択という用語を使うことが最適なのかどうかを疑うことは、善さを追い求めるとはどういうことなのかについての合理主義者のファンタジーに逆らう。**多としての身体**を私たちがともに生きる実在として提示することは、問題に対する解決ではないが、知的な脊髄反射がはびこることに異を唱える方法の一つである。この研究は、疑いを追いやるかわりに、投げかけようとする。最終的な結論がなくとも部分的《パーシャル》＝党派的であることは可能であり、オープン・エンドであることは固定化を意味しない。

訳註

日本語版への序文

（1）　Mol, Annemarie. 2015. Who knows what a woman is...: On the differences and the relations between the sciences. *Medicine Anthropology Theory*, 2(1), 57-75. 以下のURLよりアクセスできる。https://doi.org/10.17157/mat.2.1.215

はじめに

（1）　対象を実行する（enact）／対象の実行（enactment）という日本語はやや不自然に見えるかもしれない。原文で使用されているenact/enactmentという言葉の選択理由については第二章で詳細に説明されているが、そこで著者は「多くのことを示唆しすぎない言葉」を選んだと述べている。邦訳ではこの点を考慮し、耳慣れない表現ではあっても原文のニュアンスをより正確に伝えられる訳語を選択した。

（2）　社会科学の文献では、reality の訳語として「実在」ではなく「リアリティ」を当てることが多い。この訳語の選択は、社会科学で取り扱ういわゆる社会的「リアリティ」を「実在」とは異なるものとして、モルの言葉を借りるならば、「実在」の横にあるものとして提示するという効果を持っている。第一章のサブテクストで議論されるように、この「リアリティ」と「実在」の区別はまさに筆者が批判するものであることから、本書では、reality の訳語に「実在」を一貫して当てることにした。

第一章

（1）　practicality は、本書で頻出するキーワードの一つである。邦訳では、この語に対し、「実践性」「実際に行われること」「実践的な詳細」「実践的な問題」「実践にまつわる詳細」といった訳語を文脈に応じて当てている。

第三章

（1）　ここで「取りまとめ」という訳語を当てた単語は、coordination であるが、これは「調整」と訳出した本章のタイトルにも使用されている。著者は、この coordination という言葉を多と一を媒介する操作に対して用いているが、このニュアンスを伝えるためには「調整」よりも「取りまとめ」という訳語の方が適切だと考えられる。一方で、著者は第四章と第五章のタイトルになっている「分配」と「包含」と coordination を並列に用いており、この含意を落とさないために、章のタイトルを含めた一部では「調整」という訳語を当てている。

（2）　ここでいう「第三次空間化」について、フーコーは次のように説明している。「ある社会のなかで、病がとりかこまれ、医学的に包囲され、分離され、特権的な、かつ閉ざされた諸領域に割り当てられ、あるいはまた、好影響を与えるようにととのえられた諸療養施設を通じて配分される場合、こうしたことを行う動作の総体を第三次空間化と呼ぶことにしよう」（フーコー 一九六九：三五（1973: 16））。

第六章

（1）　ここで使われている good は商品を意味しているが、同時に著者は商品という言葉に含まれた多義性も示唆している。すなわち、商品（good）という言葉は、そもそも市場価値（good）のあるものを指し、そこには善（good）という意味が含みこまれている。

（2）　引用部の邦訳については、以下を参考にした。春日直樹 二〇一一「人類学の静かな革命――いわゆる存在論的転換」『現実批判の人類学――新世代のエスノグラフィへ』春日直樹編、世界思想社、二一頁。

参照文献

Amselle, Jean-Loup. 1990. *Logiques métisses: Anthropologie de l'identité en Afrique et ailleurs*. Paris: Payot.

Andersen, Tavs Folmer and Gavin Mooney (eds.). 1990. *The Challenges of Medical Practice Variations*. Houndmills, U.K.: Macmillan.

Armstrong, David. 1983. *Political Anatomy of the Body: Medical Knowledge in Britain in the Twentieth Century*. Cambridge: Cambridge University Press.

———. 1988. Space and Time in British General Practice. In *Biomedicine Examined*, Margaret Lock and Deborah Gordon (eds.). Dordrecht: Kluwer.

Arney, William Ray and Bernard J. Bergen. 1984. *Medicine and the Management of Living: Taming the Last Great Beast*. Chicago: University of Chicago Press.

Ashmore, Malcolm. 1989. *The Reflexive Thesis: Wrighting Sociology of Scientific Knowledge*. Chicago: University of Chicago Press.

Ashmore, Malcolm, Michael Mulkay, and Trevor Pinch. 1989. *Health and Efficiency: A Sociology of Health Economics*. Milton Keynes: Open University Press.

Barker, Martin. 1981. *The New Racism: Conservatives and the Ideology of the Tribe*. London: Junction Books.

Barreau, Hervé. 1986. *Le même et l'autre: Recherches sur l'individualité dans les sciences de la vie*. Paris: Éditions du CNRS.

Bazerman, Charles. 1988. *Shaping Written Knowledge: The Genre and Activity of the Experimental Article in Science*. Madison: University of Wisconsin Press.

Benedict, Ruth. 1997. A Note on Dutch Behaviour. In *Notities over Nederlanders*, Rob van Ginkel (ed.). Amsterdam: Boom.

Benhabib, Seyla (ed.). 1996. *Democracy and Difference: Contesting the Boundaries of the Political*. Princeton: Princeton University Press.

Benjamin, Walter. 1999. *The Arcades Project*. Translated by Howard Eiland and Kevin McLanughlin. Cambridge: Harvard University Press.（ヴァルター・ベンヤミン 二〇〇三『パサージュ論』今村仁司・三島憲一訳、岩波現代文庫）

Berg, Marc. 1997. *Rationalizing Medical Work: Decision-support Techniques and Medical Practices*. Cambridge, Mass.: MIT Press.

Böhme, Gernot. 1980. *Alternative der Wissenschaft*. Frankfurt: Suhrkamp.

Butler, Judith. 1990. *Gender Trouble: Feminism and the Subversion of Identity*. London: Routledge.（ジュディス・バトラー 一九九九『ジェンダー・トラブル——フェミニズムとアイデンティティの攪乱』竹村和子訳、青土社）

Canguilhem, Georges. [1966]1991. *The Normal and the Pathological*. Translated by Carolyn R. Fawcett. New York: Zone Books.（ジョルジュ・カンギレム 一九八七『正常と病理』滝沢武久訳、法政大学出版局）

Caplan, Arthur L., Hugo Tristram Engelhardt, Jr., and James. J. McCartney. 1981. *Concepts of Health and Disease: Interdisciplinary Perspectives*. Reading, Mass.: Addison-Wesley.

Casey, Edward. 1997. *The Fate of Place: A Philosophical History*. Berkeley: University of California Press.（エドワード・ケーシー 二〇〇八『場所の運命——哲学における隠された歴史』江川隆男訳、新曜社）

Chauvenet, Antoinette. 1978. *Médecine au choix, médecine de classes*. Paris: PUF.

Clifford, James. 1988. *The Predicament of Culture: Twentieth-century Ethnography, Literature, and Art*. Cambridge, Mass.: Harvard University Press.（ジェイムズ・クリフォード 二〇〇三『文化の窮状——二十世紀の民族誌、文学、芸術』太田好信・慶田勝彦・清水展・浜本満・古谷嘉章・星埜守之訳、人文書院）

Clifford, James and George E. Marcus (eds.). 1986. *Writing Culture: The Poetics and Politics of Ethnography*. Berkeley: University of California Press.（ジェイムズ・クリフォードとジョージ・マーカス編 一九九六『文化を書く』春日直樹・足羽与志子・橋本和也・多和田裕司・西川麦子・和邇悦子訳、紀伊國屋書店）

Cussins, Charis. 1996. Ontological Choreography. *Social Studies of Science* 26: 575-610.

De Laet, Marianne and Annemarie Mol. 2000. The Zimbabwe Bush Pump: Mechanics of a Fluid Technology. *Social Studies of Science* 30: 225-263.

Dehue, Trudy. 1995. *Changing the Rules: Psychology in the Netherlands 1900-1985*. Cambridge: Cambridge University Press.

Dodier, Nicolas. 1993. *L'expertise médicale: Essai de sociologie sur l'exercice du jugement*. Paris: Métailié.

———. 1994. Expert Medical Decisions in Occupational Medicine: A Sociological Analysis of Medical Judgement. *Sociology of Health and Illness* 16(4): 489-514.

Doyal, Lesley and Imogen Pennel. 1979. *The Political Economy of Health*. London: Pluto Press.（レズリー・ドイアル 一九九〇『健康と医療の経済学——より健康な社会をめざして』青木郁夫訳、法律文化社）

Dreifus, Claudia (ed.). 1978. *Seizing our Bodies: The Politics of Women's Health*. New York: Vintage House.

Duden, Barbara. 1991. *The Women Beneath the Skin: A Doctor's Patients in Eighteenth-century Germany*. Translated by Thomas Dunlop. Cambridge, Mass.: Harvard University Press.（バーバラ・ドゥーデン 二〇〇一『女の皮膚の下——十八世紀のある医師とその患者たち』井上茂子訳、藤原書店）

Duyvendak, Jan Willem (ed.). 1994. *De verzuiling van de homobeweging*. Amsterdam: Sua.

Engel, George. 1981. The Need for a New Medical Model. In *Concepts of Health and Disease: Interdisciplinary Perspectives*, Caplan, Arthur L., Hugo Tristram Engelhardt Jr., and James. J. McCartney (eds.). Reading, Mass.: Addison-Wesley.

Engelhardt, Hugo Tristram Jr.. 1975. The Concepts of Health and Disease. In *Evaluation and Explanation in the Biomedical Sciences*, Hugo Tristram Engelhardt Jr. and Stuart F. Spicker (eds.). Dordrecht: Reidel.

Engelhardt, Hugo Tristram Jr. and Arthur L. Caplan. 1987. *Scientific Controversies*. Cambridge: Cambridge University Press.

Epstein, Steven. 1996. *Impure Science: AIDS, Activism, and the Politics of Knowledge*. Berkeley: University of California Press.

Fleck, Ludwik. [1935]1980. *Entstehung und Entwicklung einer wissenschaftlichen Tatsache*. Frankfurt: Suhrkamp.

Foucault, Michel. 1973. *The Birth of the Clinic: An Archeology of Medical Perception*. Translated by Alan Sheridan. London: Tavistock.（ミシェル・フーコー 一九六九『臨床医学の誕生』神谷美恵子訳、みすず書房）

———. 1979. *Discipline and Punish: The Birth of Prison*. Translated by Alan Sheridan. New York: Vintage.（ミシェル・フーコー 一九七七『監獄の誕生』田村俶訳、新潮社）

———. 1981. *The History of Sexuality, vol 1: An Introduction*. Translated by Robert Hurley. Harmondsworth, U.K.: Penguin.（ミシェル・フーコー 一九八六『知への意思 性の歴史Ⅰ』渡辺守章訳、新潮社）

———. 1984. What is Enlightenment? In *The Foucault Reader*, Paul Rabinow (ed.). New York: Pantheon.（ミシェル・フーコー 二〇〇六「啓蒙とは何か?」石田英敬訳、『フーコー・コレクション——生政治・統治』小林康夫・石田英敬・松浦寿輝編、ちくま学芸文庫、三六二—三九五頁）

Fox, Nicholas. 1994. Anaesthetists, the Discourse on Patient Fitness and the Organisation of Surgery. *Sociology of Health and Illness* 16: 1-18.

Freidson, Eliot. 1970. *The Profession of Medicine: A Study of the Sociology of Applied Knowledge*. New York: Harper and Row.（エリオット・フリードソン 一九九二『医療と専門家支配』進藤雄三・宝月誠訳、恒星社厚生閣）

Gilman, Sander. 1985. *Difference and Pathology: Stereotypes of Sexuality, Race, and Madness*. Ithaca: Cornell University Press.

Goffman, Erving. [1959]1971. *The Presentation of Self in Everyday Life*, Harmondsworth. U.K.: Penguin.（アーヴィング・ゴッフマン 一九七四『行為と演技——日常生活における自己呈示』石黒毅訳、誠信書房）

Goodman, Nelson. 1978. *Ways of Worldmaking*. Indianapolis: Hackett Publishing Company.（ネルソン・グッドマン 二〇〇八『世界制作の方法』菅野盾樹訳、ちくま学芸文庫）

Hacking, Ian. 1992. The Self-vindication of the Laboratory Sciences. In *Science as Practice and Culture*, Andrew Pickering (ed.). Chicago: University of Chicago Press.

Hahn, Robert. 1985. A World of Internal Medicine: Portrait of an Internist. In *Physicians of Western Medicine: Anthropological Approach to Theory and Practice*, Robert Hahn and Atwood Gaines (eds.). Dordrecht: Reidel.

Haraway, Donna. 1989. *Primate Visions: Gender, Race and Nature in the World of Modern Science*. New York: Routledge.

———. 1991. Gender for a Marxist Dictionary: The Sexual Politics of a Word. In *Simians, Cyborgs, and Women: The Reinvention of Nature*. London: Free Association Press.（ダナ・ハラウェイ 二〇〇〇「マルクス主義事典のための「ジェンダー」——あるこ

とばをめぐる性のポリティクス」『猿と女とサイボーグ――自然の再発明』高橋さきの訳、青土社、二四一―二八三頁）

――――. 1997. *Modest_Witness@Second_Millennium.FemaleMan©_Meets_OncoMouse™*. New York: Routledge.

Harding, Sandra. 1986. *The Science Question in Feminism*. Ithaca: Cornell University Press.

Harvey, David. 1990. *The Condition of Postmodernity: An Enquiry into the Origin of Cultural Change*. Oxford: Basil Blackwell.（デヴィッド・ハーヴェイ 一九九九『ポストモダニティの条件』吉原直樹訳、青木書店）

Helman, Cecil. 1988. Psyche, Soma, and Society: The Social Construction of Psychosomatic Disorders. In *Biomedicine Examined*, Margaret Lock and Deborah Gordon (eds.). Dordrecht: Kluwer.

Henderson, Lawrence Joseph. 1935. Physician and Patient as a Social System. *New England Journal of Medicine* 212: 819-823.

Hirschauer, Stefan. 1993. *Die soziale Konstruktion der Transsexualität: Über die Medizin und den Geslechtswechsel*. Frankfurt: Suhrkamp.

Jacobus, Mary, Evelyn Fox Keller, and Sally Shuttleworth (eds.) 1990. *Body/Politics: Women and the Discourses of Science*. New York: Routledge.（メアリー・ジャコバス、エヴリン・フォックス・ケラー、サリー・シャトルワース 二〇〇三『ボディー・ポリティクス――女と科学言説』田間泰子・美馬達也・山本祥子監訳、世界思想社）

Kondo, Dorinne. 1990. *Crafting Selves: Power, Gender, and Discourses of Identity in a Japanese Workplace*. Chicago: University of Chicago Press.

Kuhn, Thomas. 1962. *The Structure of Scientific Revolutions*. Chicago: University of Chicago Press.（トーマス・クーン 一九七一『科学革命の構造』中山茂訳、みすず書房）

Lacoste, Yves. 1976. *La géography, ca sert, d'abord, à faire la guerre*. Paris: Maspero.

Lakatos, Imre and Alan Musgrave. 1970. *Criticism and the Growth of Knowledge*. Cambridge: Cambridge University Press.（イムレ・ラカトシュとアラン・マスグレーヴ編 二〇〇四『批判と知識の成長』森博監訳、木鐸社）

Lakoff, George and Mark Johnson. 1979. *Metaphors We Live by*. Chicago: University of Chicago Press.（ジョージ・レイコフとマーク・ジョンソン 一九八六『レトリックと人生』渡部昇一・楠瀬淳三・下谷和幸訳、大修館書店）

Latour, Bruno. 1987. *Science in Action: How to Follow Scientists and Engineers Through Society*. Milton Keynes: Open University Press.（ブルーノ・ラトゥール 一九九九『科学が作られているとき――人類学的考察』川崎勝・高田紀代志訳、産業図書）

———. 1988. *The Pasteurization of France*. Translated by Alan Sheridan and John Law. Cambridge, Mass.: Harvard University Press.

———. 1993. *We Have Never Been Modern*. Translated by Catherine Porter. New York: Harvester Weathsheaf.（ブルーノ・ラトゥール 二〇〇八『虚構の「近代」——科学人類学は警告する』川村久美子訳、新評論）

———. 1996. *Aramis: Or the Love of Technology*. Translated by Catherine Porter. Cambridge, Mass.: Harvard University Press.

Latour, Bruno and Steve Woolgar. 1979. *Laboratory Life*. London: Sage.

Law, John. 1994. *Organizing Modernity: Social Ordering and Social Theory*. Oxford: Brackwell.

———. 2000. On the Subject of the Object: Narrative, Technology, and Interpellation. *Configurations* 8: 1-29.

———. 2002. *Aircraft Stories: Decentering the Objects in Technoscience*. Durham: Duke University Press.

Law, John and Annemarie Mol. 1995. Notes on Materiality and Sociality. *Sociological Review* 43: 274-294.

Lecourt, Dominique. 1976. *Lyssenko: Histoire réelle d'une "science prolétarienne"*. Paris: Maspero.

Lijphart, Arend. 1968. *The Politics of Accommodation: Pluralism and Democracy in the Netherlands*. Berkeley: University of California Press.

Lynch, Michael and Steve Woolgar (eds.). 1990. *Representation in Scientific Practice*. Cambridge, Mass.: MIT Press.

MacKenzie, Donald and Barry Barnes. 1979. Scientific Judgement: The Biometry-mendelism Controversy. In *Natural Order: Historical Studies of Scientific Culture*, Barry Barnes and Steven Shapin (eds.). London: Sage.

McCrea, Frances and Gerald Markle. 1984. The Estrogen Replacement Controversy in the USA and the U.K.: Different Answers to the Same Question? *Social Studies of Science* 14: 1-26.

Minh-ha, Trinh. 1989. *Women, Native, Other: Writing Postcoloniality and Feminism*. Bloomington: Indiana University Press.（トリン・T・ミンハ 二〇一一『女性・ネイティブ・他者——ポストコロニアリズムとフェミニズム』竹村和子訳、岩波書店）

Mol, Annemarie and John Law. 1994. Regions, Networks, and Fluids: Anaemia and Social Topology. *Social Studies of Science* 24: 641-671.

Mol, Annemarie and Marc Berg. 1998. Introduction. In *Differences in Medicine: Unravelling Practices, Techniques, and Bodies*, Marc Berg and Annemarie Mol(eds.). Durham: Duke University Press.

Mol, Annemarie and Peter van Lieshout. 1989. *Ziek is het woord niet: Medicalisering en normalisering in de Nederlandse*

huisartsgeneeskunde en geestelijke gezondheidszorg, 1945-1985. Nijmegen: SUN.
Moore, Barrington. 1966. *Social Origins of Dictatorship and Democracy*. Harmondsworth, U.K.: Penguin.（バリントン・ムーア Jr. 一九八六『独裁と民主政治の社会的起源——近代世界形成過程における領主と農民（1・2）』宮崎隆次・高橋直樹・森山茂徳訳、岩波現代選書）
Mouffe, Chantal. 1993. *The Return of the Political*. London: Verso.（シャンタル・ムフ 一九九八『政治的なるものの再興』千葉眞・土井美穂・田中智彦・山田竜作訳、日本経済評論社）
Okeley, Judith and Helen Callaway (eds.). 1992. *Anthropology and Autobiography*. London: Routledge.
Olwig, Karen Fog and Kirsten Hastrup (eds.). 1997. *Siting Culture: The Shifting Anthropological Object*. London: Routledge.
Parsons, Talcott. 1951. *The Social System*. New York: Free Press.（タルコット・パーソンズ 一九七四『社会体系論』佐藤勉訳、青木書店）
Pasveer, Bernike and Madeleine Akrich. 2001. Obstetrical Trajectories. On Training Women/Bodies for (Home) Birth. In *Birth by Design: Pregnancy, Maternity Care and Midwifery in North America and Europe*, Raymond de Vries, Cecilia Benoit, Edwin van Teijlingen, and Sirpa Wrede (eds.). London: Routledge.
Pickering, Andrew (ed.). 1991. *Science as Practice and Culture*. Chicago: University of Chicago Press.
Pool, Robert. 1989. Gesprekken over ziekte in een Kameroenees dorp: Een kritische reflectie op medisch-antropologisch onderzoek. In *Ziekte, gezondheidszorg, en cultuur*, Sjaak van der Geest and Gerhard Nijhof (eds.). Amsterdam: Het Spinhuis.
———. 1994. *Dialogue and the Interpretation of Illness: Conversations in a Cameroon Village*. Oxford: Berg Publishers.
Poulantzas, Nicos. 1978. *L'État, le pouvoir, le socialisme*. Paris: PUF.（ニコス・プーランツァス 一九八四『国家・権力・社会主義』田中正人・柳内隆訳、ユニテ）
Rose, Steven (ed.). 1982. *Against Biological Determinism: The Dialectics of Biology Group*. London: Allison and Busby.
Serres, Michel. 1980. *Hermès V: Le passage du nord-ouest*. Paris: Éditions de Minuit.（ミシェル・セール 一九九一『ヘルメス5 北西航路』青木研二訳、法政大学出版局）
———. 1994. *Atlas*. Paris: Julliard.（ミシェル・セール 二〇〇四『アトラス——現代世界における知の地図帳』及川馥・米山

親能・清水高志訳、法政大学出版局）
Shapin, Steven and Simon Schaffer. 1985. *Leviathan and the Air-pump: Hobbes, Boyle, and the Experimental Life*. Princeton: Princeton University Press.（スティーヴン・シェイピンとサイモン・シャッファー 二〇一六『リヴァイアサンと空気ポンプ――ホッブズ、ボイル、実験的生活』吉本秀之監訳、柴田和宏・坂本邦暢訳、名古屋大学出版会）
Showalter, Elaine. 1985. *The Female Malady: Women, Madness, and English Culture, 1830-1980*. London: Virago Press.（ショーウォーター・エレイン 一九九〇『心を病む女たち――狂気と英国文化』山田晴子・薗田美和子訳、朝日出版社）
Soja, Edward. 1989. *Postmodern Geographies: The Reassertion of Space in Critical Theory*. London: Verso.（エドワード・W・ソジャ 二〇〇三『ポストモダン地理学――批判的社会理論における空間の位相』加藤政洋・西部均・水内俊雄・長尾謙吉・大城直樹訳、青土社）
Star, Susan Leigh and James R. Griesemer. 1989. Institutional Ecology, 'Translations', and Boundary Objects: Amateurs and Professionals in Berkeley's Museum of Vertebrate Zoology, 1907-1939. *Social Studies of Science* 19: 387-420.
Stepan, Nancy Leys. 1987. Race and Gender: The Role of Analogy in Science. *Isis* 77: 261-277.
Stocking, George W. Jr.. 1968. *Race, Culture, and Evolution: Essays in the History of Anthropology*. New York: Free Press.
Strathern, Marilyn. 1991. *Partial Connections*. Savage, Md.: Rowman and Littlefield.（マリリン・ストラザーン 二〇一五『部分的つながり』大杉高司・浜田明範・田口陽子・丹羽充・里見龍樹訳、水声社）
――――. 1992a. *After Nature: English Kinship in the Late Twentieth Century*. Cambridge: Cambridge University Press.
――――. 1992b. *Reproducing the Future: Anthropology, Kinship, and the New Reproductive Technologies*, Manchester: Manchester University Press.
Strauss, Anselm. 1978. *Negotiations: Varieties, Contexts, Processes, and Social Order*. San Francisco: Jossey-Bass.
Suppe, Frederick (ed.). 1977. *The Structure of Scientific Theories*. Urbana: University of Illinois Press.
Sullivan, Mark. 1986. In What Sense is Contemporary Medicine Dualistic? *Culture, Medicine, and Psychiatry* 10: 331-350.
van Ginkel, Rob. 1997. *Notities over Nederlanders*. Amsterdam: Boom.
Watson, James (ed.). 1997. *Golden Arches East: McDonalds in East Asia*. Stanford: Stanford University Press.（ジェームズ・ワトソン

編 二〇〇三『マクドナルドはグローバルか――東アジアのファーストフード』前川啓治・竹内惠行・岡部曜子訳、新曜社）

Willems, Dick. 1992. Susan's Breathlessness: The Construction of Professionals and Laypersons. In *The Social Construction of Illness: Illness and Medical Knowledge in Past and Present*, Jens Lachmund and Gunnar Stollberg (eds.). Stuttgart: Franz Steiner Verlag.

Young, Allan. 1981. When Rational Men Fall Sick: An Inquiry into Some Assumptions Made by Medical Anthropologists. *Culture, Medicine, and Psychiatry* 5: 317-335.

Yoxen, Edward. 1982. Constructing Genetic Diseases. In *The Problem of Medical Knowledge: Examining the Social Construction of Medicine*, Peter Wright and Andrew Treacher (eds.). Edinburgh: Edinburgh University Press.

用語索引

＊ゴシック体のページ数は、サブテクストを示す。

サ行

人名索引

＊ゴシック体のページ数は、サブテクストを示す。

ア行

アーヴィング、ゴッフマン（Goffman, Erving） 65-67, 90
アーニー、ウィリアム（Arney, William） 178
アームストロング、デイヴィッド（Armstrong, David） 178, 243-244
アクリッシュ、マドレーヌ（Akrich, Madeleine） 242-243
アシュモア、マルコム（Ashmore, Malcolm） 217, 226-229
アナスン、タヴアス（Andersen, Tavs） 27
アムセール、ジャン＝ルー（Amselle, Jean-Loup） 181-182
ヴァン・ギンケル、ロブ（van Ginkel, Rob） 238-241
ウィレムス、ディック（Willems, Dick） 195-196
ウールガー、スティーヴ（Woolgar, Steve） 75
エプスタイン、スティーヴン（Epstein, Steven） 232-236
エンゲルハート、トリストラム（Engelhardt, Tristram） 135-142, 150, 173
オークリー、ジュディス（Okeley, Judith） 223
オルウィグ、カレン・フォグ（Olwig, Karen Fog） 245

カ行

カシンズ、チャリス（Cussins, Charis） 76
カロン、ミシェル（Callon, Michel） 64
カンギレム、ジョルジュ（Canguilhem, Georges） 91-92, 173-175
キャプラン、アーサー（Caplan, Arthur） 135-142, 173
キャラウェイ、ヘレン（Callaway, Helen） 223
ギルマン、サンダー（Gilman, Sander） 175
クーン、トーマス（Kuhn, Thomas） 105-110
グッドマン、ネルソン（Goodman, Nelson） 101
グリシーマー、ジェイムズ（Griesemer, James） 187
クリフォード、ジェイムズ（Clifford, James） 110-111, 222
ケーシー、エドワード（Casey, Edward） 251

ケラー、エヴリン・フォックス（Keller, Evelyn Fox） 215
コンドー、ドリンヌ（Kondo, Dorinne） 183-184

サ行

サップ、フレドリック（Suppe, Frederick） 214
サリヴァン、マーク（Sullivan, Mark） 78-82
ジーンネッタ、ポルス（Pols, Jeannette） インタビュアーとして 33-48
シェイピン、スティーヴン（Shapin, Steven） 215-216
ジャコバス、メアリー（Jacobus, Mary） 215
シャッファー、サイモン（Schaffer, Simon） 215-216
シャトルワース、サリー（Shuttleworth, Sally） 215
ショーウォーター、エレイン（Showalter, Elaine） 175
ショヴネ、アントワネット（Chauvenet, Antoinette） 29
ジョンソン、マーク（Johnson, Mark） 133
スター、スーザン（Star, Susan） 187
ステパン、ナンシー（Stepan, Nancy） 175
ストッキング、ジョージ（Stocking, George） 181
ストラウス、アンセルム（Strauss, Anselm） 101
ストラザーン、マリリン（Strathern, Marilyn） 46-52, 110-113, 196-198
セール、ミシェル（Serres, Michel） 193-196
ソジャ、エドワード（Soja, Edward） 246-247

タ行

デーフ、トゥルディ（Dehue, Trudy） 216
デ・ラート、マリアナ（De Laet, Marianne） 191
ドイフェンダク、ヤン・ウィレム（Duyvendak, Jan Willem） 148
ドゥーデン、バーバラ（Duden, Barbara） 56-58
ドディエ、ニコラ（Dodier, Nicolas） 101-102, 152-153
トンプソン、チャリス（Thompson, Charis） カシンズ、チャリスを参照

ハ行

ハーヴェイ、デヴィッド（Harvey, David） 188
バーカー、マーティン（Barker, Martin） 45-52
バーゲン、バーナード（Bergen, Bernard） 178
パーソンズ、タルコット（Parsons, Talcott） 31-39, 52-53, 90, 92-94
ハーディング、サンドラ（Harding, Sandra） 217
ハーン、ロバート（Hahn, Robert） 41
バーンズ、バリー（Barnes, Barry） 134-135
ハストラップ、キアステン（Hastrup, Kirsten） 245
パスフィーア、ベルナイク（Pasveer, Bernike） 242-243
ハッキング、イアン（Hacking, Ian） 108-109
バトラー、ジュディス（Butler, Judith） 68-71
ハラウェイ、ダナ（Haraway, Donna） 48-52, 185-187, 198, 218-220
バロー、エルヴェ（Barreau, Hervé） 179

ヒルシャワー、ステファン（Hirschauer, Stefan） 71-73
ピンチ、トレヴァー（Pinch, Trevor） 226-229
ファン・リースハウト、ペーター（van Lieshout, Peter） 178, 244
フーコー、ミシェル（Foucault, Michel） 79-81, 92-96, 100-104, 176-179, 252
プーランツァス、ニコス（Poulantzas, Nicos） 185
プール、ロバート（Pool, Robert） 53-55
フォックス、ニコラス（Fox, Nicholas） 151-152
フリードソン、エリオット（Freidson, Eliot） 29-30
フレック、ルドヴィク（Fleck. Ludwik） 179-181
ベイザーマン、チャールズ（Bazerman, Charles） 222
ベーメ、ゲルノート（Böhme, Gernot） 215
ベネディクト、ルース（Benedict, Ruth） 238-240
ベルフ、マーク（Berg, Marc） 28, 230-232
ヘルマン、セシル（Helman, Cecil） 74
ヘンダーソン、ローレンス（Henderson, Lawrence） 39
ベンハビブ、セイラ（Benhabib, Seyla） 146
ベンヤミン、ヴァルター（Benjamin, Walter） 251

マ行

マーカス、ジョージ（Marcus, George） 222
マークル、ジェラルド（Markle, Gerald） 143-146
マスグレーヴ、アラン（Musgrave, Alan） 132
マッカートニー、ジェイムズ（McCartney, James） 173
マックレア、フランシス（McCrea, Frances） 143-146
マッケンジー、ドナルド（MacKenzie, Donald） 134-135
マルケイ、マイケル（Mulkay, Michael） 226-229
ミンハ、トリン（Trinh, Minh-ha） 222
ムーア、バリントン（Moore, Barrington） 146
ムーニー、ガビン（Mooney, Gavin） 27
ムフ、シャンタル（Mouffe, Chantal） 153-154
モル、アネマリー（Mol, Annemarie） 28, 75-76, 178, 191, 244

ヤ行

ヤング、アラン（Young, Allan） 39-44
ヨクセン、エドワード（Yoxen, Edward） 74

ラ行

ラカトシュ、イムレ（Lakatos, Imre） 132
ラコステ、イーヴ（Lacoste, Yves） 188
ラトゥール、ブルーノ（Latour, Bruno） 60-64, 75, 96-100, 148-149, 189, 223, 248-249
ルクール、ドミニック（Lecourt, Dominique） 141
レイコフ、ジョージ（Lakoff, George） 133
レイプハルト、アーレンド（Lijphart, Arend） 147-148
ロー、ジョン（Law, John） 75-77, 102-103, 191, 223
ローズ、スティーヴン（Rose, Steven） 45

ワ行

ワトソン、ジェームズ（Watson, James） 249

訳者あとがき

本書は、Annemarie Mol, *The Body Multiple: Ontology in Medical Practice*, Duke University Press, 2002 の全訳である。著者であるアネマリー・モルは、アクター・ネットワーク・セオリーの旗手の一人として知られ、ブルーノ・ラトゥールやジョン・ローとともに、科学技術論と人類学を架橋する仕事を行ってきた。著者の他の単著としては、二〇〇八年に出版された『ケアの論理——健康と患者の選択の問題』（*The Logic of Care: Health and the Problem of Patient Choice*, Routledge, 2008）がある。彼女の文章がまとまった形で邦訳されたのは本書がはじめてである。

本書は、オランダの大学病院における調査をもとに、実践としての生物医療における存在論がどのようなものであるのかを探究したものである。通常一つの病気であると考えられる動脈硬化は、実際には一つではない。動脈硬化の存在を確かめるための作業は複数存在しているが、それぞれの方法で確かめられた動脈硬化が同一の存在であるという保証はどこにもないからである。このようにして、動脈硬化に複数のヴァージョンが存在していることを確認したうえで、モルは、動脈硬化の諸ヴァージョンの間には齟齬やギャップが存在するにもかかわらず、それが病院のなかで明らかになることはめったにないと指摘する。あるヴァージョンの動脈硬化の重症度が他のヴァージョンの動脈硬化の重症度に翻訳されることで両者が取りまとめられること、複数のヴァージョンが異なる場所に分配されることで差異が顕在化することが避けられること、別々のヴァージョンの動脈硬化が互いにそれが発見される際の前提として受け入れられていること、といったメカニズムが存在するからである。

このように、『多としての身体』は、実践やプロセスに注目することによって、通常一つだと考えられている疾病に複数のヴァージョンがあることを暴き出し、さらに、それらが断片化するのではなく、どのような関係を伴いながら共在しているのかを民族誌的手法を用いながら記述するという構成をとっている。科学技術論や実験室の民族誌における実践や翻訳への注目という手法を用いながらアクターとそのネットワークに注目するのみならず、実在そのものが「実行 enact」されるという主張を打ち出すことで、実在の複数のヴァージョンが共在していることを明確にしたことが、本書の最大の貢献であろう。

しかし、「実在が実行される reality is enacted」とはどういうことだろうか。特定の時間と場所で、何らかの形で存在が確認されることや、特定の性質を持った物（人）として扱われたり振舞われたりすることを、モルは「実行される」と表現する。ここで注意すべきなのは、モルが「実行する」という言葉に独特の時間性を持たせているということである。メスを取り出すという実践は、手術室のなかでは人を外科医として「実行する」ものであるが、同じ実践はその外では人を犯罪者として「実行する」。物や人の性格はつねに一定なのではなく、実践に伴って生起するものであり、それは必ずしも持続するわけではない（本書、第五章）。モルが、「実行する」という言葉を用いるとき、時間は空間とセットで細分化されている。

本書の最重要概念であるこの enact という言葉に、どのような訳語を当てるのかは、私たちにとって大きな困難だった。しかし、「実在が実行される」という歪な訳語の選択は、意図したものである。詳しくは、二章のサブテクストを確認してもらいたいが、モルは、遂行（performance）や構築（construction）、形成（making）といった表現から距離を取り、できる限り手垢のついていない言葉として、enact という表現を選択したと述べている。この著者の精神をどうのように受け継げばいいのか。思案した上に私たちが選んだのは、歪であっても手垢のついていない日本語としての「実行」だった。実行という言葉が、モルの意図する時間性と親和性が高いこともこの選択の決め手となった。

この実行という概念によって可能になった実在の複数のヴァージョンの共在を、モルは、マリリン・ストラザーンの『部分的つながり』を参照しながら、「一より多いが多よりは少ない more than one less than one」（一一二頁）と表現している。この「想像するのは難しい」（一八頁）事象を表わすために著者が用いたのが、単数形の身体（the body）に複数化する形容詞（multiple）をつけたタイトル *The Body Multiple* であった。この複数形の単数という原題に込められたニュアンスをどのように日本語に翻訳すればいいのか悩んだ末、私たちはモル自身にアドバイスを求めた。『多としての身体』の他に、『多重的な一つの身体』や『ボディ・マルチプル』などいくつかのタイトル案を提示し、それぞれの日本語のニュアンスを英語で説明したところ、モルが選択したのが『多としての身体』というタイトルだった。この日本語版のタイトルについて、モルは、英語では multiple という形容詞が body という名詞を修飾しているため、二つの単語の間では body に比重がかかってしまうが、本書では両方が同じ重要度をもっているため、日本語で「多」と「身体」がいずれも名詞だということは興味深いと、肯定的に評価してくれた。また、このときにモルが強調していたのは、翻訳の際に、正確さよりも美しさ（poetry）を重視して欲しいということだった（もちろん、私たちはその言葉に甘えて正確さを犠牲にしようとは思わなかったので、美しさを重視するというモルからの要望は、大きなプレッシャーとなった。それに応えられたのかどうかは読者の判断に任せたい）。

本書が取り組んでいる「一より多いが多よりは少ない」という事象は、本文とサブテクストの二つのパートからなる本書の独特の構成によっても具体化されている。病院について書かれている「本文」と文献について書かれている「サブテクスト」は完全に切り離されているのではなく、一つの目的を達成するために平行に走っている。とはいえ、この構成は、モルの説明によると、深遠な思想や技巧というよりは、彼女の真剣さといくつかの偶発性が合わさってできた産物である。モルはまず本文を仕上げていたが、そのままでは出版できないことはわかっていた。当然、学術書として成り立たせるためには、文献と関連づけなければならない。でもモルは、義務的に著者名と出版年を文末に付記するような仕方で関連づけることはしたくなかった。こうして思い悩んでいると、あるときジョン・ローが「その問題自体を資料にしてみたら」とアドバイスしたのだという。かくして「どのように文献と関連づけるのか」という主題に向き合うサブテクストが誕生した。さらに、英語版では、ページの上部に本文が、下部に二段組みにされたサブテクストが異なるフォントを用いて配置され、分量の異なる上下テクストが各章末でほぼ同時に終わるという構成をとっていたが、これはテクストを並置させたいという著者の希望を汲んだデザイナーが考案したものだという。こうして、著者の関心と対話、そして技術的な調整の成果として、上下に分配され、相互に包含されながらも、切り離されることなく一つの介入を行うこととなる一冊の本が生み出された。

なお、文献を扱ったサブテクストには、良質な入門書としての性格も備わっている。モルは、必要以上にかみ砕いた教科書でもなく、他の膨大な専門書を読んでいることを前提に話が進んでいく本でもない、難しいと同時にアクセス可能なテクストを書きたかったのだという（これは、翻訳についてのモルからのもう一つの要望とも関連している。それは、著者に忠実であるか、読者にとって面白く読みやすいものであるか迷った場合は、読者を取るように、というアドバイスだった）。

＊＊＊

本書は、叢書《人類学の転回》の一冊として刊行されるが、これは『多としての身体』の射程が人類学の内部に限定されることを意味しない。むしろ、サブテクストで社会学、人類学、哲学、歴史学などの先行研究が縦横無尽に参照されていることからもわかるように、本書は極めて脱領域的である。とくに、これまで言及してきたラトゥールやロー、ストラザーンに加えて、ダナ・ハラウェイ、ミシェル・セール、ミシェル・フーコー、ジョルジュ・カンギレムからの強い影響を見て取ることができる。このような脱領域的な性格は、本文や「日本語版への序文」でモル自身が説明しているように、彼女がもともと医学と哲学の教育を受けていたこととも関連している。本書の性格を明らかにするためにも、著者の経歴について紹介しておきたい。

医師の父と地理学者でフェミニストの母を持つモルは、「人間とは何か」という問いを探究するために医学部へ進んだ。しかし事実を学ぶだけで内省の機会がないということに不満を覚え、二年目からは哲学科の勉強も並行して行いはじめた。とはいえ、テクスト読解中心で人々の経験を組み込めない哲学にも限界を感じていた。医学研究科での修士課程では、医師になるためのコースではなくプロジェクト・コースを選び、家庭医と小児科病院についてのフィールドワークを行っている。当時すでに『実験室の生活（*Laboratory Life*）』（Latour and Woolgar 1979）を読んでいた彼女は「これをやってみたい！」と思ったという。こうしてモルは、医学の制度内で、彼女の言葉では「アマチュア人類学者」としての調査を開始した。人類学の教育を受けたのは、修士課程を終えて一九八二年に留学したパリでのことだった。オランダに戻ってからは哲学科の博士課程に進み、一九四五年から八五年までの家庭医の専門誌における言語の変遷を扱った歴史的研究で一九八九年にフローニンゲン大学から哲学の博士号を取得した。その後は、研究に打ち込むために、大学での常勤職には応募せず、プロジェクトベースで助成金を獲得しながら、一〇年かけて本書の研究に取り組んだ。本書の執筆中にはトゥウェンテ大学での名誉職についていた。

現在のモルの研究テーマである「西洋の実践と理論における食べる身体（The Eating Body in Western Practice and Theory）」への助成金を欧州研究会議（ERC）から得た二〇一〇年以降は、アムステルダム大学で人類学の教授職に就いている。「知ること」から「すること」へ、という実践への注目はモルの一貫した姿勢であったが、現在のモルは、これまで西洋において他の実践よりも軽視されてきた「食べること」に焦点を当てている。モルは、本書の執筆後『ケアの論理』にまとめられた研究で糖尿病患者と仕事をするなかで、糖尿病の人々がつねに「食べること」に気を使わなければならないことに関心を持つ。そして「食べること」は、ルーチン化して注意を払われなくなっている「私たち」にとっても重要であると考えるに至る。(生産者であれ食物自体であれ) つねに他の存在者に依存しなければならない「食べること」に焦点をあてると、自分の動きをコントロールする主体としての孤立した西洋的個人像は揺るがされるからである。「食べること」に関するプロジェクトでは、ヨーロッパの言語間で、相互に翻訳不可能な概念についての探究もなされている (たとえば、オランダ語で「美味しい」や「気持ちいい」という意味のある *lekker* についての研究 (Mol 2014) を参照)。実践を伴う言語の差異と重なりに注目することで、「欧米」という概念への、そして英語のヘゲモニーへの介入を行うという目的があるという。このようにモルは、本書で示された研究関心を展開させながら、現代西洋において人間であるということについて、さらには西洋についての多重性の探究を続けている。

モルの経歴やその後の研究の展開からもわかるように、医療を対象とした経験哲学としての『多としての身体』は、医学による「事実」の探究と哲学的な省察に、科学技術論や人類学のフィールドワークの手法を加えることによって出来上がっており、また、フィールドワークをベースにしながら西洋の常識を覆したり、多重性を探究したりするという路線は現在まで継続的に息づいているものでもある。

＊＊＊

実在は実行されるものであり、複数の実在が共在しているという本書の主張は、医療を対象とする社会科学や医学にとっても重要な意義を持っている。本書の「はじめに」で、モルは、「オランダ語で出版していたら、隣接分野の大学の同僚やオランダの多くの外科医によっても読まれただろう」(二一頁) と述べ、英語で出版したがためにその可能性が減少したことを嘆いている。日本語に翻訳するに当たって、私たちは、日本語を解する外科医やその他の医療者の方々にも本書を手に取ってもらうことで、このデメリットを少しでも緩和することを願った。

この点について重点的に議論されているのは、本書の冒頭、第一章においてである。そこでモルは、『多としての身体』は、病い（illness）ではなく疾病（disease）を対象にする研究であると宣言している。ここで言う疾病とは医師が治療の対象とする病気のことであり、病いとは患者が経験する病気のことで、そこには必ずしも医師が治療の対象としない部分が含まれているとされる。このように疾病と病いを区別することは、医療を対象とする人文社会系の研究の第一歩であると考えられてきた。アーサー・クラインマン（クラインマン一九九六（1988））やバイロン・グッド（グッド二〇〇一（1993））の著作を通じてこれらの概念の有効性についてすでにご存じの方も多いだろう。

モルは、この病いという考え方の起源を社会学者のパーソンズの仕事に求めたうえで、それは、医療社会学の独自の対象を医師の対象の傍らに作ることであったと評価している。しかし、モルは疾病ではなく病いだけを対象とする身振りに批判的であり、人文社会系の諸学が前者にのみ注力することの危険性を鋭く指摘している。病いについてのみ研究することは、結局は疾病について語る権利を医師だけに与えることになるし、最終的には、実在を誰も触れることができないものとして絶対化することにつながるからである。

では、どのようにして実在を問題にすればいいのか。すでに見たように、モルは、実在を、実行されること、行われること、と捉え直すことによって、疾病にアプローチする。実在を、実行されるものだと捉えるならば、異なる時間と場所で複数の手段によって確認された疾病もまた、通常考えられるようには単一ではありえない。むしろ、モルが本書でして見せたように、そのような複数の実在がどのように関連づけられたり、無関係のままに留められたりしているのかが問題の焦点として浮上する。これは、当然のことながら、単なる知的遊戯ではない。モルが主張しているように、実在を複数化することによって、ある疾病のどのヴァージョンを実行すべきなのかを考慮する可能性が開かれるからである。動脈硬化を歩行療法によって治療できるものとして実行するのか、血管の狭窄として実行するのかという、選択（ただし、モルはこの文脈で選択という言葉を用いることには批判的であり、それに代わる言葉を探している。詳細は第六章を参照せよ）を考慮する必要が出てくる。強調しておくべきなのは、この考慮が、病院において日常的に行われている、医師たちにとっての重大な関心事であるということである。同時にそれは、モルが主張するところの〈何〉の政治（〈誰〉の政治とは異なる種類の政治）に関わるものでもある。逆に言えば、〈何〉の政治を行うためには、すなわち、ある疾病をどのようなものとして取り扱うのかを考慮するためには、医師と民族誌家の協働が必要不可欠になる。疾病がどのように実行されうるのか、そのレパートリーを記録して、その実行がどのような干渉を伴うのかを広範に比較する必要がある。対称性を維持することで医療人類学や医療社会学の新しいパラダイムを切り拓き、医師と民族誌家の協働の新たな可能性を高らかに提起する、モルの言葉をもう一度聞いておこう。

ここで展開されている民族誌において、医師は再び社会科学者の同僚となる。彼らは、解釈を収集され、それを歴史的・文化的文脈と関連づけられる「単なる」研究対象ではなくなる。しかし同時に、彼らはかつてそうであったように、「疾病」についての知識を持っており、社会科学者が「病い」についての知識をつけ加えうるような、同僚でもない。専門家意識に基づく縄張りの境界には穴があきはじめている。自分の仕事について話す医師は、（患者と同じように）自分自身についての民族誌家であるかのように耳を傾けられるだろう。民族誌家の方も、機械や血に出くわしたからといってすぐに立ち止まる必要はなく、観察を続けることができる。民族誌家は、身体とその疾病についても書くことができるのだ。（五六―五七頁）

＊＊＊

訳出の作業は、担当を決めて下訳を作った後に、互いに訳文を確認しながら検討するという形で進めた。下訳の作成は、「はじめに」と第一章から第三章までを浜田が、「日本語版への序文」と第四章から第六章までを田口が担当した。したがって最終的な訳文についての責任は二人の訳者が負うものである。なお、翻訳の過程で明らかな誤りだと思われた部分については、著者に問い合わせたうえで修正してある。

本書の翻訳にあたっては多くの人々の助力をいただいた。本書との出会いを作り、また最初の読解の指針を与えてくれたのは一橋大学の春日直樹さんであった。私たちがはじめてモルのことを知ったのは、二〇一〇年に大学院の春日ゼミで本書を輪読したときである。本書の明晰な議論に感銘を受けた私たちは、翻訳を通して日本のより広い読者に届けたいと考えた。春日さんは、二〇一〇年一二月に主催した The Human and the Social（「人間的なもの」と「社会的なもの」）のシンポジウムに、エドゥアルド・ヴィヴェイロス・デ・カストロ、ヘォニック・コォン、キャスパー・ブルン・イェンセンらとともにモルを招聘し、大学院生や若手研究者と対話する機会を作ってくださった（講演の記録は、*NatureCulture*（『ネイチャーカルチャー』）の第一号（http://natureculture.sakura.ne.jp/01-the-human-and-the-social/）で読むことができる）。

下訳を終えた訳者二人が二〇一六年三月にアムステルダム大学までモルを訪ねた際には、アムステルダム大学のレベッカ・イバニエス・マルティン（Rebeca Ibanez Martin）さんと日本学術振興会特別研究員の鈴木和歌奈さんに大変お世話になった。大阪大学のモハーチ・ゲルゲイさんと東京大学の梅田夕奈さんには、大変お忙しいなか時間をとって頂き、一通り完成した訳文に目を通して内容や医療用語について確認をして頂いた（実際のところ、モハーチさんに訳文の確認をしていただくことは、著者からの要望でもあった。著者のモハーチさんへの信頼がいかに厚いものなのかを物語るエピソードだろう）。最終段階にお二人から頂いた助言には大いに助けられた。水声社の後藤亨真さんには、企画段階から大いに勇気づけられ、ともすれば作業が遅れがちになる私たちを叱咤激励して頂いた。本書が、ストラザーンやヴィヴェイロス・デ・カストロの著作とともに、伝統ある出版社から《人類学の転回》という記念碑的な叢書の一冊として刊行されることをとても光栄に思う。

最後に、著者であるアネマリー・モルに改めて感謝の意を記しておきたい。翻訳に関するEメールでの問い合わせには、つねに迅速に的確な回答を寄せてくださった。さらに、アムステルダムまで会いに行きたいという私たちの依頼に快く応じ、本書の内容やその背景についての質問に対して、時間をかけて丁寧に説明してくださった（そこで私たちがぶつけた疑問のいくつかについては、「日本語版への序文」のなかでも言及されている。このことからも、本書にかける著者の情熱と真摯な姿勢を伺い知ることができよう）。加えて、私たち自身の研究についても、アムステルダム大学の院生を交えて議論する機会を作っていただき、多くの生産的なコメントをもらうことができた。この意味で、本書の出版はオランダと日本の研究交流の成果であると同時に、その動きを促進してもきた。多くの読者を得ることで、本書がさらなる交流の媒介となることを、訳者として願っている。

二〇一六年五月二四日

浜田明範
田口陽子

参照文献

グッド、バイロン 二〇〇一（1993）『医療・合理性・経験――バイロン・グッドの医療人類学講義』江口重幸他訳、誠信書房。
クラインマン、アーサー 一九九六（1988）『病いの語り――慢性の病いをめぐる臨床人類学』江口重幸他訳、誠信書房。
Latour, B., amd S. Woolger. 1979. *Laboratory Life*. London: Sage.
Mol, A. 2014. Language Trails: "Lekker" and its Pleasures. *Theory, Culture & Society* 31: 93–119.

著者／訳者について——

アネマリー・モル（Annemarie Mol）　一九五八年、オランダ、シャースベルフに生まれる。アムステルダム大学教授。人類学者、哲学者。主著に、本書のほか、*The Logic of Care: Health and the Problem of Patient Choice*, Routledge, 2008（邦訳：『ケアのロジック——選択は患者のためになるか』、二〇二〇年）、*Eating in theory*, Duke University Press, 2021（邦訳：『食べる——理論のためのレッスン』、二〇二四年、ともに水声社）などがある。共編著に、*Complexities: Social Studies of Knowledge Practices*. Duke University Press, 2002, *Care in Practice: On Tinkering in Clinics*, Homes and Farms, Transcript Verlag, 2010 などがある。

＊

浜田明範（はまだあきのり）　一九八一年、東京都に生まれる。一橋大学大学院社会学研究科博士後期課程単位取得退学。博士（社会学）。現在、東京大学大学院総合文化研究科超域文化科学専攻准教授。専門は医療人類学、アフリカ地域研究。主な著書に、『薬剤と健康保険の人類学——ガーナ南部における生物医療をめぐって』（風響社、二〇一五年）などがある。

田口陽子（たぐちようこ）　一九八〇年、広島県に生まれる。一橋大学大学院社会学研究科博士後期課程単位取得退学。博士（社会学）。現在、広島大学人間社会科学研究科准教授。専門は文化人類学、南アジア地域研究。主な著書に、『市民社会と政治社会のあいだ——インド、ムンバイのミドルクラス市民をめぐる運動』（水声社、二〇一八年）などがある。

装幀——宗利淳一

多としての身体——医療実践における存在論

二〇一六年九月二〇日第一版第一刷発行　二〇二五年六月二〇日第一版第二刷発行

著者——アネマリー・モル
訳者——浜田明範・田口陽子
発行者——鈴木宏
発行所——株式会社水声社
東京都文京区小石川二—七—五
郵便番号一一二—〇〇〇二
電話〇三—三八一八—六〇四〇
FAX〇三—三八一八—二四三七
郵便振替〇〇一八〇—四—六五四一〇〇
URL : http://www.suiseisha.net

印刷・製本——ディグ

ISBN978-4-8010-0196-1

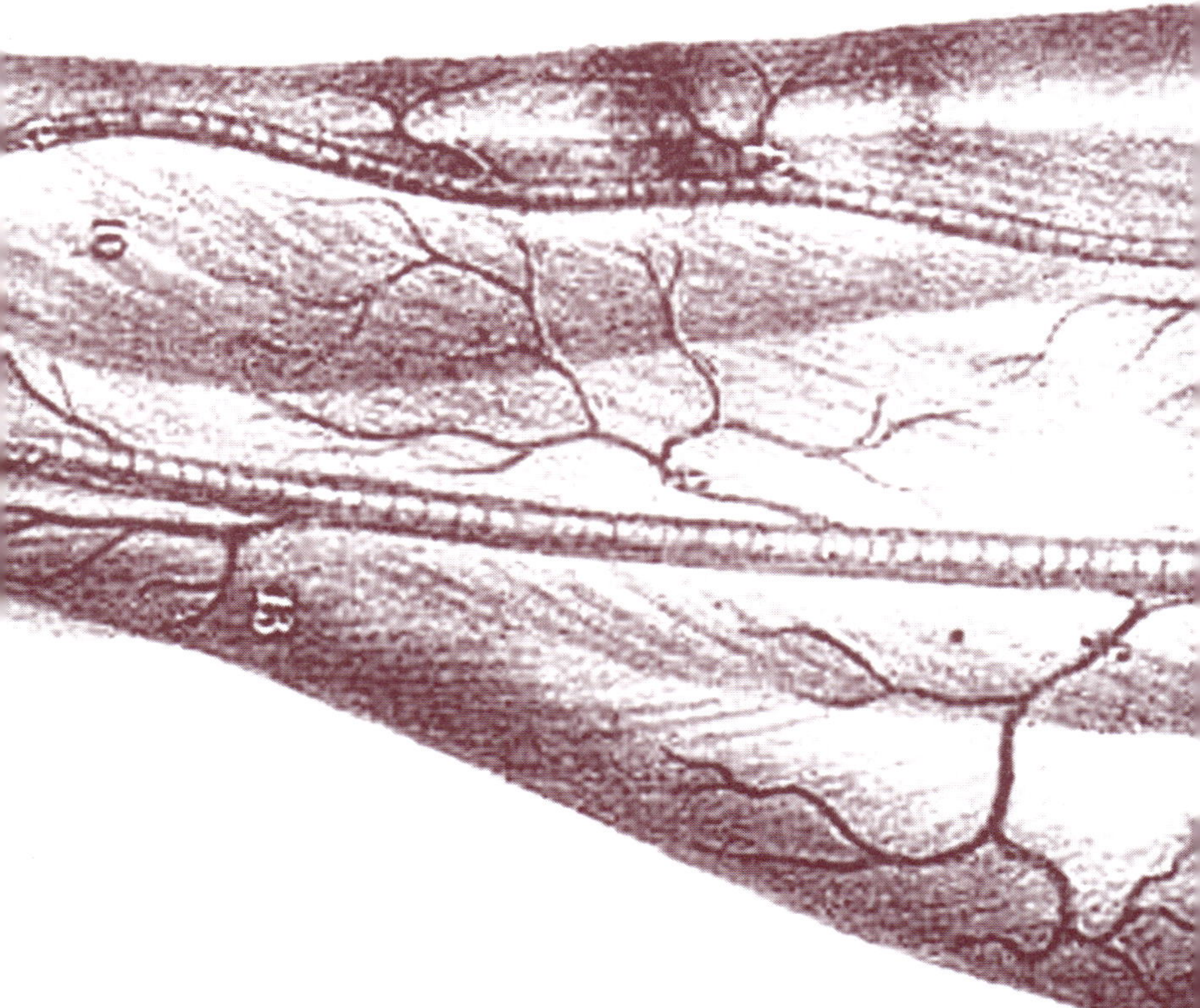
10
13